感染与免疫学实验教程

主　编　李立伟

副主编　鲍建芳

编　者　（按姓氏笔画排序）

丁伟勇　　王青青　　王晓健　　王继璇

陈　玮　　陈玮琳　　陈建忠　　沈建根

林旭瑷　　胡玮琳　　钱　景　　翁莉霞

彭慧琴

主　审　严　杰

浙江大学出版社
ZHEJIANG UNIVERSITY PRESS

图书在版编目(CIP)数据

感染与免疫学实验教程 / 李立伟主编. —杭州：
浙江大学出版社，2015.1
ISBN 978-7-308-14261-8

Ⅰ.①感…　Ⅱ.①李…　Ⅲ.①病原微生物－实验
－医学院校－教材　②免疫学－实验－医学院校－教材
Ⅳ.①R37-33　②R392-33

中国版本图书馆 CIP 数据核字（2014）第 303640 号

感染与免疫学实验教程

李立伟　主编

丛书策划	阮海潮（ruanhc@zju.edu.cn）
责任编辑	阮海潮
封面设计	杭州林智广告有限公司
出版发行	浙江大学出版社
	（杭州市天目山路 148 号　邮政编码 310007）
	（网址：http://www.zjupress.com）
排　　版	杭州中大图文设计有限公司
印　　刷	浙江云广印业有限公司
开　　本	787mm×1092mm　1/16
印　　张	19
彩　　插	4
字　　数	481 千
版 印 次	2015 年 1 月第 1 版　2015 年 1 月第 1 次印刷
书　　号	ISBN 978-7-308-14261-8
定　　价	48.00 元

前　　言

多年的教学实践表明,在医学教育中实验教学和理论教学处于同等重要的地位。实验教学是培养医学生的重要环节,也是培养学生分析问题、解决问题的能力,创新精神和综合素质的重要途径。在传统的教学模式下,实验教学完全依附于理论教学,实验教学的功能多为验证理论和加深学生对理论的理解,实验内容陈旧、教学方法落后,学生兴趣不高,因而学生普遍缺乏体验性和深入的研究性学习方式,大大降低了实验教学的效果。

本教材以培养学生综合能力为出发点和落脚点,打破了现行的课程框架,改变了传统的"以学科为中心"的教学模式,将医学微生物学、人体寄生虫学和医学免疫学有机整合,并结合当前先进的实验技术,对实验内容进行了深层次的整合和优化,使实验教学和理论教学既有机结合又相对独立,兼顾了学生基础知识的学习和创新能力的培养。

本教材分为病原生物学基础实验、免疫学基础实验、综合性实验和创新性实验等四篇。病原生物学和免疫学基础实验开设了一些经典的验证性实验,以巩固理论知识和培养学生的实际动手能力;综合性实验以应用型实验和病例分析为主要形式,有机融合了各相关学科的知识和实验技术,以培养学生自主学习能力、发现问题和解决问题的能力;创新性实验由教师提出问题,在教师引导下由学生自主设计和完成实验,以培养学生的科研能力、创新能力和团队合作精神。

本教材内容丰富实用、层次清晰、原理简明、适用面广,能充分调动学生的主观能动性,增强学生的独立创新能力和团队合作精神,以培养基础扎实、善于综合、兼顾创新的高素质的医学人才为最终目标。

本教材是在浙江大学医学院病原生物学系和免疫学系各位前辈和同仁的帮助下完成的,在此对各位老师表示真诚地感谢。陆源教授对本书进行了认真的审核,并提出许多宝贵的建议,在此一并表示衷心的谢意!

由于实验教学改革尚处于探索阶段,加之编者水平有限,教材中难免存在不足甚至错误之处,恳请同行专家提出宝贵意见。

李立伟

目　　录

第一篇　病原生物学基础实验

实验一　显微镜的原理与使用方法 / 1

一、普通光学显微镜原理和使用方法 / 1

二、暗视野显微镜原理和使用方法 / 2

实验二　细菌材料标本的制备 / 4

一、细菌活菌不染色标本的制备 / 4

二、细菌材料玻片标本的制备 / 4

实验三　微生物常用染色方法 / 6

一、单染色法 / 6

二、革兰染色法 / 6

三、抗酸染色法 / 7

四、阿培脱染色法 / 8

五、荚膜染色法 / 9

六、芽孢染色法 / 10

七、鞭毛染色法 / 11

八、Fontana 镀银染色法 / 11

九、墨汁染色法 / 12

实验四　细菌的人工培养 / 13

一、常用基础培养基的制备 / 13

二、细菌人工培养的接种方法 / 14

三、细菌常用生化反应 / 19

实验五　细菌在自然环境中的分布、消毒和灭菌 / 22

一、细菌在自然环境中的分布 / 22

二、细菌的消毒和灭菌 / 22

实验六　生物因素对细菌的影响及细菌的变异 / 25

一、抗生素的抗菌试验(纸片法) / 25

二、细菌鞭毛的变异 / 26

三、细菌接合试验 / 27

四、噬菌体的噬菌作用(平板法) / 27

实验七　细菌免疫学试验 / 28

一、细菌免疫学鉴定试验 / 28

二、细菌免疫学诊断试验 / 29

实验八　细菌的分子生物学诊断　/ 32
　　一、聚合酶链式反应　/ 32
　　二、核酸杂交技术　/ 33
实验九　细菌毒素检测　/ 36
　　一、内毒素测定（鲎试验）　/ 36
　　二、外毒素毒性作用及抗毒素中和作用　/ 36
实验十　病原性球菌　/ 39
　　一、常见病原性球菌的菌体形态、排列及染色性　/ 39
　　二、葡萄球菌、链球菌和肺炎链球菌的培养特性　/ 40
　　三、葡萄球菌的血浆凝固酶试验　/ 40
　　四、脓汁标本病原性球菌的分离鉴定　/ 41
实验十一　肠道杆菌和棒状杆菌　/ 43
　　一、肠道杆菌的形态及染色性　/ 43
　　二、粪便中肠道杆菌的分离与鉴定　/ 43
　　三、棒状杆菌　/ 45
实验十二　芽孢菌和分枝杆菌　/ 46
　　一、需氧芽孢杆菌　/ 46
　　二、厌氧芽孢梭菌　/ 46
　　三、分枝杆菌　/ 49
实验十三　真菌和其他微生物　/ 50
　　一、螺旋体　/ 50
　　二、立克次体　/ 50
　　三、支原体　/ 51
　　四、衣原体　/ 51
　　五、真　菌　/ 52
实验十四　病毒形态和分离培养　/ 54
　　一、病毒形态的观察方法　/ 54
　　二、病毒分离培养与鉴定　/ 54
实验十五　病毒血凝和血凝抑制试验　/ 59
　　一、病毒血凝试验　/ 59
　　二、病毒血凝抑制试验　/ 59
实验十六　病毒的分子生物学检测　/ 61
　　一、聚合酶链式反应　/ 61
　　二、免疫印迹法　/ 62
实验十七　病毒的形态特点　/ 64
　　一、狂犬病毒包涵体（内基小体）　/ 64
　　二、麻疹病毒包涵体　/ 64
　　三、脊髓灰质炎病毒对细胞的致病作用　/ 65
实验十八　寄生虫常用标本的制备　/ 66
　　一、血液标本的制备　/ 66

二、粪便标本的制备　/67

三、排泄物和分泌物标本的制备　/72

四、穿刺标本的制备　/74

五、其他器官组织标本制备　/75

六、虫体标本的制备　/76

实验十九　寄生虫常用染色方法　/77

一、姬氏染色法　/77

二、瑞氏染色法　/78

三、铁-苏木素染色法　/78

四、碘液染色法　/79

五、金胺-酚染色法　/80

六、改良抗酸染色法　/81

七、金胺-酚-改良抗酸染色法　/81

八、卡红染色法　/82

九、墨汁染色法　/83

实验二十　医学原虫　/84

一、叶足虫　/84

二、鞭毛虫　/86

三、孢子虫　/87

实验二十一　医学吸虫　/90

一、华支睾吸虫　/90

二、卫氏并殖吸虫　/90

三、布氏姜片吸虫　/91

四、日本血吸虫　/92

实验二十二　医学绦虫　/93

一、链状带绦虫和肥胖带绦虫　/93

二、细粒棘球绦虫　/94

三、曼氏迭宫绦虫　/94

实验二十三　医学线虫　/96

一、似蚓蛔线虫　/96

二、蠕形住肠线虫　/97

三、毛首鞭形线虫　/98

四、十二指肠钩口线虫和美洲板口线虫　/98

五、马来布鲁线虫和班氏吴策线虫　/100

六、旋毛形线虫　/101

实验二十四　医学节肢动物　/102

一、昆虫纲　/102

二、蛛形纲　/104

第二篇　免疫学基础实验

实验一　凝集反应　/106

　　一、直接凝集反应 / 106

　　二、间接凝集反应 / 107

实验二　沉淀反应 / 110

　　一、琼脂扩散试验 / 110

　　二、免疫电泳试验 / 113

　　三、环状沉淀试验 / 118

实验三　补体参与的免疫反应 / 120

　　一、溶血反应 / 120

　　二、补体结合试验 / 121

　　三、血清总补体含量的测定（CH_{50}测定） / 124

　　四、溶血空斑试验 / 126

　　五、补体介导的细胞毒试验 / 127

实验四　免疫标记技术 / 129

　　一、酶免疫技术 / 129

　　二、荧光免疫技术 / 135

　　三、金免疫技术 / 139

　　四、放射免疫技术 / 142

实验五　免疫印迹 / 144

　　一、蛋白质的电泳分离 / 144

　　二、将蛋白质从凝胶中转印至膜上 / 148

　　三、免疫检测 / 150

实验六　免疫细胞的分离与纯化 / 153

　　一、外周血液中白细胞的分离 / 153

　　二、外周血液中单个核细胞的分离——密度梯度离心法 / 154

　　三、淋巴组织中淋巴细胞的分离 / 156

　　四、淋巴细胞的分离纯化 / 157

　　五、人外周血树突状细胞的分离与培养 / 165

实验七　细胞免疫功能测定 / 166

　　一、E 玫瑰花环试验 / 166

　　二、淋巴细胞转化试验 / 167

　　三、NK 细胞活性的检测 / 169

　　四、LAK 细胞的制备及其细胞毒活性检测 / 173

　　五、肿瘤浸润淋巴细胞的制备 / 173

　　六、CTL 细胞毒活性检测 / 176

　　七、抗体介导的淋巴细胞毒试验 / 177

　　八、混合淋巴细胞培养试验 / 178

　　九、白细胞移动抑制试验 / 180

实验八　流式细胞测定技术 / 181

实验九　细胞因子及其受体的检测 / 183

一、细胞因子的生物活性检测法　/ 183

二、细胞因子及其受体的免疫学检测法　/ 193

三、细胞因子的分子生物学检测法　/ 202

实验十　化学发光免疫分析　/ 211

实验十一　HLA 分型技术　/ 213

一、微量淋巴细胞毒试验　/ 213

二、DNA 分型技术　/ 214

实验十二　超敏反应　/ 217

一、豚鼠过敏试验　/ 217

二、血清中总 IgE 水平测定(酶联免疫吸附试验,ELISA)　/ 218

三、血清中特异性 IgE 抗体的测定(酶联免疫吸附试验,ELISA)　/ 219

四、肥大细胞脱颗粒试验　/ 220

五、循环免疫复合物(IC)的检测　/ 221

六、迟发型超敏反应(皮肤试验)　/ 223

实验十三　多克隆抗体的制备及纯化　/ 225

一、伤寒杆菌(颗粒性抗原)抗血清的制备　/ 225

二、溶血素(颗粒性抗原)的制备　/ 227

三、抗人 IgG(可溶性抗原)免疫血清的制备　/ 227

实验十四　单克隆抗体的制备　/ 229

一、小鼠骨髓瘤细胞的准备　/ 229

二、免疫 B 淋巴细胞的准备　/ 231

三、细胞融合　/ 232

四、融合细胞的接种与选择性培养　/ 233

五、杂交瘤细胞的检测　/ 234

六、阳性杂交瘤细胞的克隆化培养　/ 236

七、杂交瘤细胞的扩增与冻存　/ 236

八、单克隆抗体性质的鉴定　/ 237

九、单克隆抗体的生产　/ 239

十、单克隆抗体的提纯　/ 240

实验十五　抗体的纯化　/ 242

一、中性盐沉淀法粗提抗体　/ 242

二、离子交换层析法纯化抗体　/ 243

实验十六　非特异性免疫实验　/ 246

一、吞噬细胞的吞噬作用　/ 246

二、正常体液杀菌作用的测定　/ 248

第三篇　综合性实验

实验一　人体正常菌群的检测　/ 250

一、人体手指皮肤正常菌群的检测　/ 250

　　二、人体咽喉部正常菌群的检测 / 250

实验二　饮用水中大肠菌群的测定 / 252

实验三　黄鳝体内棘颚口线虫感染的调查 / 254

实验四　人体蠕形螨感染的调查 / 255

实验五　TORCH 感染的检测 / 256

实验六　病原性球菌感染的病例分析 / 258

实验七　肠道杆菌感染的病例分析 / 260

实验八　病毒和其他微生物感染的病例分析 / 262

实验九　线虫和吸虫感染的病例分析 / 263

实验十　医学绦虫和原虫感染的病例分析 / 265

第四篇　创新性实验

实验一　医学微生物学科研课题设计与论文撰写 / 267

　　一、医学微生物学研究的目的、意义和主要特征 / 267

　　二、医学微生物学研究的基本程序 / 267

实验二　腹泻样品微生物(病原体)的检测 / 274

　　一、导　言 / 274

　　二、背景设计 / 276

　　三、实验目的 / 276

　　四、实验要求 / 276

　　五、进度安排 / 276

　　六、实验报告 / 276

实验三　细菌耐药性的检测 / 277

　　一、导　言 / 277

　　二、背景设计 / 279

　　三、实验目的 / 280

　　四、实验要求 / 280

　　五、进度安排 / 280

　　六、实验报告 / 280

附　录

附录Ⅰ　常用试剂的配制 / 281

附录Ⅱ　动物实验技术 / 285

附录Ⅲ　常用免疫学检查正常值 / 288

附录Ⅳ　工作中应常注意的要点 / 289

附录Ⅴ　危险品的防护 / 290

参考文献 / 294

第一篇　病原生物学基础实验

实验一　显微镜的原理与使用方法

一、普通光学显微镜原理和使用方法

目的　熟练掌握普通光学显微镜的使用和保护,以便能娴熟使用油镜观察细菌标本。

原理　细菌个体微小,肉眼无法看到,必须使用油镜,将其放大 1000 倍左右才能看到。如光线直接从标本玻片经空气层进入油镜头时,由于介质密度不同而发生折射现象,因此进入物镜中的光线很少,结果视野暗淡,物像不清晰。如在标本玻片上加上折光率与玻片($n=1.52$)相近的香柏油($n=1.515$),就可避免光线的分散,加强视野的亮度,获得清晰的物像。油镜原理如图 1-1-1 所示。

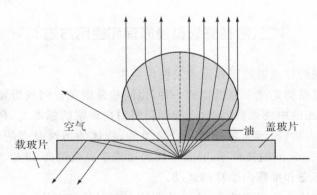

图 1-1-1　油镜原理示意图

材料　附有油镜头的普通光学显微镜一架、染色标本装片、香柏油、擦镜纸、二甲苯、消毒缸。

方法

1. 油镜使用方法

(1)油镜的识别

油镜头上标记有"90×"或"100×"字样,镜头前端有白色圆圈,刻有"HI"或"Oil"等标记。油镜镜筒较其他物镜长,透镜孔径较其他物镜小。

（2）油镜的使用

①用油镜观察标本时应将显微镜直立，勿将镜臂弯曲，以免镜油流散。

②若以天然光线为光源，使用平面反光镜；如以灯光为光源，使用凹面反光镜。

③将聚光器升到最高位置，再将光圈完全打开，增大射入光线的强度。

④将标本固定在载物台上，标本面上加镜油一小滴，用标本移动器夹紧标本。

⑤先用低倍镜寻找物像，把物像移到视野中心，将视野调至最亮，然后换用油镜。

⑥用眼从侧方看着物镜，缓慢转动粗调节器，使物镜镜头浸入油滴内，并几乎与玻片接触为止，但切勿使两者相碰，以防止损伤镜头或压碎玻片；然后从目镜观察，轻轻转动粗调节器，看到物像时，再调换细调节器，使物像清晰；若未能看到物像，再重复上述操作。

⑦油镜头使用后立即用擦镜纸擦净镜头上的油，如油已干，可在擦镜纸上滴少许二甲苯擦拭，并随即用干的擦镜纸擦去二甲苯，以防镜头脱落。

2．油镜的保护

（1）显微镜是贵重精密仪器，使用时要精心爱护，不得随意拆散和碰撞。

（2）取送显微镜时，应右手持镜臂，左手托镜座，平端于胸前，然后轻放于台面上或柜箱内。

（3）防止与强酸、强碱、乙醚、氯仿、酒精等化学药品接触。

（4）擦镜头时，用擦镜纸擦，切忌使用粗糙的纸片或布片擦拭。擦镜时应顺其直径方向擦，不要转圈擦。

（5）显微镜使用完毕，将物镜转开呈"八"字，使其不正对聚光器，以免物镜与聚光器相碰撞。将聚光器下降，罩上镜套或盖布，对号归位。

二、暗视野显微镜原理和使用方法

目的　了解暗视野显微镜的工作原理及使用范围。

原理　暗视野显微镜是光学显微镜的一种，也叫超显微镜。暗视野显微镜的聚光镜中央有挡光片，使照明光源的中央束被阻挡，光线倾斜照射在观察的标本上，标本遇光发生反射或散射，散射的光线进入物镜，因而视野的背景是黑的，物体的边缘是亮的（图1-1-2）。利用这种显微镜能见到4～200nm的微粒子，分辨率比普通光学显微镜高50倍。暗视野显微镜主要用于观察活细胞的形态和细胞内微粒的运动。

材料　钩端螺旋体液体培养基7～10d培养物；载玻片、盖玻片、液体石蜡、滴管等。

方法

1．安装暗视野聚光器。

2．选用强光源，一般用显微镜灯照明，以防止直射光线进入物镜。

3．制备玻片标本　在载玻片上滴一滴钩端螺旋体培养物，盖上盖玻片。

4．载玻片放在载物台上，水平移动聚光器，使聚光器的光轴与显微镜的光轴严格位于一直线上。

5．在聚光器和玻片之间加一滴液体石蜡，轻轻抬高聚光器，使其上的液体石蜡与载玻片接触，但勿产生气泡。

6．选用与聚光器相应的物镜，调节焦距，按普通显微镜的方法操作。

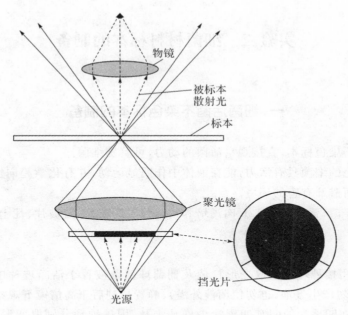

图 1-1-2 暗视野显微镜原理示意图

（李立伟）

实验二　细菌材料标本的制备

一、细菌活菌不染色标本的制备

目的　采用不染色标本,直接观察活菌的动力,可鉴别细菌。

原理　有鞭毛的细菌具有活力,能在液体中作明显运动,并有化学趋向性,常朝着有营养物质的方向移动而避开有害的环境。

材料　变形杆菌、葡萄球菌12h肉汤培养物,玻片、凹玻片、盖玻片、凡士林、接种环、酒精灯、火柴、消毒缸。

方法

1. 压滴法　用接种环分别取变形杆菌及葡萄球菌菌液置于洁净玻片中央,在菌液上轻覆以盖玻片(注意勿产生气泡,也勿使菌液外溢),静置片刻后于高倍镜下观察。

2. 悬滴法　在凹玻片的凹窝四周涂少许凡士林,用接种环分别取变形杆菌及葡萄球菌菌液置于洁净盖玻片中央,将凹玻片的凹窝对准玻片的菌液处,反扣覆在盖玻片上,微压使两者贴紧后迅速反转,使菌液悬滴于盖玻片下(图1-2-1)。先以低倍镜找到悬滴的边缘后,再换以高倍镜观察。

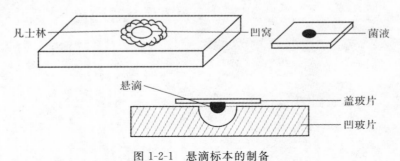

凡士林　　凹窝　　菌液

悬滴　　盖玻片　　凹玻片

图 1-2-1　悬滴标本的制备

结果　变形杆菌有明显的定向运动,葡萄球菌作布朗氏分子运动。

注意事项

1. 镜检时需适当降低聚光器或缩小光圈,视野不宜过亮。

2. 需仔细辨认鞭毛的运动与布朗氏分子运动的区别,前者是有方向的位移,而后者则是细菌受环境中液体分子的冲击而呈现在原位附近的颤动。无鞭毛的细菌虽无动力,但同样能作布朗氏分子运动。

二、细菌材料玻片标本的制备

目的　细菌材料需要涂布固定于玻片上,经染色后才能观察其形态、结构和染色反应。

原理　细菌以胶体原浆蛋白为主,涂布在玻片上经火焰温热后可固定于玻片,再经染色液作用后可被染上颜色,且不易被水流冲洗掉。

材料　葡萄球菌、大肠杆菌 18～24h 培养物,玻片、生理盐水、接种环、酒精灯、消毒缸。

方法　按涂片→干燥→固定顺序进行。

1. 涂片　取洁净载玻片一张,将一小滴生理盐水置于玻片上,接种环灭菌后取菌少许,与生理盐水混匀并涂成面积不超过 1cm² 的薄膜。如用液体培养物涂片,可直接取培养物涂于玻片上。

2. 干燥　将涂片自然干燥,或将标本面向上,置于火焰上方较远处烘干。

3. 固定　其目的有二:一是杀死细菌并使菌体黏附于玻片上;二是增加其对染料的亲和力。常用加热固定法,手执玻片的一端,标本面向上,在火焰外层较快地连续通过三次,每次 2～3s。

注意事项

1. 玻片要洁净无油,否则菌液不易涂开。

2. 取菌量宜少,与生理盐水混合后菌液浓度以淡米泔水样为宜,涂片要匀而薄。

3. 干燥时不应距火焰太近,以避免细菌样品烤焦,可用指尖触碰玻片背面,以手指感觉较烫但能忍受为宜。

（丁伟勇）

实验三　微生物常用染色方法

细菌染色是微生物学实验中的一项基本技术。在适宜条件下,各种细菌保持其原有形态和染色反应,可作为菌种鉴别的基本条件。细菌为无色半透明胶体,在普通光学显微镜下不易识别,必须对它们进行染色。经染色后的菌体与背景形成明显的色差,从而能更清楚地观察到其形态和结构。

一、单染色法

目的　利用单一染料对细菌进行染色,此法操作简便,适用于菌体一般形状和细菌排列的观察。

原理　因细菌蛋白质等电点较低,当它生长于中性、碱性或弱酸性溶液时常带负电荷,而碱性染料在电离时,其分子的染色部分带正电荷,因此碱性染料容易与细菌结合使细菌着色。经染色后的细菌与背景形成鲜明的对比,在显微镜下更易于识别。常用作简单染色的碱性染料有美蓝、结晶紫、碱性复红等。当细菌分解糖类产酸使培养基 pH 下降时,细菌所带正电荷增加,此时可用伊红、酸性复红或刚果红等酸性染料着色。

材料　按前述方法制备的细菌玻片标本、结晶紫染液。

方法

1. 染色　将玻片平放于玻片搁架上,滴加染液 1～2 滴于涂片上(染液刚好覆盖涂片薄膜为宜),染色约 1min。

2. 水洗　倾去染液,用自来水从载玻片一端轻轻冲洗,直至从涂片上流下的水无色为止。水洗时,不要用水流直接冲洗涂面。水流不宜过急、过大,以免涂片薄膜脱落。

3. 干燥　甩去玻片上的水珠自然干燥或用吸水纸吸干,待标本充分干燥后加油,用油镜观察。

二、革兰染色法

目的　革兰染色法是最常用的细菌鉴别染色法,根据染色结果将细菌分成两大类,即革兰阳性菌(G$^+$)和革兰阴性菌(G$^-$),此方法可为细菌鉴别、分析细菌的结构特点、致病性和选用抗菌药物提供依据。

原理　革兰阳性菌细胞壁主要成分是数十层的肽聚糖,且肽聚糖分子内有交联桥而呈三维网状结构,类脂质含量少,革兰染色过程中用酒精脱色时,可使肽聚糖层的孔径变小,细胞壁通透性降低,结晶紫与碘染料复合物不易渗出,菌细胞仍保留结晶紫的颜色。革兰阴性菌细胞壁仅有数层肽聚糖,无交联桥而呈平面片层结构,因外膜含较多类脂质,革兰染色过程中用酒精脱色时,类脂质被溶解,细胞壁通透性增高,使结晶紫与碘染料复合物易于渗出,结果使菌细胞脱色,再经石炭酸复红稀释液复染后呈红色。

材料　按前述方法制备的细菌玻片标本,革兰染色液一套。

方法

1. 初染　滴加结晶紫染液数滴覆盖于细菌玻片标本的菌膜上,室温染色约 1min,用细小水流轻轻冲洗数秒,甩干。

2. 媒染　滴加卢戈氏碘液数滴覆盖于菌膜上,室温染色 1min,按上法水洗、甩干。

3. 脱色　滴加 95％酒精于菌膜上,轻轻旋转或晃动玻片,直至不再有紫色染料溶出为止,约 0.5min(可视菌膜厚薄适当增减时间),按上法水洗、甩干。

4. 复染　滴加稀释石炭酸复红染液覆盖于菌膜上,室温染色约 0.5～1min,按上法水洗、甩干。

5. 用吸水纸轻轻吸干玻片,室温中充分干燥后滴加香柏油于染色后的菌膜上,用油镜观察。

结果　革兰阳性菌染成蓝紫色(图 1-3-1),革兰阴性菌染成红色(图 1-3-2)。

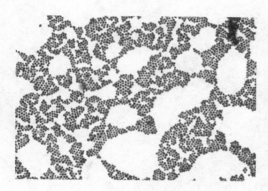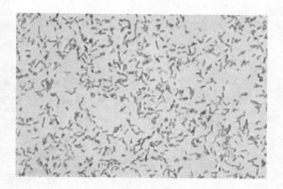

图 1-3-1　金黄色葡萄球菌革兰染色　　　　图 1-3-2　大肠杆菌革兰染色

注意事项

1. 滴加各种革兰染色液体时均以菌膜完全被覆盖为准。

2. 掌握好染色时间,尤其是酒精脱色时间不宜过长或过短。

3. 染色过程中不可使革兰染色液体干涸。

4. 选用 18～24h 新鲜细菌培养物制备标本,否则影响染色效果。

5. 细菌染色标本片观察后仍应放入规定的容器内以便消毒处理。

三、抗酸染色法

目的　抗酸染色法是一种显示抗酸杆菌的特殊染色方法,对于结核病诊断和评价治疗效果有重要意义。

原理　分枝杆菌属细菌的细胞壁有大量分枝菌酸包绕在肽聚糖表面,影响染料的穿入,因而革兰染色不易着色。但结核分枝杆菌经 5％石炭酸复红加温染色后,能抵抗 3％盐酸酒精脱色作用而仍呈红色,为抗酸阳性细菌,其他细菌易被 3％盐酸酒精脱色而呈蓝色,为抗酸阴性细菌。

材料　卡介苗及葡萄球菌混合液、抗酸染色液、3％盐酸酒精、载玻片、染色架、酒精灯等。

方法

1. 参照前述细菌玻片标本的制备方法,制备菌液涂片。

2. 涂片置于染色架上,滴加 5％石炭酸复红液以盖满整个涂布菌膜,用酒精灯徐徐加温,直至染色液微冒蒸汽为止。切勿煮沸,如染色液将干时应及时添加,如此维持 5min 后用细小水流冲洗数秒,甩干。

3. 用 3％盐酸酒精室温脱色 0.5～1min,脱色时轻轻旋转或摇晃玻片,直至无颜色脱下为止,按上法水洗、甩干,此时标本片仍带淡红色。

4. 碱性美蓝溶液室温复染 1min,按上法水洗、甩干。

5. 用吸水纸轻轻吸干玻片,室温中充分干燥后滴加香柏油于染色后的菌膜上,用油镜观察。

结果　　结核分枝杆菌为抗酸性细菌,染成红色(图 1-3-3),非抗酸性细菌呈蓝色。

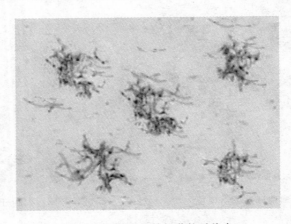

图 1-3-3　结核分枝杆菌抗酸染色

四、阿培脱染色法

目的　　阿培脱(Albert)染色法是一种显示白喉棒状杆菌异染颗粒的特殊染色方法,对于白喉诊断有重要意义。

原理　　白喉棒状杆菌异染颗粒由 RNA 和多偏磷酸盐组成,呈强嗜碱性,易与阿培脱染料大量结合形成黑紫色,细菌胞质相对嗜碱性较弱而呈蓝绿色。

材料　　白喉棒状杆菌吕氏血清斜面(或鸡蛋斜面)培养物、阿培脱染色液、载玻片。

方法

1. 参照前述细菌玻片标本的制备方法,用接种环挑取吕氏血清斜面上的白喉杆菌培养物少许,制备涂片一张。

2. 先将阿培脱染色液的甲液滴加在玻片标本上,室温染色 5min 后用细小水流冲洗数秒,甩干。滴加阿培脱乙液,室温染色 1～2min,按前法水洗、甩干。

3. 用吸水纸轻轻吸干玻片,室温中充分干燥后滴加香柏油于染色后的菌膜上,用油镜观察。

结果　　白喉棒状杆菌菌体细长呈蓝绿色,异染颗粒呈黑紫色,多位于菌体两端(图 1-3-4)。

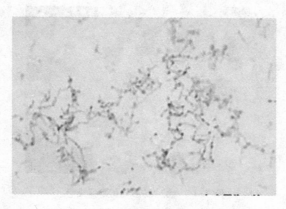

图 1-3-4　白喉棒状杆菌阿培脱染色

五、荚膜染色法

目的　荚膜为某些细菌的特殊结构,与细菌致病性有关。荚膜不易着色,常用衬托染色法来显示细菌荚膜结构,此方法对细菌鉴定和致病性研究有重要意义。

原理　荚膜的主要成分是多糖类,与染料间的亲和力弱,不易着色,通常采用负染色法染荚膜,即设法使菌体和背景着色而荚膜不着色,从而使菌体周围显示一透明圈。由于荚膜的含水量在 90% 以上,故染色时一般不加热固定,以免荚膜皱缩变形。

材料　肺炎链球菌培养物、小鼠、结晶紫乙醇溶液(结晶紫乙醇饱和溶液 5mL 加 95mL 蒸馏水)、20% $CuSO_4$ 水溶液;接种环、手术剪、小镊子、注射器、载玻片、玻片搁架、擦镜纸、酒精灯。

方法

1. 涂片　提前数日小鼠腹腔注射肺炎链球菌菌液 0.2mL/只。小鼠死亡后,解剖小鼠,取脏器(肺、肝、脾或肾)或腹腔液涂片。

2. 干燥　涂片在室温下自然干燥。

3. 染色　玻片置于玻片搁架上,加适量(以盖满菌膜为度)结晶紫乙醇溶液于菌膜部位,在火焰上略加热约 1min,直至冒蒸汽为止,勿水洗。

4. 脱色　用 20% $CuSO_4$ 水溶液洗去结晶紫,脱色要适度(冲洗 2 遍)。用吸水纸吸干,并立即加 1~2 滴香柏油于涂片处,以防止 $CuSO_4$ 结晶的形成,用油镜观察。

结果　小鼠组织细胞周围,有散在成对的小尖矛形的紫色细菌,细菌周围有一无色或浅紫色圈,即为荚膜(图 1-3-5)。

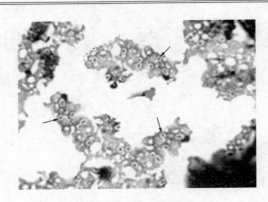

图 1-3-5　肺炎链球菌荚膜染色

六、芽孢染色法

目的　芽孢为某些细菌在一定条件下形成的特殊结构。不同种类的细菌其芽孢的形态、染色和位置等有较大差异,芽孢染色法可作为辅助细菌鉴定的重要方法。

原理　芽孢具有厚而致密的壁,通透性低,不易着色,一旦着色又难以脱色。因此芽孢染色时需要加热,以促进芽孢着色。染色后水洗,菌体易脱色而芽孢不易脱色。然后用对比度强的染料对菌体进行复染,使菌体和芽孢呈现出不同的颜色,便于观察。

材料　破伤风梭菌 48～72h 培养物、石炭酸复红溶液、碱性亚甲蓝溶液、95％乙醇溶液、载玻片、酒精灯、接种环。

方法

1. 涂片　按照前述方法涂片、干燥、固定。

2. 染色　在标本上滴加石炭酸复红溶液 1～2 滴,微加热至产生蒸汽而不沸腾(随时添加染液以防干涸),维持 5min。

3. 脱色　冷却后用水冲洗,以 95％乙醇溶液脱色 1min,至流下的液体为淡红色为止,细水流冲洗。

4. 复染　滴加碱性亚甲蓝溶液染 1min,细水流冲洗,标本片用吸水纸吸干,用油镜观察。

结果　破伤风梭菌呈鼓槌状,菌体呈蓝色,芽孢球形,红色,位于菌体一端(图 1-3-6)。

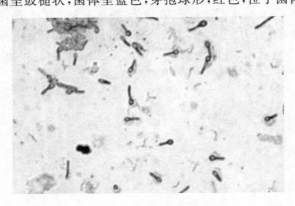

图 1-3-6　破伤风梭菌芽孢染色

七、鞭毛染色法

目的 鞭毛为某些细菌的特殊结构。鞭毛染色法可帮助观察鞭毛的着生位置、数量、形态,用于鉴定和鉴别细菌。

原理 细菌的鞭毛是非常纤细的原生质丝,是细菌的运动细胞器,只能用电子显微镜或暗视野才能观察到。在普通光学显微镜下,采用不稳定的胶体溶液作媒染剂,使其在鞭毛上形成沉淀,使鞭毛的直径加粗后再进行染色,可以把鞭毛显示出来。由于菌龄较长的细菌鞭毛易脱落,所以做鞭毛染色时要选用在短期内经多次反复移种的新鲜培养物。

材料 变形杆菌 6～8h 培养物。

鞭毛染液:20%鞣酸溶液(加热溶解)2mL、钾明矾饱和溶液 2mL、石炭酸饱和溶液 5mL 和 10%碱性复红溶液 1.5mL。将上述溶液混合后,在室温放置 2～3d,用滤纸滤清,装在棕色滴瓶内备用。此液配成后 5 周内使用,不可久存。

方法

1. 将变形杆菌移种在新配制的营养琼脂斜面上,培养 16～24h,如所用菌种久未移种,最好在斜面上每天移种一次,连续移种 2～3 次后使用。

2. 在载玻片的一端和中间各加一滴蒸馏水,用接种环蘸取少许菌苔在一端水滴中轻蘸几下,再用接种环后部把中间水滴向侧端推,使之与一端水滴相接,然后将载玻片稍倾斜,使菌液随水滴缓缓流向另一端,再平放自然干燥。

3. 在涂片上滴加染液染 1～2min 后,细水流冲洗,吸水纸吸干,用油镜检查。

结果 变形杆菌菌体为红色,鞭毛为淡红色(图 1-3-7)。

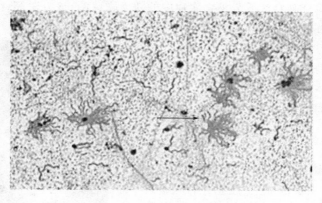

图 1-3-7 变形杆菌鞭毛染色

八、Fontana 镀银染色法

目的 此方法为较古典的钩端螺旋体染色方法,常用于病理切片和纯培养物涂片的染色。

原理 钩端螺旋体革兰染色为阴性,不易被碱性染料着色,利用媒染剂和银染剂把钩端螺旋体染成褐色。染色后钩体比实际菌体略粗,且因银粒堆积,钩体的螺旋难以显示出来。

材料 钩端螺旋体 7～10d 培养物。

固定液:冰醋酸 1mL,4% 福尔马林 2mL,蒸馏水 100mL。

媒染液:鞣酸 5g,石炭酸 1g,蒸馏水 100mL。

硝酸银溶液:硝酸银 5g,蒸馏水 100mL。临用时取硝酸银溶液 20mL,逐滴加入 10% 氨液,至产生棕色沉淀经摇动后恰能重新完全溶解为乳白色为止。如此时溶液甚澄清,则加入硝酸银数滴,至溶液于摇匀后仍显轻度浑浊为止。

方法

1. 按前述方法涂片、干燥。

2. 在标本上滴加适量固定液(以盖满菌膜为度),作用 1～2min 后,用蒸馏水冲洗。

3. 滴加适量媒染剂,微加热至产生蒸汽而不沸腾,作用 1min,注意防止染液干涸,待冷却后,用蒸馏水洗。

4. 加硝酸银染液微加温,染色 1min,水洗待干,镜检。

结果 钩端螺旋体染成黄褐色,背景淡黄色(图 1-3-8)。

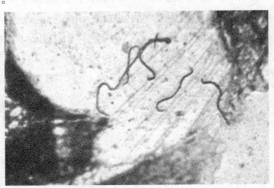

图 1-3-8 钩端螺旋体 Fontana 镀银染色

九、墨汁染色法

目的 常用于检查脑脊液或分泌物涂片中的新型隐球菌,该方法简便、经济,是涂片检查隐球菌感染的首选方法。

原理 新型隐球菌荚膜较厚,一般不容易着色,同时菌体折光性较强,用墨汁染色法可在黑色的背景下看到透亮的菌体。

材料 新型隐球菌培养物、墨汁、载玻片、盖玻片、镊子。

方法

1. 在载玻片上滴一滴墨汁,取菌培养物并混匀。

2. 将盖玻片覆盖于菌液上,注意先将盖玻片一边接触菌液,然后缓缓斜放下,以免产生气泡。镜检。

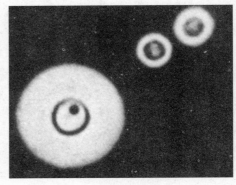

图 1-3-9 新型隐球菌墨汁染色

结果 背景黑色,新型隐球菌菌体透亮(图 1-3-9)。

(李立伟)

实验四　细菌的人工培养

一、常用基础培养基的制备

培养基是指在人工培养细菌时,提供给细菌生长繁殖所必需的营养物质的制品。基础培养基中所含的营养物质能满足一般病原菌生长繁殖所需的氮源、碳源和无机盐等。在基础培养基的基础上添加一些特殊成分(如糖类、血液、抑制剂等)则可制成营养培养基、鉴别培养基和选择培养基。

(一)肉汤(肉浸液)培养基

目的　初步掌握基础培养基的制备方法。

原理　肉汤(肉浸液)培养基供制作细菌基础培养基用,营养比肉汤膏好,一般营养要求不高的细菌均可生长。

材料　牛肉、蛋白胨、氯化钠、蒸馏水、0.1 和 1mol/L NaOH 溶液、0.02％酚红指示剂、高压蒸汽灭菌器、三角烧瓶、吸管、pH 试纸等。

方法

1. 取新鲜牛肉,除去脂肪及筋膜,切成小块后用绞肉机绞碎,每 500g 碎肉加水 1000mL,混合后置 4℃ 冰箱中过夜(使营养物质即溶解性蛋白质充分渗出)。

2. 次日取出煮沸 30min 左右,使肉渣蛋白质全部凝固(若加热不足,则一部分蛋白质未能凝固,使培养基很难滤清)。加热过程中不时用玻璃棒搅拌,以免沉淀烧焦。也可以不放置冰箱中过夜,直接煮沸 1h。

3. 用数层纱布过滤,弃去肉渣(肉渣中的液体应尽量挤净),于滤液中加入 1％蛋白胨及 0.5％氯化钠,加热溶解,并补足失水至 1000mL。

4. 冷却至 50℃ 左右,用 NaOH 溶液调 pH 值至 7.6～7.8。

5. 再加热 10min,使肉汤中部分蛋白质等因加碱及再度加热而凝固沉淀。过滤并补足失水,重复矫正 pH 值一次。

6. 将上述制备的肉汤分装于烧瓶或试管中,瓶口或管口加棉花塞并包扎,121℃高压灭菌 20min,冷却后使用或置 4℃ 冰箱中备用。

(二)肉膏汤培养基

目的　掌握肉膏汤培养基的制备。该培养基制作简单,制品透明清亮,酸碱度变化较小,是常用的基础培养基。

原理　牛肉膏系将牛肉汤加热浓缩而成,每 1000mL 能浓缩成肉膏约 70g。牛肉膏汤可代替牛肉汤来培养细菌,由于经长时间加热使部分营养成分(如糖分等)损失,故其营养价值略低于牛肉汤。肉膏汤培养基可供一般细菌培养用,并可作无糖培养基的基础液。

材料　牛肉膏、蛋白胨、氯化钠、蒸馏水、0.1 和 1mol/L NaOH 溶液、0.02％酚红指示剂、高压蒸汽灭菌器、三角烧瓶、吸管、pH 试纸等。

方法

1. 称取牛肉膏 3~5g、蛋白胨 10g、氯化钠 5g 加于 1000mL 蒸馏水中,搅拌溶解。必要时可加热溶解。

2. 用 NaOH 溶液调 pH 值至 7.6~7.8,煮沸 3~5min 后过滤。

3. 分装于三角烧瓶中,121℃高压灭菌 20min,冷却后使用或置 4℃冰箱中备用。

(三)肉汤琼脂固体培养基

目的 学习掌握肉汤琼脂固体培养基的制备方法。

原理 琼脂是海藻中提取的一种多糖,具有 98℃以上融化、45℃以下凝固的特性。琼脂对细菌一般无营养作用,仅是固体培养基的赋形剂。普通琼脂固体培养基可用来制作斜面、平板、高层等不同类型的固体培养基。琼脂呈酸性,加入液体培养基后可使 pH 值下降 0.2 左右,故矫正液体培养基 pH 值时,应使其 pH 值偏高 0.2 左右。

琼脂斜面培养基可用于纯种细菌接种以及短时保存一般菌种。高层琼脂培养基用于细菌的倾注培养。琼脂平板培养基用于细菌的分离培养和纯种细菌增菌。

普通琼脂培养基也可用市售的粉状营养琼脂培养基(含有普通琼脂培养基的各种成分并已调好 pH)制备,用法参看各产品说明书。

材料 pH7.8 肉汤培养基、琼脂粉以及高压蒸汽灭菌器、三角烧瓶、试管、灭菌吸管和培养皿(直径 9cm)等。

方法

1. 往 pH7.8 的肉汤培养基中加入 2%~3%(W/V)琼脂,加热融化。

2. 分装三角烧瓶或试管(琼脂斜面每管 5mL,高层琼脂每管 15~20mL)。

3. 经 121℃高压灭菌 20min 后,趁热将装有 5mL 肉汤琼脂的试管斜置,冷却、凝固后即成琼脂斜面培养基。装有 15~20mL 肉汤琼脂管直立放置,待冷却、凝固后即成备用的高层琼脂。烧瓶中肉汤琼脂置室温中冷却至 50~60℃时,以无菌操作法将其倾入灭菌培养皿中(每皿 15~20mL),迅速盖上皿盖,并将培养皿于桌面轻轻回转摇动数圈,使培养基平铺皿底,室温中冷却、凝固后即成琼脂平板培养基。

(四)肉汤琼脂半固体培养基

目的 掌握琼脂半固体培养基的制备方法。

原理 半固体培养基仅含低浓度的琼脂(0.3%~0.5%),因而是介于固体培养基和液体培养基之间的一种半凝固状态。细菌可穿刺培养于该培养基,常用于细菌的动力检查和菌种保存。

材料 pH7.8 的肉汤培养基、琼脂粉、高压蒸汽灭菌器、三角烧瓶、小试管和吸管等。

方法

1. 在 100mL pH7.8 的肉汤培养基中加入琼脂 0.35g(常用 0.1~0.5g),加热融化。

2. 分装于小试管中,每管约 2~3mL,经 121℃高压灭菌 20min 后直立冷凝即成。

二、细菌人工培养的接种方法

(一)分离培养法

细菌分离培养法是将临床标本接种于适当的培养基上进行培养、分离获得纯种细菌的方法,也可用于被污染菌种分纯。常用分离培养法有平板分离划线接种法和倾注平板法。

1. 平板分离划线接种法

目的 掌握划线法细菌分离培养技术。

原理 划线方法主要有平行划线法和分区划线法两大类,最后均使混杂的细菌在琼脂平板表面分散,使单个细菌固定在一点上生长繁殖,形成单个菌落而得到纯种细菌。应根据待检标本中细菌的数量来选择划线方法。

材料 葡萄球菌和大肠杆菌的混合菌液、普通琼脂平板、接种环、酒精灯等。

方法

(1)平行划线法 常用于含菌量较少的标本。

右手握持接种环(执笔式)并将其通过火焰灭菌,冷却后取一环混合菌液。左手握持有平板培养基的平皿(皿盖留在桌上),使平板略呈竖直,并靠近火焰周围,以免空气中杂菌落入,然后将蘸有菌液的接种环在琼脂平板上端1/6范围来回划线,密集涂布。

烧灼接种环,待冷后(接种环可在平板培养基边缘无菌处接触一下,若琼脂融化表示尚未冷却),通过原划线处作连续平行划线(图1-4-1A)。划线时使接种环与平板成30°~40°,轻触平板,用腕力在平板表面行轻快的滑移动作来回划线,划线间距适当,不能重叠,注意勿使培养基表面划破。

接种完毕后,盖上皿盖,将接种环火焰灭菌后放回。用记号笔在皿底玻璃上注明标本名称、接种者班级、姓名、日期等,并将培养皿倒置后(可避免培养过程中凝结水自皿盖滴下,影响菌落性状)在37℃培养箱中培养18~24h后取出,观察琼脂平板表面细菌生长情况和菌落特征。

(2)分区划线法 用于含菌量较多的标本。

右手握持接种环并将其通过火焰灭菌,冷却后,取一环混合菌液。左手握持有平板培养基的平皿(皿盖留在桌上),使平板略呈竖直,并靠近火焰周围,以免空气中杂菌落入,然后将蘸有菌液的接种环在平板一角涂成一均匀薄膜(约占整个平板表面的十分之一的①区)。划线时,使接种环环面与平板表面约成30°~40°,以腕力在平板表面行轻快的滑移动作,注意勿使培养基表面划破。

烧灼接种环以杀死环上剩余细菌,冷却后,将接种环再通过①区薄膜处作连续划线(约占整个培养基面积的五分之一的②区),划毕,再通过火焰灭菌,冷却后同样划线,分别为③区及④区。可根据菌量的不同,决定分区的数目(图1-4-1B和图1-4-1C)。

划线完毕,盖上皿盖,将平板倒置后在37℃培养箱中培养24h后取出,观察琼脂平板表面细菌生长情况和菌落特征(图1-4-1D)。

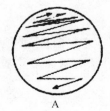
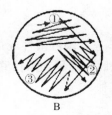
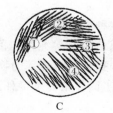
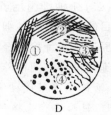

图1-4-1 细菌分离培养法及分离获得的菌落

A:平行划线法 B:三分区划线法 C:四分区划线法 D:培养后菌落生长情况

2. 倾注平板法

目的　掌握倾注平板法细菌分离培养技术。

原理　检材中若有两种或两种以上细菌时,可借融化的琼脂将细菌冲散,待琼脂冷却、凝固后,分散的细菌被固定在原处生长而形成单个菌落,从而获得纯菌种。根据检材中菌数多少,可在倾注培养前用灭菌生理盐水将检材进行适当稀释或不稀释。此外,倾注培养还可用来进行水、牛乳及药液中活菌数的测定。

材料　葡萄球菌和大肠杆菌混合菌液、高层琼脂、灭菌吸管(1mL、10mL)、灭菌中号试管及9cm直径培养皿、灭菌生理盐水。

方法

(1)取灭菌中号试管3支并分别标记甲、乙、丙。用10mL灭菌吸管吸取灭菌生理盐水分别加入以上三试管中,每管9.9mL。

(2)取灭菌1mL吸管1支,于吸口端装上橡皮帽,并将吸管迅速通过火焰2～3次,以杀灭可能污染的杂菌。

(3)左手持混合菌液试管、右手握持吸管吸口端及橡皮帽,并以右手手掌及小指夹取菌液试管管盖后,将吸管伸进菌液管底部进行吸液。

(4)吸取混合菌液0.1mL,加入有9.9mL灭菌生理盐水的甲管内,混合均匀后吸取0.1mL稀释液至有9.9mL灭菌生理盐水的乙管,乙管同法混匀后取出0.1mL至有9.9mL灭菌生理盐水的丙管。最后甲、乙、丙三管菌液的稀释度各为10^{-2}、10^{-4}、10^{-6}。

(5)用1mL吸管依次从丙、乙、甲三管中各吸取0.1mL稀释液至3只灭菌空培养皿中,每一平皿中倾入已加热融化后冷却至45℃左右的高层琼脂各一管,迅速轻轻旋转培养皿,使菌液和琼脂均匀混合,静置待凝,将平板倒置后在37℃培养箱中培养24h后观察结果。

注意事项

(1)吸管吸取菌液后放入含有消毒液容器内并取下橡皮吸头,不可随意放置于桌面或架上。

(2)倾注时琼脂的温度以48～50℃为宜,温度过高可使检材中细菌死亡,温度过低则琼脂凝固过快而影响琼脂与检材的均匀混合。了解琼脂温度的方法如下:将琼脂管紧握手中,感觉烫手但仍能握持者即为适宜温度;或将融化后的琼脂置于60℃水浴中(水面要高于琼脂面),待水温自然下降至48～50℃时即可使用。

(3)菌液及融化琼脂应倾注于培养皿的皿底,两者摇动混合时动作要轻柔,以免形成气泡或甚至将菌液、琼脂摇溢于皿外或皿盖上。

(二)纯种细菌培养法

目的　掌握纯种细菌接种方法。

原理　各种检材经分离培养获得纯种细菌后,若需保留菌种或进一步鉴定菌种,必须将纯种细菌进行增菌培养。根据常用培养基的物理性状,纯种细菌培养接种法有斜面培养基接种法、液体培养基接种法和半固体培养基接种法三种。

1. 斜面培养基接种法

凡具有斜面外形的固体培养基均采用本法接种细菌。

材料　琼脂斜面培养基、大肠杆菌琼脂斜面18～24h培养物。

方法

(1)以左手手指(拇指与食指、中指及无名指)同时握持大肠杆菌菌种管与待接种的培养基管,使菌种管位于左,培养基管位于右(注意培养基斜面向上,勿成水平,以免管底凝结水浸湿培养基表面或试管口盖)。

(2)以右手前三指持接种环并同时通过火焰2～3次进行烧灼灭菌。

(3)以右手手掌、小指及无名指拔取并夹持两管管盖,将两管管口迅速通过火焰灭菌。

(4)将已灭菌的接种环伸入菌种管,先接触培养基表面上方无菌生长处使其冷却,再从斜面挑取菌苔少许。蘸有菌苔的接种环伸入待接种培养基管内,自斜面底部表面向上划一直线,再自底部向上作蜿蜒划线(图1-4-2)。取出接种环,已接种细菌的两培养基管管口同时通过火焰后盖回管盖,接种环经火焰烧灼灭菌后放回试管架。

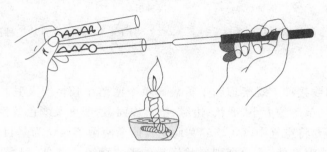

图 1-4-2　琼脂斜面培养基接种法

(5)接种细菌的培养管置37℃孵箱中培养18～24h后,观察细菌生长情况。

(6)若从分离培养的平板上取菌落进行纯细菌接种,则左手仅握持待接种培养基管1支,用灭菌接种环自平板上挑取欲接种的一个细菌菌落,同上法接种于斜面培养基管。

2. 半固体培养基接种法(穿刺接种法)

半固体琼脂培养基、醋酸铅培养基、明胶培养基等均用本法接种细菌。

材料　半固体琼脂培养基、志贺菌及大肠杆菌斜面培养物。

方法

(1)参照斜面培养基接种法握持菌种管及半固体琼脂培养基管。

(2)右手持接种针,通过火焰2～3次进行烧灼灭菌。灭菌接种针冷却后挑取大肠杆菌菌苔少许,刺入半固体培养基中心直至接近管底,循原路退出(图1-4-3)。管口通过火焰烧灼后盖回管盖,接种针火焰烧灼灭菌后放回原处。以同法取志贺菌菌苔接种另一支半固体琼脂培养基管。

(3)两支已接种细菌的半固体琼脂培养基管置37℃孵箱中培养18～24h后观察结果,并进行比较。

3. 液体培养基接种法

肉汤、葡萄糖蛋白胨水、各种单糖发酵管等液体培养基均用本法接种细菌。

材料　普通肉汤培养基、大肠杆菌琼脂斜面18～24h培养物。

方法

(1)参照斜面培养基接种法握持菌种及待接种肉汤培养基管。

(2)接种环通过火焰2～3次进行烧灼灭菌,冷却后挑取大肠杆菌菌苔少许。将蘸有细菌的接种环移至肉汤管内(肉汤管需倾斜),在接近液面的管壁上轻轻摩擦,使细菌均匀散落在液体培养基中,管口通过火焰烧灼后盖回管盖,并将培养基管直立(图1-4-4)。

(3)已接种细菌的肉汤培养基管置37℃孵箱中培养18~24h后,观察细菌生长情况。

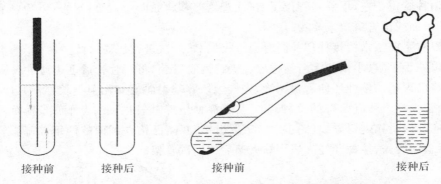

图1-4-3　半固体培养基接种法　　　　图1-4-4　液体培养基接种法

结果

(1)平板分离划线接种　观察琼脂平板表面单个菌落生长情况及其特征,即观察有无形成单个菌落以及不同菌落的大小、形状、边缘、菌落表面、透明度及颜色等性状。

观察菌落时,不要将空气中落入培养基而生长的杂菌菌落误认为是目的细菌菌落。杂菌菌落一般生长于划线痕迹外,常为个别形状怪异的孤立菌落。此外,观察时也应注意勿使杂菌落入平板而导致污染。

(2)倾注平板法　观察培养皿中琼脂上下菌落生长和分布情况,可挑取单个菌落获得纯培养,计数平板中的菌落数乘以菌液稀释倍数即可获得原检材中的细菌浓度或总数。

(3)琼脂斜面培养基　观察斜面表面菌苔生长情况。

(4)半固体培养基　有鞭毛细菌能活泼运动,使培养基呈毛玻璃样均匀浑浊;无鞭毛细菌仅能沿穿刺线生长,其周围培养基仍为原来透明度。

(5)液体培养基　观察细菌以下生长情况:①均匀浑浊生长;②表面形成菌膜;③沉淀生长(图1-4-5)。

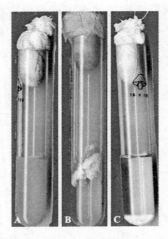

图1-4-5　细菌在液体培养基中的生长情况

A:均匀浑浊生长　B:菌膜生长　C:沉淀生长

三、细菌常用生化反应

各种细菌产生的酶类不完全相同,因而对营养物质的分解代谢能力及其代谢产物常有所不同,借此可以鉴别细菌,此即为细菌的生化反应检查。生化反应检查必须使用纯种细菌,否则无法获得正确的实验结果。

(一)糖类代谢试验

1. 糖发酵试验(sugar fermentation test)

原理　细菌因含有发酵不同糖(醇)类的酶类,因而分解各种糖类的能力各不相同,或分解糖类产酸,或分解糖类产酸产气,或不分解糖类,故各种糖发酵试验结果可用于鉴别细菌的种类。

将终浓度为 0.5%～1%(W/V)葡萄糖等不同糖类分别加入蛋白胨水培养基中,并加入一定量溴甲酚紫指示剂(指示 pH 值范围为 5.2～6.8,颜色由黄变紫)及一小倒管,用以观察细菌分解糖产酸产气情况,此即为糖发酵管。若接种的细菌具有分解某种糖类的酶,则分解糖产酸而使含溴甲酚紫由紫变黄;若既产酸又产气,则在培养基变黄的同时,小倒管中可出现气泡;不分解糖者仍为紫色。

材料　葡萄糖发酵管、产碱杆菌、伤寒沙门菌、大肠杆菌琼脂斜面培养物。

方法　将产碱杆菌、伤寒沙门菌、大肠杆菌分别接种于葡萄糖发酵管中,置 37℃ 培养箱中培养 18～24h 观察结果。

结果　产碱杆菌不分解葡萄糖(—),伤寒沙门菌分解葡萄糖产酸不产气(＋),大肠杆菌则分解葡萄糖产酸产气(⊕)(图 1-4-6A)。

2. V-P 试验(Voges-Proskauer test)

原理　V-P 试验又称乙酰甲基醇试验。某些细菌如产气杆菌等能分解葡萄糖产生丙酮酸,丙酮酸脱羧变为乙酰甲基甲醇,在碱性环境下,乙酰甲基甲醇被空气中的氧气氧化为二乙酰,二乙酰与培养基内蛋白胨中精氨酸所含的胍基起作用,生成红色化合物,即 V-P 试验阳性。

若培养基中胍基含量较少,则可加入少量含胍基化合物,如肌酸或肌酐等。试验时加入 α-萘酚可加速此反应。

材料　葡萄糖蛋白胨水培养基、大肠杆菌、产气杆菌 18～24h 斜面培养物、含 0.3%(W/V)肌酸的 40%(V/V)KOH 溶液、6%(W/V)α-萘酚酒精溶液、毛细吸管等。

方法

(1)取两支葡萄糖蛋白胨水培养管,分别接种大肠杆菌和产气杆菌,37℃ 培养箱中培养 48h。

(2)分别加入 KOH 和 α-萘酚溶液各 0.2mL,摇匀,15min 左右出现棕红色者为 V-P 试验阳性,未出现棕红色者为 V-P 试验阴性(图 1-4-6B)。

结果　大肠杆菌为 V-P 试验阴性,产气杆菌为 V-P 试验阳性。

3. MR 试验(methyl red test)

原理　MR 试验又称甲基红试验。大肠杆菌等许多细菌能分解葡萄糖产生丙酮酸,丙酮酸被分解后产生甲酸、乙酸、乳酸等,使培养基 pH 降至 4.5 以下,加入甲基红试剂则呈红色

（甲基红指示剂变色范围为 pH4.4 红色~pH6.2 黄色），是为甲基红试验阳性。若细菌分解葡萄糖产酸量少，或产生的酸进一步转化为其他物质（如醇、酮、醚、气体和水等），则培养基 pH 仍在 6.2 以上，故加入甲基红指示剂呈黄色，是为甲基红试验阴性。

材料　葡萄糖蛋白胨水培养基、大肠杆菌、产气杆菌 18~24h 斜面培养物、甲基红试剂、毛细吸管等。

方法

（1）取两支葡萄糖蛋白胨水培养管，分别接种大肠杆菌和产气杆菌，37℃培养 48~72h。

（2）用毛细吸管分别滴加甲基红试剂 2~3 滴，呈红色者为阳性，呈黄色者为阴性（图1-4-6C）。

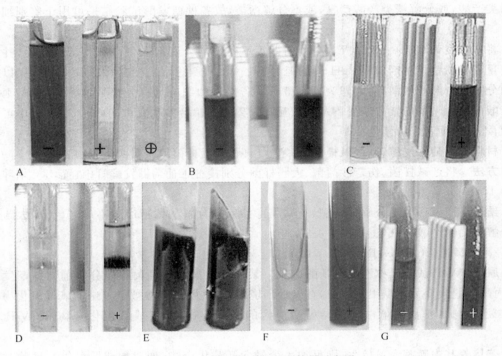

图 1-4-6　不同细菌生化反应结果示意图

A：糖发酵试验结果　B：V-P 试验结果　C：甲基红（MR）试验结果　D：吲哚试验结果　E：H₂S（培养基变黑）试验结果　F：尿素分解试验结果　G：枸橼酸盐利用试验结果

结果　大肠杆菌为 MR 试验阳性，产气杆菌为 MR 试验阴性。

（二）蛋白质及氨基酸代谢试验

1. 吲哚试验（indol test）

原理　吲哚试验又称靛基质试验。某些细菌具有色氨酸酶，能分解蛋白胨水中的色氨酸生成无色的吲哚（靛基质），加入吲哚试剂（对二甲基氨基苯甲醛）则形成红色的玫瑰吲哚。

材料　蛋白胨水培养基、大肠杆菌、肖氏沙门菌（旧称乙型副伤寒杆菌）18~24h 斜面培养物、吲哚试剂。

方法

（1）取两支蛋白胨水培养管，分别接种大肠杆菌和肖氏沙门菌，37℃培养 48h。

（2）各管沿管壁缓慢加入吲哚试剂 0.5mL，室温静置 1~2min，若在液面交界处出现玫瑰红色圈,即为吲哚试验阳性,不出现红色圈者为吲哚试验阴性(图 1-4-6D)。

结果 大肠杆菌为吲哚试验阳性,肖氏沙门菌为吲哚试验阴性。

2. 硫化氢试验(hydrogen sulfide production test)

原理 某些细菌能分解培养基中的胱氨酸等含硫氨基酸,产生硫化氢,硫化氢遇铅盐(或铁盐),则形成黑褐色的硫化铅(或硫化亚铁)沉淀物。因硫化氢试验用的培养基中含有硫代硫酸钠,能保持还原环境,使形成的硫化氢不再被氧化。

材料 醋酸铅培养基、大肠杆菌、变形杆菌 18～24h 琼脂斜面培养物。

方法

(1)用接种针穿刺法分别接种大肠杆菌和变形杆菌于醋酸铅培养基中,37℃培养 24h。

(2)若穿刺部位呈黑褐色者为阳性,不变色者为阴性(图 1-4-6E)。

结果 变形杆菌为硫化氢试验阳性,大肠杆菌为硫化氢试验阴性。

3. 尿素分解试验(ureolysis test)

原理 某些细菌具有尿素分解酶,能分解尿素产生大量的氨,使培养基呈碱性,尿素培养基中含有酚红指示剂,遇碱变红色即为阳性。

材料 尿素培养基、变形杆菌、志贺菌 18～24h 斜面培养物。

方法

(1)用接种针穿刺法分别接种变形杆菌和志贺菌于尿素培养基中,37℃培养 18～24h。

(2)变红色者为阳性,不变色者为阴性(图 1-4-6F)。

结果 变形杆菌为尿素分解试验阳性,志贺菌为尿素分解试验阴性。

4. 枸橼酸盐利用试验(citrate utilization test)

原理 在枸橼酸盐培养基中,枸橼酸钠为唯一碳源,磷酸二氢铵为唯一氮源。一些细菌如产气杆菌等,可利用枸橼酸盐为碳源、磷酸二氢铵为氮源,故能在此培养基上生长,同时能分解枸橼酸盐最终产生碳盐,使培养基变碱性,从而使培养基中的溴麝香草酚蓝指示剂由绿色变为深蓝色,为枸橼酸盐利用试验阳性。不能利用枸橼酸盐作为碳源的细菌如大肠杆菌等,则在此培养基上不能生长,培养基则不变色,为枸橼酸盐利用试验阴性。

材料 枸橼酸盐培养基、大肠杆菌、产气杆菌 18～24h 斜面培养物。

方法

(1)分别接种大肠杆菌、产气杆菌于两支含枸橼酸盐培养基试管中,37℃培养 24h。

(2)若有菌苔出现且培养基颜色变为深蓝者为枸橼酸盐利用试验阳性,无菌苔且培养基颜色不变者为枸橼酸盐利用试验阴性(图 1-4-6G)。

结果 大肠杆菌为枸橼酸盐利用试验阴性,产气杆菌为枸橼酸盐利用试验阳性。

在以上生化反应中,吲哚试验、MR 试验、V-P 试验、枸橼酸盐利用试验统称为 IMViC 试验,常用来鉴别大肠杆菌(＋＋－－)和产气杆菌(－－＋＋)。

(彭慧琴)

实验五　细菌在自然环境中的分布、消毒和灭菌

一、细菌在自然环境中的分布

目的　了解微生物在自然界的分布,对于医疗实践以及在相关科学实验中树立无菌观念有重要作用。

原理　微生物种类繁多,在自然环境中分布极为广泛。无论是自然界的空气、土壤、水,生活中的食物、各种物体和器械表面均存在数量极其庞大的各种微生物,其中以细菌、真菌、放线菌最多。

(一)空气中的细菌检查

材料　普通琼脂平板培养基。

方法

1. 取普通琼脂平板一只,打开皿盖,培养基面向上放于实验台上,暴露 15～30min 后盖回皿盖。

2. 置 37℃培养箱培养 18～24h 后观察结果,计数菌落。

(二)地面水中的细菌检查

材料　地面水(河水、井水或池水)、高层琼脂培养基、灭菌 1mL 吸管和培养皿。

方法

1. 以无菌吸管吸取 1mL 地面水,加入灭菌平皿中。

2. 将加热融化后冷却至 45℃左右的高层琼脂倾注入上述平皿中,加盖后轻轻摇动,使水与琼脂充分混匀,静置待凝。

3. 将平板倒置后在 37℃培养箱中培养 24h 后取出观察,计数菌落。

二、细菌的消毒和灭菌

目的　消毒灭菌主要通过理化因素使微生物代谢发生障碍,如菌体蛋白质变性凝固、遗传物质破坏等,从而导致微生物死亡。

这里主要介绍理化因素杀灭微生物的几种方法。

(一)高压蒸汽灭菌法

原理　利用高温使细菌蛋白质变性凝固而灭菌,高温也可能与细菌 DNA 双螺旋断裂、细菌膜功能受损及菌体内电解质浓缩有关。在密闭的高压蒸汽灭菌器内,当压强增加到 0.105MPa(1.05kg/cm^2 或 15 磅/吋^2)时,温度达到 121.3℃,在此温度下维持 15～20min 即可杀死细菌的繁殖体和芽孢。

材料　枯草芽孢杆菌肉汤培养物、大肠杆菌肉汤培养物、肉汤培养基管、无菌毛细吸管、电磁炉、不锈钢锅和手提式高压灭菌器。

方法

1. 取 6 支肉汤管,分成甲、乙、丙三组,每组两支,分别标注上枯草芽孢杆菌和大肠杆菌名称。

2. 以无菌毛细吸管分别在甲、乙、丙组两支肉汤管中各滴加枯草芽孢杆菌或大肠杆菌菌液 2 滴,加盖后轻轻摇匀。

3. 将甲组两管置 100℃沸水锅中煮沸 5min,乙组两管置 121℃高压蒸汽灭菌器内灭菌 15min,丙组两管不作任何加热处理作为对照。

4. 将三组肉汤管置 37℃培养箱培养 24h 后,观察各管细菌生长情况并将结果记录于表 1-5-1。

表 1-5-1　细菌生长情况

细菌名称	甲组(100℃ 5min)	乙组(121℃ 20min)	丙组(未加热)
枯草芽孢杆菌			
大肠杆菌			

注意事项

手提式高压蒸汽灭菌器的使用方法:先将水加至手提式高压蒸汽灭菌器(图 1-5-1)的外筒内,被灭菌物品放入内筒。盖上灭菌器盖,拧紧螺旋使之密闭。插上电源,同时打开排气阀门,排净其中冷空气。待冷空气全部排出后(以水蒸气从排气阀中连续排出作为判断标准),关闭排气阀。继续加热,待压强上升至 0.105MPa(15 磅/吋^2,温度为 121.3℃)后,通过开关闭合状态进行加热或不加热(全自动电热高压蒸汽灭菌器有温度自动调节系统),使温度在 121℃左右维持 15～20min。到达预定的灭菌时间后,停止加热,待压力自行降至零时,打开排气阀,排除余气,开盖取物。注意:切勿在压力尚未降低为零时打开排气阀门,以免灭菌器中水喷出。

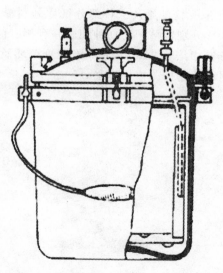

图 1-5-1　手提式高压蒸汽灭菌器示意图

　　高压蒸汽灭菌法为湿热灭菌法,其优点有:①湿热时菌体蛋白容易变性;②湿热穿透力强;③蒸汽变成水时可释放大量潜热增强杀菌效果。凡耐高温和潮湿的物品,如培养基、生理盐水、手术衣、纱布、棉花、敷料、玻璃器材、传染性污物等都可应用本法灭菌。

　　(二)紫外线杀菌试验

　　原理　波长为 200～300nm 的紫外线具有杀菌能力,其中以 265～266nm 的紫外线杀菌作用最强。其主要杀菌机制是细菌 DNA 吸收了紫外线引起同一 DNA 链上相邻的胸腺嘧啶形成二聚体,干扰 DNA 复制及 mRNA 转录,导致细菌死亡。

　　紫外线杀菌力虽强,但穿透力弱,不能通过玻璃和纸张,故仅适用于实验室、病房或手术室内空气及物体表面消毒灭菌。

　　材料　大肠杆菌培养物、琼脂平板、接种环、酒精灯、紫外线灯。

　　方法

　　1. 以灭菌接种环挑取大肠杆菌培养物,于琼脂平板上作密集划线接种。

　　2. 半启皿盖(将皿盖遮住涂面约 1/2),置于紫外线灯下 1m 以内接受照射 30min。

　　3. 盖上皿盖,将平板倒置后在 37℃培养箱中培养 24h 后观察结果。

　　(三)化学消毒剂的杀菌作用

　　原理　有些化学药品浓度高时能杀灭病原微生物,称为消毒剂;浓度低时能抑制细菌生长,称为防腐剂。由于化学消毒剂对人体细胞往往具有毒性作用,故只能外用。不同细菌对不同的化学消毒剂具有不同的敏感性。

　　材料　1％龙胆紫、2％碘酊、2％红汞、1∶1000 新洁尔灭(可根据具体情况选择其他消毒液)、无菌滤纸片、葡萄球菌培养液、大肠杆菌培养液、琼脂平板、无齿小镊子。

　　方法

　　1. 取琼脂平板两块,分别在其平皿底部注明葡萄球菌或大肠杆菌。同时将每块平皿底部玻璃面分成 4 等份,并分别标明龙胆紫、碘酒、红汞、新洁尔灭。

　　2. 将两菌菌液分别密集涂布于两块琼脂平板表面。

　　3. 待干后,以灭菌镊子钳取无菌滤纸片。将部分纸片分别浸入上述化学药液中,使纸片均匀吸足化学药液,然后将纸片分别紧贴于已划种细菌并有相应标记的两块平板表面。

　　4. 将平板放入 37℃培养箱中培养 24h 后,观察有无抑菌环及其大小,并对两种细菌加以比较。抑菌环直径越大,表明该药物抑菌作用越强。

(王继璇)

实验六　生物因素对细菌的影响及细菌的变异

一、抗生素的抗菌试验(纸片法)

目的　了解生物因素对细菌的作用及其在医学实践应用中的意义。

原理　抗生素主要是指某些(大多数为放线菌和真菌,极少数为细菌)在生长繁殖过程中产生的一种合成代谢产物。此种有机化合物具有抗生物作用,能抑制或杀灭某些生物细胞,主要是一些微生物和肿瘤细胞。一种抗生素只对一定种类的生物细胞具有选择性拮抗作用,这种作用范围称为抗菌谱。

将含有一定浓度抗菌药物的纸片贴放于已接种一定量某种细菌的琼脂平板表面,经培养后,可在纸片周围出现无细菌生长区,称为抑菌环或抑菌圈。测量抑菌环直径大小,可了解和判定该细菌对某种药物的敏感程度。

材料

1. 金黄色葡萄球菌 1 号菌株、2 号菌株。

2. 大肠杆菌 1 号菌株、2 号菌株。

3. 琼脂平板培养基、抗生素纸片(青、链、氯、庆大霉素 4 种抗生素)、接种环、镊子、酒精灯。

方法

1. 取琼脂平板培养基一块,于底部玻璃上注明所接种的细菌名称,并将平板底部划分为 4 等份,分别注明青、链、氯、庆大等字样。

2. 接种环烧灼灭菌后,挑取分离培养平板上的菌落,在琼脂平板培养基表面作密集划线接种。

3. 将镊子经火焰灭菌,冷却后钳取各药物纸片,分别贴于已划种细菌的平板上相应位置表面,并轻轻按压贴紧。每次贴片后镊子均应经火焰灭菌和冷却。

4. 将平板倒置后在 37℃培养箱中培养 16～18h。

5. 观察各药物纸片周围有无抑菌环,并测量其直径(包括纸片在内)大小,从而判断细菌对每种抗菌药物的敏感程度。

结果　不同实验条件(如细菌接种量等)可影响抑菌环大小,不同药物也有不同的敏感或不敏感(抑菌环大小)判定标准,但一般抑菌圈直径在 15mm 以上者为高度敏感,10～15mm 为中度敏感,10mm 以下为低度敏感,无抑菌环者为耐药(图 1-6-1)。

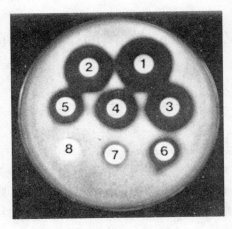

图 1-6-1　　纸片扩散法检测的不同抗生素(1～8)抑菌圈示意图

二、细菌鞭毛的变异

目的　了解细菌在不同环境中的形态变异。

原理　变形杆菌有周鞭毛,在普通培养基表面可形成特殊的迁徙生长现象(即从接种点向四周呈波纹状扩散生长)。如果将其点种在含有 0.1％石炭酸培养基上,细菌就不能产生鞭毛,不形成迁徙现象而出现单个菌落。

材料　变形杆菌培养物、普通琼脂平板、0.1％石炭酸琼脂平板、接种环、酒精灯。

方法

1. 用灭菌接种环挑取变形杆菌培养物,分别点种于 0.1％石炭酸琼脂平板和普通琼脂平板边缘处,切勿划开。

2. 置 37℃培养 24h 后,观察和比较两种培养基上变形杆菌生长情况。

结果　0.1％石炭酸培养基上变形杆菌只在点种处生长,而普通培养基上变形杆菌呈迁徙生长(图 1-6-2)。

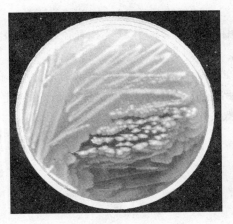

图 1-6-2　变形杆菌迁徙生长

三、细菌接合试验

目的　通过细菌接合试验,加深对遗传型变异机理的理解。

原理　细菌的遗传物质可通过具有 F 因子或类似 F 因子的传递装置经接合的方式转移。本试验选用丝氨酸基因阴性(Ser^-)的鼠伤寒沙门菌高频重组菌株(Hfr)为供体菌,亮氨酸阴性(Leu^-)的鼠伤寒沙门菌为受体菌,两者经接合的方式发生基因重组后,所产生的杂交菌株即为 Ser^+-Leu^+ 菌株。在最低营养培养基中,由于该培养基仅含铵盐、葡萄糖和无机盐类,无氨基酸供给,故供体菌与受体菌均不生长。杂交菌株由于能自行合成各种必需氨基酸,故可在该培养基中长成菌落。

材料

1. 菌种:Ser^- 的鼠伤寒沙门菌高频重组菌株(供体菌)、Leu^- 的鼠伤寒沙门菌(受体菌)24h 肉汤培养物。

2. 最低营养培养基平板。

3. 接种环、酒精灯。

方法

1. 取最低营养培养基平板一块,于底部以蜡笔划成三等份,分别标以 A、B、C 字样,A 为试验区,B、C 分别为受体菌、供体菌对照区。

2. 以无菌接种环挑取受体菌液一环,分别在 A 区及 B 区作反复密集划线。

3. 以无菌接种环各取供体菌液一环,分别在 A 区及 C 区作反复密集划线。

4. 将平板置 37℃孵育 24h 后观察结果。

结果　A 区有细小菌落生长,B 区和 C 区无细菌生长。

四、噬菌体的噬菌作用(平板法)

目的　了解噬菌体的检测原理和方法。

原理　噬菌体具有严格寄生性,对相应的易感细胞具有高度的种特异性和型特异性。感染细胞后,或者裂解宿主细胞,或者处于溶原状态。应用噬菌体对细菌的裂解作用可对细菌进行鉴定、分型和防治某些疾病。

材料　大肠杆菌和志贺菌琼脂斜面培养物、琼脂平板培养基、肉汤管、志贺菌噬菌体。

方法

1. 取琼脂平板一块并划分三等份,分别标明 1、2、3。

2. 以接种环挑取志贺菌分别密涂于 1、3 处,2 涂布大肠杆菌。

3. 用接种环蘸取志贺菌噬菌体加于 1、2 处的中央;另取一接种环肉汤放于 3 处中央。

4. 将此平板培养基放 37℃孵育 24h 后观察结果。

结果　在 1 处的中央有一无菌生长的空斑,即溶菌斑(或蚀斑),其余部位无此现象。

（李立伟）

实验七　细菌免疫学试验

免疫学试验可分为免疫学鉴定试验和免疫学诊断试验两部分。应用已知抗体或抗血清检测标本中未知细菌的种、型或细菌抗原,称为免疫学鉴定试验。应用已知细菌或特异性抗原检测患者血清中有无相应抗体及其效价的动态变化,以作为某些感染性疾病的辅助诊断,称为免疫学诊断试验。

一、细菌免疫学鉴定试验

(一)玻片凝集试验

目的　熟悉玻片凝集试验的原理及志贺菌的鉴定方法。

原理　在玻片上将细菌悬液与相应诊断血清混合,由于抗原抗体反应而将细菌聚集形成微小凝集块,为玻片凝集试验(slide agglutination test,SAT)阳性。

用于鉴定细菌的诊断血清有以下几类:①多价诊断血清,即血清中含有两种以上细菌的相应抗体,用于细菌定属或定群;②单价诊断血清,仅含一种(或型)细菌的相应抗体,用于细菌定种或定型;③因子诊断血清,仅含一种细菌的型特异性抗体,用于细菌分型。

材料　志贺菌18～24h培养物、志贺菌属多价诊断血清、生理盐水、载玻片、毛细滴管、接种环等。

方法

1. 将洁净载玻片一张,用蜡笔划分为两等份。

2. 于左侧加一滴诊断血清,于右侧加一滴生理盐水(阴性对照)。

3. 先右侧、后左侧分别用接种环加入挑取的志贺菌菌苔,用接种环研磨混匀。注意:加完一侧志贺菌后的接种环必须在火焰上烧灼灭菌,然后再挑取菌苔加入另一侧。

4. 旋转轻摇玻片1～2min,观察结果。

结果　若对照右侧呈均匀浑浊状,试验左侧出现微小乳白色凝集块,为SAT阳性。若两侧均为均匀浑浊而不出现凝集现象,即为SAT阴性。若两侧均出现凝集现象,则为细菌自凝,实验结果无效。

(二)协同凝集试验

目的　熟悉协同凝集试验在细菌快速检测中的意义。

原理　葡萄球菌A蛋白(staphylococcal protein A,SPA)是金黄色葡萄球菌的一种表面蛋白抗原。SPA能与多种动物IgG Fc段结合,其IgG Fab段仍可与相应抗原结合。利用SPA这一特性,将已知特异性抗体吸附于金黄色葡萄球菌上,若接触相应抗原则能与之结合,导致葡萄球菌菌体被动凝集,称为协同凝集试验(coagglutination test)。

协同凝集试验不仅可用于链球菌、脑膜炎奈瑟菌、沙门菌、志贺菌等颗粒性抗原的鉴定或细菌分群、分型等,也可用于检测外毒素等细菌可溶性抗原。

材料　金黄色葡萄球菌Cowan I 株(含丰富SPA)培养物、肺炎链球菌(待检菌株)斜面或平板培养物、兔抗肺炎链球菌血清、正常兔血清、0.01mol/L PBS(pH7.4)、0.5%甲醛(用PBS

配制）、毛细吸管、滴管、载玻片或黑色反应板等。

方法

1.金黄色葡萄球菌 Cowan I 株 5000r/min 离心 15min，收集细菌沉淀，继而用 PBS 离心洗涤 2 次。沉淀的细菌用 0.5% 甲醛在室温下固定 3h。置 80℃ 水浴 4min，以破坏菌体的自溶性分解酶。按上法用 PBS 洗涤细菌两次后，用含 0.1% NaN₃ 的 PBS 配成 10%(V/V)SPA 菌体悬液，置 4℃ 备用。

2.向 1mL SPA 菌体悬液中加入 0.1mL 肺炎链球菌抗血清，充分混合，室温放置 1h。按上法离心去除上清液，再用含 0.1% NaN₃ 的 PBS 离心洗涤两次，并配成 1%(V/V)致敏 SPA 菌体悬液备用。正常兔血清致敏的 SPA 菌体悬液制备方法同上。

3.取洁净载玻片一张或黑色反应板一块，用蜡笔划分为三等份，分别标记为 1、2、3 格。

4.于玻片第 1、3 格内加肺炎链球菌抗血清致敏的 SPA 菌体悬液各一滴，第 2 格内加正常兔血清致敏的 SPA 菌体悬液一滴。在第 1、2 格内（先第 2 格、后第 1 格）分别用接种环加入挑取的肺炎链球菌菌苔，用接种环研磨混匀使成均匀乳浊状。注意：加完一格肺炎链球菌后的接种环必须在火焰上烧灼灭菌，然后再挑取菌苔加入另一格。第 3 格内加 1 滴 PBS。

5.旋转摇动玻片 2min 后观察结果。

结果　第 1 格出现乳白色凝集小块，为阳性，第 2、3 格呈均匀浑浊状，为阴性（图 1-7-1）。

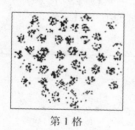 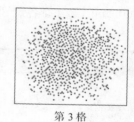

第 1 格　　　　　　　　　　第 2 格　　　　　　　　　　第 3 格

图 1-7-1　协同凝集试验结果示意图

二、细菌免疫学诊断试验

细菌性感染常见免疫学诊断方法见表 1-7-1 所示。

表 1-7-1　细菌性感染常见免疫学诊断方法

血清学试验类型	疾病（举例）
试管凝集试验	伤寒和副伤寒（肥达试验）、斑疹伤寒（外斐试验）、布鲁菌病等
胶乳凝集试验	脑膜炎奈瑟菌、流感嗜血杆菌引起的脑膜炎
沉淀试验	梅毒（VDRL、RPR）
显微镜凝集试验	钩端螺旋体病
间接免疫荧光技术	各类微生物感染性疾病
中和试验	风湿热（抗 O 试验）
ELISA	各类微生物感染性疾病

(一)肥达试验(Widal test)

目的 掌握肥达试验的原理、操作方法、结果判定和临床意义。

原理 用已知伤寒沙门菌菌体(O)抗原和鞭毛(H)抗原,甲型副伤寒沙门菌、肖氏沙门菌(旧称乙型副伤寒杆菌)的 H 抗原与病人血清做试管凝集试验,测定病人血清中相应抗体及其效价,以辅助诊断伤寒和副伤寒的试管凝集试验。

材料 伤寒沙门菌菌体(O)抗原、伤寒沙门菌鞭毛(H)抗原、甲型副伤寒沙门菌鞭毛抗原(PA)、肖氏沙门菌鞭毛抗原(PB)、1:10 稀释病人待检血清(须经 56℃30min 灭活补体)、生理盐水、试管、1mL 吸管、试管架、水浴箱等。

方法

1.取清洁小试管 32 支,分成 4 排,每排 8 支,依次编号(O、H、PA、PB)。

2.每支试管内加入生理盐水 0.5mL。

3.从每排第 1 支试管中各加病人血清 0.5mL,用 1mL 吸管吹吸 3 次混匀,吸出 0.5mL 加入每排第 2 管,吹吸 3 次混匀,如此作连续二倍稀释至第 7 管。每排第 7 管吹吸 3 次混匀后弃去 0.5mL,第 8 管作为对照。

4.从每排第 8 管开始,由后向前分别在第 1 排各试管内加入伤寒沙门菌 O 抗原 0.5mL,第 2 排各试管内分别加入伤寒沙门菌 H 抗原 0.5mL,第 3 排各试管内分别加入甲型副伤寒沙门菌 PA 抗原 0.5mL,第 4 排各试管内分别加入肖氏沙门菌 PB 抗原 0.5mL(表 1-7-2)。

表 1-7-2　肥达试验操作流程*　　　　　　　　　　　　　　　　　　单位:mL

	试管 1	2	3	4	5	6	7	8
生理盐水	0.5	0.5	0.5	0.5	0.5	0.5	0.5	0.5
1:10 病人血清	0.5 →	0.5 →	0.5 →	0.5 →	0.5 →	0.5 →	0.5 →	
O 抗原(第 1 排)	0.5	0.5	0.5	0.5	0.5	0.5	0.5	0.5
血清稀释度	1:40	1:80	1:160	1:320	1:640	1:1280	1:2560	1:20
结果								

*:第 2、3、4 排分别加入 H、PA 和 PB 抗原,操作方法相同

5.加完菌液后振荡试管架混匀,56℃水浴 2~4h,取出置室温过夜,次日观察结果,或 37℃水浴 16~18h 后观察结果。

结果 肉眼先观察对照管(第 8 管),若该管无凝集现象,再依次观察试验管。试管内液体完全澄清、透明,管底有大片凝集块者为 100% 细菌被凝集,记为"++++";试管内液体略有浑浊、接近透明,管底有明显凝集块者约为 75% 细菌被凝集,记为"+++";试管内液体半透明,管底有细小但明显的凝集块者约为 50% 细菌被凝集,记为"++";试管内液体浑浊度有所下降,管底有少许细小凝集块者约为 25% 细菌被凝集,记为"+";试管内液体浑浊度与对照管相同,管底无凝集块者记为"一"。肥达试验凝集效价判定:以出现"++"凝集的血清最高稀释度作为该血清标本的最终凝集效价(图 1-7-2)。

若采用一份血清标本,伤寒沙门菌 O 抗体凝集效价在 1:80 以上、H 抗体在 1:160 以上、PA 抗体和 PB 抗体凝集效价在 1:80 以上有诊断价值。若间隔 5~7d 采集双份血清标本,则第二份血清较第一份血清凝集效价≥4 倍判为阳性。

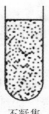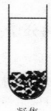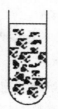

不凝集　　　　　　　凝集　　　　　　凝集摇动后的现象

图 1-7-2　试管凝集试验结果示意图

注意事项

1.凝集块较为疏松,故观察结果时切忌振摇试管,否则凝集块被振摇散开形成肉眼难以辨别的微小颗粒。

2.解释肥达试验结果时还需考虑病人有无伤寒、副伤寒病史以及近年是否接受预防接种。

3.约 10% 的伤寒、副伤寒患者因免疫抑制而肥达试验结果阴性。

（二）抗链球菌溶血素 O 试验（antistreptolysin O test，ASO test）（胶乳法）

目的　了解抗链球菌溶血素 O 试验原理、方法、结果判定和其在风湿热、急性肾小球肾炎等疾病诊断中的意义。

原理　感染乙型溶血性链球菌后 2～3 周,病人血清中可出现链球菌溶血素 O（ASO）的抗体。ASO 胶乳试剂是羧化聚苯乙烯胶乳与溶血素 O 共价交联的产物（免疫微球）。若病人血清中 ASO 抗体水平较高,该血清标本与适量的 ASO 结合后仍有多余的 ASO 抗体,能与 ASO 胶乳试剂反应而出现清晰均匀的颗粒状凝集。

风湿热、急性肾小球肾炎等与链球菌感染有关的超敏反应性疾病病人血清中常伴随有 ASO 抗体效价显著增高。因此,本试验可作为风湿热、急性肾小球肾炎的辅助诊断指标。抗 O 试验的效价是指完全不溶血的血清最高稀释度,一般正常人的效价在 1：400 以内,若效价 >1：400 有诊断意义。

材料　待检病人血清、溶血素 O 溶液、ASO 胶乳试剂、阳性及阴性质量控制血清、反应板。

方法

1.病人血清标本用生理盐水 1：50 稀释,56℃灭活 30min。

2.在反应板指定位置上,分别滴加已稀释和灭活的病人血清标本、阳性及阴性质量控制血清各一滴,然后分别滴加溶血素 O 溶液一滴,旋转轻摇反应板 2min,使充分混匀。

3.在上述三个液滴上各加 ASO 胶乳试剂一滴,旋转轻摇反应板 5～8min,观察有无凝集以判断结果。

注意事项

1.1：50 病人血清标本若呈阳性反应,相当于传统 Todd 溶血试验 ASO≥500 单位。

2.阳性反应过强时,可将病人血清用生理盐水稀释为 1：80（若阳性则 ASO≥800 单位）或 1：100（若阳性则 ASO≥1000 单位）。

（李立伟　鲍建芳）

实验八　细菌的分子生物学诊断

传统的细菌病原学诊断方法往往操作烦琐、费时，一些细菌（如结核杆菌等）或培养周期长或培养条件苛刻，以致临床上常难以获得目的培养物。因此，传统的细菌分离培养及生化反应已不能满足对各种病原菌的临床诊断以及流行病学研究的要求。目前，多种更为敏感、快速的病原菌分子生物学诊断技术和方法已被广泛应用，主要有各种聚合酶链式反应（polymerase chain reaction，PCR）和核酸杂交技术（nuclear acid hybridization technique）。

一、聚合酶链式反应

聚合酶链式反应（PCR）是一种选择性 DNA 或 RNA（需先进行逆转录）靶片段的体外扩增技术，可在数小时内将靶序列进行指数式扩增。PCR 用于临床标本中细菌检测具有简便、快速、特异性强、敏感性高等优点，通常可检测出 1pg～10ng 的目的 DNA。

近年来，PCR 技术得到很大发展，在经典 PCR 基础上建立了一系列扩增新技术，较为常见的有逆转录 PCR（RT-PCR）、巢式 PCR 或称套式 PCR（nested-PCR）、多重 PCR（MT-PCR）、实时定量-PCR（real-time quantitative PCR）。RT-PCR 以 RNA 为模板，在逆转录酶作用下先形成 cDNA，然后以 cDNA 为模板进行常规 PCR 循环扩增，可用于检测细菌 16S rRNA 或 23S rRNA、靶基因 mRNA。nested-PCR 采用两套引物检测同一靶基因片段，可明显提高检测特异性和敏感性。MT-PCR 常采用 2～4 套引物，在一个扩增反应中同时检测不同靶基因片段。实时定量-PCR 可对靶基因片段进行定量检测。

细菌虽无线粒体、内质网、高尔基体等细胞器，但有大量核糖体，其主要组分为 5S rRNA、16S rRNA 和 23S rRNA。其中 23S rRNA、尤其是 16S rRNA 及其某些区域的序列往往有种或属特异性，故可用于细菌种属的鉴定。

（一）PCR 检测大肠杆菌

目的　掌握 PCR 的原理、操作方法和微生物学基因水平检测的意义。

原理　以带有靶序列的 DNA 作为模板，在特异性引物、耐热 DNA 聚合酶（Taq 酶）、四种脱氧核苷酸（dNTP）存在下，经热变性使模板解链，降温复性（退火）使上、下游引物结合于单链靶序列两端，再由 DNA 聚合酶延伸两端引物之间的靶序列，经多次重复循环，可将标本中数个拷贝的靶序列扩增数百万倍，常用琼脂糖凝胶电泳观察 PCR 产物。

材料　超纯水、石蜡油、琼脂糖、1×TAE 缓冲液、溴化乙锭溶液、从大肠杆菌提取的模板DNA（10μg/mL）、10pmol/μL 用于扩增大肠杆菌 16S rRNA 编码基因种特异性上游引物（5'-GCT TGA CAC TGA ACA TTG AG-3'）和 10pmol/μL 下游引物（5'-GCA CTT ATC TCT TCC GCA TT-3'）、PCR 试剂盒（内有 2.5mmol 各 dNTP 的混合液、5U/μL Taq DNA 聚合酶、10×PCR 缓冲液，可分开自行购置）、台式恒温高速离心机、PCR 扩增仪、2×PCR 上样缓冲液、DNA marker、电泳槽、电泳仪、普通家用微波炉、制冰机、冰盒、紫外线观察仪或凝胶电泳分析系统、微量移液器一套（0.5～10μL、10～100μL、100～1000μL）、枪头（10μL、100μL、1000μL）。

方法

1. 在 0.2mL 或 0.5mL PCR 试管（根据不同 PCR 仪选用）中配制 PCR 混合母液（表 1-8-1），插入冰中。

2. 每个 PCR 试管中加入 2～3 滴（约 50μL）石蜡油，然后加入 5μL PCR 模板（20ng DNA），试管 8000r/min 离心 0.5～1min（spin down）。

3. 将试管置于 PCR 仪中，PCR 参数：94℃变性 5min；94℃变性 30s，55℃退火 30s，72℃延伸 1min，35 个循环；72℃延伸 7min。

表 1-8-1　10×PCR 混合母液配制表

试剂	加入量	终浓度
10×PCR 缓冲液	5μL	1×
dNTP 混合液	5μL	0.25mmol 各 dNTP
上游引物	2μL	20pmol
下游引物	2μL	20pmol
Taq DNA 聚合酶	0.5μL	2.5U
超纯水	35.5μL	

称取琼脂糖粉，加入内有 1×TAE 缓冲液的三角烧瓶中，使琼脂糖终浓度为 1.5% 或 2%（W/V），用普通家用微波炉高温加热约 5min 使琼脂糖完全溶解（注意不要使液体沸腾）。取出溶解的琼脂糖溶液，放入磁性搅拌子，在磁力搅拌器上边搅拌边加入溴化乙锭溶液，使溴化乙锭终浓度为 1μg/mL，倾注入琼脂糖凝胶模具中，插入梳子（形成样品槽），室温冷却后拔除梳子，备用。

4. 每个试管中取 10μL PCR 扩增液，加入等量 2×PCR 上样缓冲液，混合后加入琼脂糖凝胶样品槽中，每块凝胶预留 1 个样品槽用于加 DNA marker。将已加样品的琼脂糖凝胶放入电泳槽中进行电泳，电泳液为 1×TAE 缓冲液，电压 100V，电泳约 30min 后取出凝胶置紫外线观察仪上或凝胶电泳分析系统中观察 PCR 结果。可对照 DNA marker，观察在相应位置上有无出现特异性扩增条带（预期目的扩增条带为 660bp）（图 1-8-1A）。

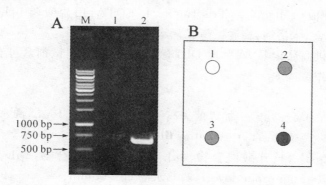

图 1-8-1　PCR 检测结果（A）和斑点杂交检测结果（B）示意图

A：泳道 M 为 DNA marker，泳道 1 为空白对照，泳道 2 为大肠杆菌 16S rRNA 编码基因扩增条带（660bp）　B：斑点 1 为阴性对照，斑点 2～4 为受检标本阳性斑点杂交结果

二、核酸杂交技术

核酸杂交技术根据核酸分子中碱基互补原理而设计，应用已知序列的标记核酸单链或双链作为探针，与待检标本中提取的 DNA 或 RNA 进行杂交，若样本中有与探针序列完全互补的核酸片段，该核酸片段会与标记探针结合，根据不同标记物采用不同方法进行目测或仪器

检测即可显示出标本中有相应微生物核酸片段。常用的核酸杂交技术如下：

1. 斑点杂交(dot blot hybridization)　将待测的 DNA 或 RNA 直接点样在杂交滤膜上，变性后与标记的探针核酸序列杂交。

2. 原位杂交(in situ hybridization)　是核酸杂交结合细胞学技术的一种特殊检测方法，在病理切片上，用细胞原位释放的 DNA 或 RNA 与标记的特异核酸探针进行杂交。

3. DNA 印迹(Southern blot)和 RNA 印迹(Northern blot)　是将标本中提取的 DNA 或 RNA 用限制性内切酶切割后，经琼脂糖电泳形成核酸内切的条带图谱，然后再将琼脂糖凝胶中的核酸条带电转移至硝酸纤维膜上，与标记的探针序列进行杂交。通常采用 DNA 探针，按单、双链和大小可分为 DNA 片段或寡核苷酸探针，其序列需实现根据某微生物特异性核酸序列设计。探针标记物有化学发光物质、辣根过氧化物酶(HRP)、地高辛(DIG)、同位素和荧光素等。同位素标记探针检测敏感性最高，但易有放射性污染，目前应用很少。

本试验介绍以地高辛(digoxin,DIG)标记 DNA 片段作探针，用斑点杂交法检测病原微生物 DNA 的方法。

(一)DIG-DNA 探针的制备(随机引物标记法)

原理　用地高辛(DIG)类固醇半抗原标记特异 DNA 片段做探针，与待检标本中 DNA 杂交，然后加入碱性磷酸酶(alkaline phosphatase,AP)标记的抗 DIG 抗体(anti-DIG-AP)，再加入 AP 作用底物(NBT/BCIP)。若待检标本中有与探针同源的 DNA 序列，则标记探针与其杂交并与抗 DIG 抗体结合，AP 催化底物呈色，在杂交膜上显示出蓝黑色斑点(斑点杂交)或条带(印迹杂交)。

材料　用紫外分光光度法测定浓度的待标记 DNA 片段(可用提纯的 PCR 产物条带，一般≤500bp)、六核苷酸混合物、dNTP 标记混合物、Klenow 酶(Klenow 片段)、4mol/L LiCl、无水乙醇、TE 缓冲液(10mmol/L Tris-1mmol/L EDTA,用盐酸调 pH 至 8.0)、0.2mol/L EDTA(pH8.0)、冰盒、水浴锅、旋涡振荡器、恒温高速离心机。

有多家公司提供商品化 DNA 片段 DIG 标记试剂盒，不同试剂盒可有一定差异，可按试剂盒说明书进行操作。

方法

1. 待标记 DNA(0.5～3μg)中加灭菌去离子超纯水终体积 15μL,沸水浴变性 10min 后迅速插入冰中冷却。

2. 冰上加入 2μL 六核苷酸混合物、2μL dNTP 标记混合物、1μL Klenow 酶，混匀并 8000r/min 离心 0.5～1min(spin down)，37℃水浴 60～90min。

3. 加入 2μL 0.2mol/L EDTA(pH8.0)，振荡混匀，以中止反应。

4. 加入 2.5μL 4mol/L LiCl 和 75μL 经 -20℃预冷的无水乙醇，充分混匀，-70℃放置 30min 或 -20℃放置 2h。

5. 12000r/min 离心 15min,用 50μL 预冷的 70% 乙醇洗涤沉淀物。10000r/min 离心 5min,倾去乙醇，打开试管盖，在 37℃培养箱中干燥 10min(以管壁、管底无肉眼可见液体为准)。

6. 用 50μL TE 缓冲液室温溶解沉淀 5min。

(二)斑点杂交法

材料　硝酸纤维素膜(0.45μm)、待检 DNA 标本、预杂交液(5×SSC,0.1% 月桂酸，0.02%SDS,1/10 体积的 10 倍浓缩含变性并剪切的鲑精 DNA 阻断液)、洗涤液Ⅰ(2×SSC,

0.1%SDS,pH7.0),洗涤液Ⅱ(0.1×SSC,0.1% SDS,pH7.0)、微量移液器及其枪头、普通烘箱、塑料袋封口器、恒温振荡培养箱。马来酸缓冲液(0.1mol/L 马来酸,0.15mol/L NaCl,pH7.5)、洗涤液Ⅲ(马来酸缓冲液加入 0.3%吐温-20)、封闭液(用马来酸缓冲液将 10×浓缩的阻断液稀释成 1×,新鲜配制)、检测液(1mol/L Tris,0.1mol/L NaCl,50mmol/L $MgCl_2$,用盐酸调 pH 至 9.5)、抗 DIG 抗体、显色液(加 $200\mu L$ NBT/BCIP 浓缩液至 10mL 检测液中,新鲜配制)。

一些公司可提供杂交试剂盒,可根据试剂盒说明书提供的实验步骤操作。

方法

1.杂交膜预处理　用 2×SSC 均匀湿润杂交膜,37℃烘干后即可用于点样。

2.点样　将待检 DNA 标本沸水浴 10min 变性后迅速插入冰中冷却。用铅笔在硝酸纤维素膜上画两个直径约 3mm 小圈(间隔至少 10mm),取变性待检 DNA 标本 $1\mu L$ 点在其中一个小圈中,取 0.02%SDS $1\mu L$ 点在另一个小圈中作为阴性对照(若有无关 DNA 标本点样更好),室温中见液体被吸收后 80℃干燥 2h,将 DNA 固定于膜上。

3.预杂交　将杂交膜放入装有适量体积预杂交液(以能充分包绕杂交膜即可)的塑料袋中,塑料袋封口器封口,50~60r/min 振荡下 37℃预杂交 30min。

4.杂交　DIG 标记 DNA 探针沸水浴 5min,迅速插入冰中冷却以变性探针。将变性探针加入到预杂交液中并充分混匀成为杂交液。剪开预杂交的塑料袋,弃去袋内液体,加入杂交液(2.5mL/cm^2),塑料袋封口器封口,60~80r/min 振荡下 65℃左右(根据预实验结果设定)杂交至少 6h(可过夜,但一般不超过 12h)。

5.洗膜　取出杂交膜,放入另一玻璃或塑料容器中,用足够量的洗涤液Ⅰ于室温中 60~80r/min 漂洗杂交膜 2 次,每次 5min;再用洗涤液Ⅱ于 65℃中 60~80r/min 漂洗杂交膜 2 次,每次 15min。

6.杂交膜的显色预处理　杂交膜用马来酸缓冲液室温漂洗 1~5min。取出杂交膜放入 $100\mu L$ 封闭液中室温孵育 30min。

7.抗 DIG 抗体作用　用封闭液将抗 DIG 抗体稀释至适宜浓度(1:5000 左右)。倾出封闭液,将膜在 20mL 抗 DIG 抗体工作液中室温孵育 30min。用马来酸缓冲液洗涤杂交膜 2 次,每次 15min,再用 2mL 检测液平衡膜 2~5min。

8.显色　将杂交膜置于装有 10mL 新鲜配制显色液的塑料盒中,室温中静置避光反应 0.5~2h(具体时间应根据观察确定),当斑点颜色达到一定强度后,用 50mL 去离子水室温洗膜 5min 以终止反应。显色后的杂交膜可封存于塑料袋内或拍照保存(图 1-8-1B)。

(胡玮琳)

实验九　细菌毒素检测

一、内毒素测定(鲎试验)

内毒素即革兰阴性菌细胞壁中的脂多糖(lipopolysaccharide,LPS)。此外,螺旋体、衣原体、立克次体的 LPS 也具有内毒素活性。鲎试验(limulus test,LT)在临床上可用于革兰阴性菌感染引起的内毒素血症和脑膜炎的早期诊断,在药剂、生物制品中用于热原检查,具有快速、简便、灵敏的优点。

目的　了解内毒素检测的一种简便、可靠的定量检测方法。

原理　鲎是一种海洋节肢动物,其血液中的有核变形细胞含有凝固酶原和可凝固蛋白。若变形细胞的冻融裂解物与待检标本中的内毒素相遇,内毒素可激活该细胞裂解物中的凝固酶原成为凝固酶,作用于可凝固蛋白,使其凝聚成凝胶状态。鲎试验是目前检测内毒素最敏感的方法之一,可检测出 0.01~1.0ng/mL 的内毒素。

材料　鲎试剂(鲎变形细胞裂解物的冻干制品)、大肠杆菌内毒素(LPS)参考标准品液(含量 100ng/mL)、无热原灭菌蒸馏水、待检样品液、1mL 无菌吸管、水浴箱等。

方法

1. 打开 3 支鲎试剂安瓿瓶,各加 0.1mL 无热原灭菌蒸馏水使之溶解,分别编号为 A、B、C。

2. 向 A、B、C 安瓿瓶中分别加待检样品液、内毒素参考标准品液、无热原灭菌蒸馏水各 0.1mL,轻轻摇匀,竖直放置 37℃水浴中 45~60min。

3. 轻轻取出安瓿瓶观察结果。

结果

1. 形成牢固凝胶,倒持安瓿瓶凝胶不变形,记为"＋＋"。

2. 形成凝胶但不牢固,倒持安瓿瓶凝胶变形,记为"＋"。

3. 不形成凝胶,记为"－"。

注意事项

1. 所用试管、吸管等均须预先进行去热原处理,玻璃等耐热物品可干烤 180℃ 2h 或 250℃ 30min,不耐热物品可经双氧水浸泡处理。

2. pH 对鲎试剂凝胶化有明显影响,应将样品液 pH 控制在 6~8。

二、外毒素毒性作用及抗毒素中和作用

(一)破伤风痉挛毒素作用及抗毒素中和作用

目的　了解破伤风梭菌外毒素的毒性作用,掌握抗毒素的中和作用原理。

原理　外毒素是细菌在生长繁殖过程中合成并外分泌的毒性蛋白质。外毒素性质不稳定,对热和某些化学物质敏感,抗原性强,具有亲组织细胞性,能选择性地作用于特定的组织

细胞,引起特殊病变。例如,破伤风梭菌产生的破伤风痉挛毒素能选择性作用于运动神经细胞,引起肌肉痉挛症状甚至死亡。但游离外毒素对机体的毒性作用,可被相应抗体(抗毒素)中和。对外毒素有免疫力的动物及预先或同时给予抗毒素的动物,注射同样剂量的外毒素,毒素即被中和,动物不出现中毒症状。

材料　体重 $20\pm2g$ 小鼠 3 只、破伤风外毒素、破伤风类毒素、破伤风抗毒素、注射器、碘酊棉球、酒精棉球等。

方法

1. 分别将 3 只小鼠固定。

2. 用碘酒棉球和酒精棉球依次消毒小鼠左后大腿部皮肤,按表 1-9-1 对 3 只小鼠分别于左后大腿肌肉内注射破伤风外毒素、破伤风类毒素、破伤风抗毒素及生理盐水,并对动物进行标记和编号。

3. 对照小鼠右后腿活动情况。观察小鼠有无左后腿、尾强直以及死亡现象,并按表 1-9-1 记录结果。

表 1-9-1　破伤风毒素毒性及其抗毒素中和试验操作表　　　　　　　　单位:mL

动物编号	外毒素	抗毒素	类毒素	生理盐水	结果
A	0.2	0.2	/	0.2	
B	0.2	/	/	0.4	
C	0.2	/	0.2(2 周前免疫)	0.4	

(二)白喉棒状杆菌平板毒力试验

目的　了解白喉棒状杆菌毒力的检测方法。

原理　白喉棒状杆菌毒素与适量白喉抗毒素在 Elek 琼脂平板上扩散相遇时,在最适比例处可显示出一条白色沉淀线。试验本质是一个简单的琼脂扩散试验。

材料

1. 白喉棒状杆菌吕氏血清斜面培养物。

2. Elek 蛋白胨培养基、正常马血清、白喉抗毒素。

3. 无菌滤纸条、电炉、无菌平皿、酒精灯、接种环、温箱等。

方法

1. 将制备好的 Elek 琼脂培养基 10mL 加热融化,待冷至 50℃左右,加入无菌兔血清或马血清(已灭活)2mL,立即摇匀倾注于无菌平皿中。

2. 在琼脂尚未凝固前,将浸有白喉抗毒素(1000U/mL)的滤纸条平放在琼脂平板中央,待琼脂凝固后,将平板放入 37℃孵箱内加温 15~30min,使琼脂表面干燥。

3. 以接种环取白喉杆菌培养物,与滤纸条成垂直方向作划线接种,通常每个平板接种 3~4 个待检菌株,同时接种已知标准产毒菌株作为阳性对照。

4. 接种后,将平板置 37℃孵育 24~48h 观察结果。

结果　有毒力的白喉杆菌能在接种线与滤纸条两侧间形成白色沉淀线,无毒菌株则否(图 1-9-1)。

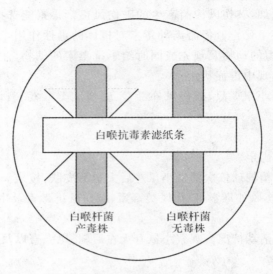

图 1-9-1　Elek 平板毒力试验示意图

（李立伟）

实验十　病原性球菌

一、常见病原性球菌的菌体形态、排列及染色性

目的　熟悉病原性球菌的形态、染色及主要鉴别点。

原理　葡萄球菌、链球菌、肺炎链球菌、脑膜炎球菌和淋球菌的形态及染色特点各不相同。

材料

1. 葡萄球菌、链球菌、肺炎链球菌、脑膜炎球菌和淋球菌革兰染色标本。
2. 肺炎链球菌荚膜染色标本。
3. 普通光学显微镜、镜油、擦镜纸等。

方法　在普通光学显微镜下观察上述病原性球菌。

结果

1. 金黄色葡萄球菌菌体呈球形，排列成葡萄串状，革兰染色阳性（图1-3-1）。
2. 链球菌菌体呈球形或卵圆形，链状排列，革兰染色阳性（图1-10-1）。
3. 肺炎链球菌菌体呈卵圆形或矛头状，常成双排列，钝端相对，尖端相背。菌体外有明显荚膜，革兰染色阳性。在普通染色标本中，因荚膜不易着色，在荚膜区呈现不着色的半透明环，围绕在菌体外面。用特殊染色（荚膜染色）法可使荚膜着色（图1-3-5）。
4. 在患者脑脊液涂片标本中，脑膜炎球菌常位于中性粒细胞内外，菌体呈肾形，成双排列，凹面相对，革兰染色阴性（图1-10-2）。
5. 淋球菌革兰染色阴性，常成双排列，两球菌的接触面平坦，染色标本中形似一对咖啡豆。

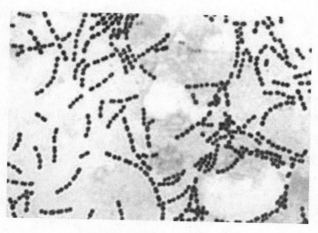

图1-10-1　链球菌革兰染色

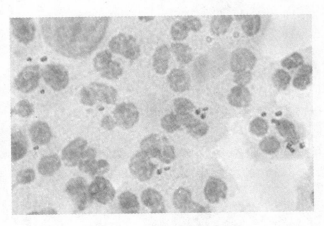

图 1-10-2　脑膜炎球菌革兰染色

二、葡萄球菌、链球菌和肺炎链球菌的培养特性

目的　熟悉病原性球菌的培养特性及主要鉴别点。

原理　金黄色葡萄球菌、表皮葡萄球菌、甲型溶血性链球菌、乙型溶血性链球菌、丙型溶血性链球菌及肺炎链球菌在血琼脂平板上菌落特点及溶血性各不相同。

材料　金黄色葡萄球菌、表皮葡萄球菌、甲型溶血性链球菌、乙型溶血性链球菌、丙型溶血性链球菌及肺炎链球菌的血琼脂平板培养物。

方法　观察上述细菌的血琼脂平板培养物,比较每种菌单个菌落的形态、大小、表面、边缘、透明度、染色及染色性。

结果

1. 三种葡萄球菌的单个菌落为圆形、凸起、表面光滑、湿润、边缘整齐、不透明,中等大小(直径约 2mm)。金黄色葡萄球菌产生金黄色脂溶性色素,菌落呈金黄色,还可产生溶血毒素,使菌落周围有完全透明的溶血环。表皮葡萄球菌产生白色或柠檬色脂溶性色素,菌体呈白色或柠檬色,一般不产生溶血毒素,故菌落周围无溶血环。

2. 两种链球菌血琼脂平板上形成圆形隆起、灰白色、表面光滑、半透明或不透明的微小菌落(直径为 0.5~0.7mm)。甲型溶血性链球菌菌落周围有 1~2mm 宽的草绿色溶血环,乙型溶血性链球菌菌落周围有 2~4mm 宽、界限分明、完全透明的溶血环。

3. 肺炎链球菌在血琼脂平板上形成圆形、光滑、扁平、透明或半透明的细小菌落。在菌落周围有草绿色狭窄溶血环,与甲型溶血性链球菌相似。培养时间稍久,因本菌产生自溶酶,出现自溶现象,致使菌落中央凹陷,呈脐状。

三、葡萄球菌的血浆凝固酶试验

目的　熟悉病原性葡萄球菌的鉴别要点。

原理　葡萄球菌凝固酶能使含有枸橼酸钠或肝素抗凝剂的人或兔血浆发生凝固,致病株多数能产生该酶,非致病株一般不产生,故血浆凝固酶是鉴别葡萄球菌有无致病性的重要指标。

血浆凝固酶分为结合凝固酶和游离凝固酶两种,可分别用玻片法和试管法测定。

(一)玻片法

材料　金黄色、白色葡萄球菌琼脂斜面 18～24h 培养物,兔(或人)血浆,生理盐水,毛细吸管、玻片、接种环等。

方法

1. 将玻片划分为 3 格,用毛细吸管在第 3 格中加 1 滴生理盐水,第 1 及第 2 格中各加 1 滴兔(或人)血浆。

2. 以接种环从琼脂斜面挑取金黄色葡萄球菌,分别混悬于第 3 和第 1 格内,第 2 格中混悬白色葡萄球菌。

3. 数秒后观察结果。

结果　细菌凝集成块判为阳性,若无凝集则为阴性。

(二)试管法

材料　金黄色、白色葡萄球菌琼脂斜面 18～24h 培养物,兔(或人)血浆,生理盐水,1mL 吸管、小试管。

方法

1. 取小试管 2 支,用吸管吸取生理盐水 1∶4 稀释的兔新鲜血浆 0.5mL 于 2 支试管内。

2. 从斜面上分别挑取金黄色葡萄球菌和白色葡萄球菌各数环于血浆管内,制成浓厚的悬液。

3. 将两支试管置 37℃ 水浴箱中,每半小时取出试管,倾斜观察血浆凝固情况。

结果　如发生凝固,肉眼可见试管内的混悬物由液态变为凝胶状。

四、脓汁标本病原性球菌的分离鉴定

目的　了解临床标本中病原性球菌分离鉴定的方法。

原理　化脓性感染在临床上是比较常见的,引起化脓性感染的细菌种类很多,如金黄色葡萄球菌、乙型溶血性链球菌、大肠杆菌、绿脓杆菌、变形杆菌等,本实验中主要以常见的病原性球菌为检查对象。近年来由于抗生素的广泛应用,很多细菌对不同抗生素产生了耐药性。因此分离出的细菌还需要进行药物敏感试验(参见第一篇实验六)。

材料　脓拭子、血琼脂平板培养基、血清肉汤、家兔血浆、牛胆汁或 10% 胆盐溶液、生理盐水、菊糖血清培养基、革兰染色液,小试管、1mL 吸管、毛细滴管、酒精灯、载玻片、接种环、普通光学显微镜等。

方法

1. 将脓汁涂片,革兰染色后镜检(注意先做培养,后做涂片)。注意观察细菌形态、排列及染色性。

2. 分离培养

(1)将脓汁材料用分离划线法接种于血琼脂平板上,置 37℃ 温箱中培养 18～24h(先做培养,后做涂片,以免污染)。

(2)次日观察结果(菌落特点及溶血情况等),选取可疑菌落,进行涂片、革兰染色、镜检。依菌落的特征和涂片染色检查所显示的形态特征,大多可初步判断出细菌的种属。根据需要再做进一步鉴定(生化反应、致病力试验等)及药物敏感试验。

结果

1. 若菌落较大、溶血、不透明、产生金黄色色素,涂片革兰染色为阳性,成堆排列者为金黄色葡萄球菌,进一步做血浆凝固酶试验(玻片法)。

2. 若菌落较小、半透明、溶血圈较大,涂片革兰染色为阳性,大多数为链状排列者为溶血性链球菌。

3. 若菌落较小、溶血圈成草绿色,涂片革兰染色为阳性,在不易鉴定为甲型链球菌和肺炎链球菌时,可做胆汁溶菌试验加以区别。

（李立伟）

实验十一　　肠道杆菌和棒状杆菌

目的　了解粪便中肠道病原性杆菌的分离鉴定步骤及结果分析方法;熟悉肠道杆菌在选择鉴别培养基上的生长特点;熟悉白喉棒状杆菌的形态及培养特性。

原理　肠道杆菌是一大群生物学性状相似的革兰阴性无芽孢杆菌,大多数寄生在人和动物的肠道中,也存在于水、土壤或腐败的物质上,有的构成肠道正常菌群,如大肠杆菌等;有的经消化道侵入后,对人类有明显的致病作用,如沙门菌、志贺菌等。鉴定肠道杆菌一般用生化反应作初步鉴定,然后依据各菌的抗原特异性进一步做血清学鉴定。

棒状杆菌的代表性致病菌是白喉棒状杆菌,是白喉的病原菌。白喉棒状杆菌主要侵犯咽喉部,细菌在侵入部位生长繁殖,产生外毒素。

一、肠道杆菌的形态及染色性

材料　大肠杆菌、伤寒杆菌、甲型副伤寒杆菌、乙型副伤寒杆菌和志贺菌革兰染色标本;普通光学显微镜、镜油、擦镜纸。

方法　将上述肠道杆菌革兰染色标本片置于显微镜下,观察细菌形态及染色特点。

结果　上述肠道杆菌均为革兰染色阴性短杆菌,形态、染色特点不易区分。

二、粪便中肠道杆菌的分离与鉴定

致病性肠道杆菌主要是伤寒杆菌、副伤寒杆菌和志贺菌等,它们都是革兰阴性杆菌,在形态上不易区分。肠道正常菌群中大肠杆菌也是革兰阴性杆菌,在形态上也与致病性肠道杆菌难以区别。欲从粪便标本中检出致病性肠道杆菌,达到对传染病进行病原学诊断的目的,必须首先把粪便中的肠道杆菌各自分开,再依其生化反应、血清学试验进行鉴定。通过本实验初步掌握从粪便标本中分离与鉴定致病性肠道杆菌的方法。

原理　SS琼脂平板培养基是分离肠道病原菌的选择培养基。中性红在培养基中起指示剂作用,大肠杆菌能迅速分解乳糖产酸与胆盐结合成胆酸,故菌落呈粉红色或红色;病原菌不分解乳糖,故菌落为微黄色或无色。培养基中的胆盐、枸橼酸盐对革兰阳性杆菌及多数大肠杆菌有较强的抑制作用。硫代硫酸钠有缓和胆盐对志贺菌及沙门菌的毒性作用,并中和煌绿、中性红染料的毒性。

EMB琼脂平板培养基中的伊红、美蓝兼有指示剂和选择性抑菌剂的作用,大肠杆菌在EMB平板上因分解乳糖产酸,pH下降,使菌体带正电荷,从而结合伊红、美蓝使呈紫黑色有金属光泽的菌落,而一般肠道致病菌不分解乳糖,呈无色半透明菌落。SS琼脂培养基对大肠杆菌抑制作用很强,EMB琼脂培养基对大肠杆菌抑制作用较弱,故前者更适宜于沙门菌、志贺菌等肠道病原性杆菌的分离培养。

半固体克氏双糖铁培养基中葡萄糖和乳糖的比例为1∶10,以酚红为指示剂,酸性时呈黄色,碱性时呈红色。下层为半固体培养基,用以观察细菌的动力、对葡萄糖的发酵能力以及产

生 H_2S 的能力。上层为斜面固体培养基,主要观察细菌对乳糖的发酵情况。因葡萄糖含量仅为乳糖的 1/10,若细菌只分解葡萄糖,不分解乳糖,则产酸量少,斜面部分因接触空气而氧化,故斜面和底层先呈黄色,后斜面变成红色。若细菌分解双糖而产酸产气,则培养基均呈黄色,且有气泡产生。细菌产生 H_2S 时,遇硫酸亚铁,形成黑色硫化亚铁。

材料

1. 病人粪便标本。

2. SS 琼脂平板、EMB 琼脂平板、克氏双糖铁培养基、大肠杆菌、变形杆菌、宋内沙门菌、伤寒沙门菌、志贺菌、沙门菌或志贺菌诊断血清等。

3. 载玻片、酒精灯、接种环、温箱。

方法

1. 粪便标本首先接种于增菌培养基(必要时)。

2. SS 琼脂平板和 EMB 琼脂平板分离培养　将粪便标本分别分区划线接种于 SS 琼脂平板和 EMB 平板上,置 37℃温箱中孵育 18～24h,取出平板观察细菌菌落生长情况。

3. 半固体双糖铁培养基接种　从 SS 平板和 EMB 平板上挑取致病性肠道杆菌的可疑菌落(SS 平板上的菌落较小、淡黄色、半透明;EMB 平板上的菌落较小、无色、半透明)和非致病性肠道杆菌(SS 平板上的菌落呈红色;EMB 平板上的菌落呈紫黑色、有金属光泽),接种在半固体双糖铁培养基内,37℃培养 18～24h,取出观察结果。

4. 血清学鉴定——玻片凝集　根据在半固体双糖铁培养基内的生长情况,进一步用已知沙门菌诊断血清进行血清学(玻片凝集)试验(见第一篇实验七)及其他生化反应试验,作出最后鉴定。

结果　几种常见肠道杆菌在 SS 平板、EMB 平板上的菌落特征及在克氏双糖铁培养基上的生长情况见表 1-11-1 和图 1-11-1。

表 1-11-1　肠道杆菌在 SS 平板、EMB 平板上的菌落特征

培养基	大肠杆菌菌落	沙门菌、志贺菌等菌落
SS 平板	红色	较小、淡黄色、半透明
EMB 平板	紫黑色、有金属光泽	较小、无色、半透明

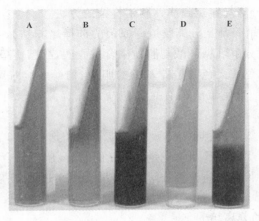

图 1-11-1　常见肠道杆菌在克氏双糖铁培养基上的生长情况

A:空白对照　B:宋内沙门菌　C:伤寒沙门菌　D:大肠杆菌　E:奇异变形杆菌

三、棒状杆菌

（一）白喉棒状杆菌的形态及染色性

材料 白喉棒状杆菌吕氏血清斜面（或鸡蛋斜面）培养物、革兰染色液、阿培脱染色液、载玻片。

方法 自吕氏血清斜面上挑取白喉棒状杆菌培养物少许，涂于两张滴有生理盐水的玻片上，待自然干燥、火焰固定后，分别进行革兰染色及阿培脱染色。油镜观察。

结果 白喉棒状杆菌革兰染色后，菌体细长微弯曲，一端或两端膨大呈棒状，常呈"L"、"V"或"Y"形，也可排列成栅栏状，革兰染色阳性，但着色不均匀。阿培脱染色后，菌体呈蓝绿色，异染颗粒呈蓝黑色，多在菌体两端（图 1-3-4）。

（二）白喉棒状杆菌的培养特性

材料 白喉棒状杆菌吕氏血清培养物、白喉棒状杆菌亚碲酸钾琼脂血平板培养物。

方法 分别观察白喉棒状杆菌的生长情况。

结果 在吕氏血清培养基上生长丰富，形成细小、灰白色、圆形突起的菌落。在亚碲酸钾琼脂血平板上，白喉棒状杆菌能吸取碲盐，并使其还原成为金属碲，形成黑色菌落（图 1-11-2）。

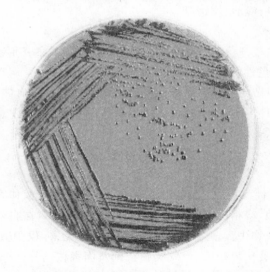

图 1-11-2 白喉棒状杆菌在亚碲酸钾琼脂血平板上的生长情况

（李立伟）

实验十二　芽孢菌和分枝杆菌

一、需氧芽孢杆菌

芽孢菌属为一群革兰阳性产生芽孢的较大杆菌,需氧或兼性厌氧。唯炭疽杆菌对人或动物都有很强的致病性,其他均为非致病菌(如枯草杆菌等)。由于这类细菌形态和培养性状与炭疽杆菌相似,故统称为类炭疽杆菌。

目的　了解炭疽杆菌与枯草杆菌的形态与结构。

材料

1. 炭疽杆菌感染动物组织涂片革兰染色标本片。
2. 枯草杆菌革兰染色标本片。
3. 炭疽杆菌和枯草杆菌血琼脂平板培养物。
4. 炭疽杆菌及枯草杆菌半固体培养基培养物。
5. 普通光学显微镜、镜油、擦镜纸。

方法

1. 取炭疽杆菌和枯草杆菌革兰染色标本片,显微镜下观察其形态与染色性,注意两种细菌形态、结构、排列及染色性的异同。
2. 观察炭疽杆菌和枯草杆菌在血琼脂平板上菌落形态及溶血性的异同。
3. 观察炭疽杆菌和枯草杆菌于半固体培养基中的生长情况,注意有无动力。

二、厌氧芽孢梭菌

本属细菌为革兰阳性大杆菌,都能形成芽孢,芽孢直径比菌体宽度大,使菌体膨大呈梭形,故又称梭状芽孢杆菌,严格厌氧生长。本属细菌种类很多,在自然界分布广泛,常存在于土壤、动物的肠道及腐败物中。多数为腐物寄生菌,对人无害,仅少数能分泌外毒素和侵袭性酶,可使人致病,主要有破伤风梭菌、产气荚膜梭菌及肉毒梭菌等。

目的　了解厌氧菌培养法;熟悉厌氧芽孢梭菌包括破伤风梭菌、产气荚膜梭菌等的生物学特性及对动物的特殊致病作用。

(一)常用的厌氧菌培养法

原理　厌氧菌由于缺乏细胞色素、细胞色素氧化酶、过氧化氢酶和过氧化物酶,在有氧环境中既不能充分氧化各种代谢产物以产生较多的能量,又不能去除有害的过氧化氢,因而不能生长。故在培养厌氧菌时,须将培养环境及培养基中的氧气去除,或将氧化物型物质还原,以降低氧化还原电势,有利于厌氧菌的生长。常用的厌氧菌培养法主要有生物学、化学和物理学方法三类。

1. 生物学方法　主要有庖肉培养基法。所谓庖肉是指萃取肉汤后的牛肉渣。在厌氧体培养基中加入肉渣,因肉渣含有不饱和脂肪酸和谷胱甘肽,能吸收培养基中的氧,使其氧化还原电势下降。培养基表面加有一层凡士林,以隔绝空气中游离氧进入培养基。接种标本前,将培养基置火焰上徐徐加热使凡士林融化,然后将检材接种入培养基中,接种后将其直立使凡士林凝固后密封,以形成良好厌氧环境。培养物置37℃培养。

2.化学法　常用焦性没食子酸法。取方形无菌玻璃一块,中央放置焦性没食子酸1.0g,上面覆盖纱布或脱脂棉一小片(3cm×3cm),于其上滴加10% NaOH溶液1.0mL,迅速将已接种厌氧菌的血琼脂平板倒扣于玻璃板上,周围用融化石蜡或胶泥密封,置37℃培养。焦性没食子酸的碱性溶液能迅速吸收游离氧,生成焦性没食子橙,从而造成适宜于厌氧菌生长的无氧环境。

3.物理法　常用厌氧缸法,也可用真空干燥器代替。将接种检材的平板或试管培养基放入特制的厌氧缸或真空干燥器中,同时放入盛有钯粒(20g)的容器。将厌氧缸或真空干燥器盖好后开动抽气机,抽出缸内空气,待抽至高度真空后,充入氮气,反复抽气与充氮气2次后再次抽气,然后充入80%氮气、10%氢气和10%二氧化碳,置37℃培养。钯粒是一种催化剂,能将缸内残存的氧和氢催化生成水,以除尽全部氧气。

$$O_2 + 2H_2 \xrightarrow{\text{钯}} 2H_2O$$

厌氧培养箱专供厌氧菌培养用,内有可密闭的培养小箱,并附有抽气装置及一系列抽气换气的管道和开关,用法与厌氧缸法相同。为了检测厌氧缸或厌氧培养箱中有无游离氧,可在容器中放入装有美蓝溶液的试管,无氧时美蓝无色,有氧时美蓝呈蓝色。

(二)破伤风梭菌与产气荚膜梭菌的形态及染色性

材料　破伤风梭菌、产气荚膜梭菌和肉毒梭菌芽孢染色标本片;普通光学显微镜、镜油、擦镜纸。

方法　分别取三种细菌芽孢染色标本片,置显微镜下观察其形态和染色性。

结果

1. 破伤风梭菌为革兰阳性细长杆菌,芽孢为正圆形,直径比菌体宽度大,位于菌体顶端,使细菌呈"鼓槌状"(图1-3-6)。

2. 产气荚膜梭菌为革兰阳性粗大杆菌,单独存在或成双排列,芽孢位于次极端,不大于菌体(图1-12-1)。机体内标本,菌体周围有明显荚膜。

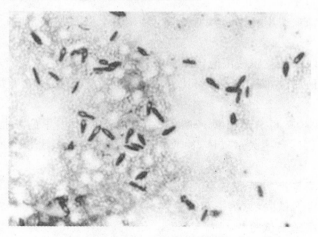

图1-12-1　产气荚膜梭菌芽孢染色

3. 肉毒梭菌为革兰阳性菌,菌体粗大,芽孢椭圆形,直径大于菌体宽度,位于次极端,使细菌呈典型的"网球拍形"。

(三)破伤风梭菌与产气荚膜梭菌的培养特性

材料

1. 破伤风梭菌与产气荚膜梭菌疱肉培养物及血琼脂平板培养物。

2. 血琼脂平板培养基。

3. 无菌纱布块、脱脂棉、焦性没食子酸、10% NaOH 溶液、石蜡等。

4. 平皿、接种环、温箱、酒精灯等。

方法

1. 按上述厌氧菌生物学培养法(疱肉培养基法)培养细菌,观察破伤风梭菌与产气荚膜梭菌在疱肉培养基中生长情况,包括培养基的浑浊度、肉渣颜色及有无气体产生。

2. 按上述厌氧菌化学培养法(焦性没食子酸法)培养细菌,观察细菌在血琼脂平板上的菌落形态、大小、边缘、表面及溶血性。

结果

1. 破伤风梭菌生长缓慢,2~7d 后可见肉汤轻度浑浊,肉渣不被消化。但将其放置数周后,破伤风梭菌所产的酸能将疱肉组织中的血红素氧化成亚铁血红素,使肉渣组织变黑。经数小时孵育后即明显生长,并产生大量气体,可使肉渣颗粒变成粉红色,但不消化肉渣。

2. 破伤风梭菌在血琼脂平板上形成中心紧密、周边疏松、边缘不整齐、呈羊齿状的菌落,菌落周围有 α 溶血环,日久可形成 β 溶血环。产气荚膜梭菌在血琼脂平板上形成圆形、凸起、光滑、半透明、边缘整齐的菌落,多数产气荚膜梭菌菌株可在菌落周围出现双层溶血环,内层完全溶血,外层不完全溶血。

(四)产气荚膜梭菌的"汹涌发酵"试验

原理　产气荚膜梭菌在牛乳培养基中生长时能分解乳糖产酸,酪蛋白在 pH 较低时凝固,同时该菌产生大量气体将凝固的酪蛋白冲散,并使培养基表面的凡士林向试管口移动,常将试管棉塞冲掉,来势凶猛,故称之"汹涌发酵"现象。该现象是产气荚膜梭菌的特点之一。

材料　产气荚膜梭菌疱肉培养物、紫牛乳培养基。

方法

1. 将疱肉培养物和紫牛乳培养基管倾斜,置火焰上微微加热,使凡士林融化,并粘于管壁一侧。

2. 用接种环挑取产气荚膜梭菌疱肉培养物两环,接种于紫牛乳培养基中。

3. 待接种后再稍加温,直立试管,用凡士林封盖。置 37℃ 温箱中培养 6~8h,观察生长情况。

结果　产气荚膜梭菌可分解乳糖产酸(紫牛乳培养基中溴甲酚紫指示剂由紫色变成黄色),将酪蛋白凝固,同时产生大量气体,冲散凝固的酪蛋白,将凡士林冲向试管口,出现"汹涌发酵"现象。

(五)破伤风梭菌与产气荚膜梭菌的动物试验

1. 破伤风痉挛毒素试验(见第一篇实验九)

2. 产气荚膜梭菌感染试验

材料　产气荚膜梭菌疱肉培养物、正常小鼠或家兔、2mL 注射器。

方法

1．用无菌注射器吸取产气荚膜梭菌庖肉培养物 0.2mL 注入小鼠尾部静脉或于腹腔中注射培养物 1mL。家兔则经耳静脉注射 1～2mL 产气荚膜梭菌庖肉培养物。

2．注射后 5～10min 将动物处死。

3．将处死的动物立即放置于 37℃ 温箱，经 5～8h 孵育后进行解剖。

4．观察动物脏器及肌肉有无气泡，然后取内脏或心涂片检查。

结果　可见动物体积膨胀，剖检时可见各脏器及肌肉组织内有大量气泡，尤以肝脏最为明显，常称之为"泡沫肝"，并有特殊的臭味。内脏或心涂片，经革兰染色镜检，可见革兰阳性、具有明显荚膜的短粗大杆菌，为产气荚膜梭菌。

三、分枝杆菌

本菌属为细长略带弯曲的杆菌，有分枝生长趋势。不能运动，不产生芽孢，专性需氧，一般染色不易着色，经加温或延长染色时间才能着色，一旦着色后，能抵抗盐酸酒精的脱色作用，故又称抗酸杆菌。种类很多，其中对人类有致病性的主要是结核杆菌和麻风杆菌。

目的　熟悉结核杆菌和麻风杆菌的形态特征，掌握抗酸染色法及了解结核分枝杆菌的培养特征。

（一）结核杆菌和麻风杆菌的形态特征

原理　见本篇实验三抗酸染色法。

材料　结核杆菌和麻风杆菌抗酸染色片。

方法　于油镜下分别观察两菌的形态、排列和染色特性。

结果　结核杆菌和麻风杆菌形态、染色性相似。菌体呈红色，细长、弯曲，单个或分枝状排列（图 1-3-3）。

（二）结核杆菌的培养特征

原理　结核杆菌是引起人和动物结核病的病原菌，为抗酸染色阳性。专性需氧菌，人工培养时最适宜 pH 为 6.5～6.8，营养要求较特殊，必须在含有血清、卵黄、马铃薯、甘油以及某些无机盐类的罗氏培养基上才能生长，生长非常缓慢，3～4 周才能形成肉眼可见的菌落。

材料　结核杆菌改良罗氏培养基培养物、结核杆菌苏通液体培养基培养物

方法

1．取结核杆菌改良罗氏培养基培养物，观察生长情况，注意菌落特点。

2．取结核杆菌苏通液体培养基培养物，观察生长情况，注意液体表面生长特点。

结果　结核杆菌在固体培养基上菌落呈干燥、坚硬、颗粒状、乳白色或米黄色，不透明，表面皱纹状，形似花菜。在液体培养基内呈表面生长，形成皱襞状菌膜。

（李立伟）

实验十三　真菌和其他微生物

一、螺旋体

螺旋体是一类细长、柔软、弯曲呈螺旋状、运动活泼的单细胞微生物,在生物学的位置上介于细菌与原虫之间。广泛存在于自然界与动物体内,种类很多,多数为非致病性的,仅数种对人致病,如梅毒螺旋体、回归热螺旋体、钩端螺旋体及条件致病的奋森螺旋体。致病性螺旋体除钩端螺旋体外,多不易培养。临床上微生物学检验时,多采取适当标本作直接镜检或取病人血清作血清反应。

目的　掌握钩端螺旋体的基本形态和运动方式。

(一)钩端螺旋体的形态

按前述方法制备钩端螺旋体涂片,染色方法详见本篇实验三。油镜下观察菌体形态和染色性(图 1-3-8)。

(二)暗视野显微镜观察钩端螺旋体的活动

原理　见本篇实验一"暗视野显微镜原理和使用方法"。

材料　暗视野显微镜、钩端螺旋体 7~10d 培养物、载玻片、盖玻片、液体石蜡等。

方法　在载玻片中央加一滴钩端螺旋体培养物,加以盖玻片,按照暗视野显微镜操作方法观察钩体形态和运动方式。

结果　可见视野背景呈暗褐色或黑色,钩端螺旋体呈发亮的似小珍珠排列的螺旋状细胞,一端或两端弯曲成钩状,运动活泼,转动时,菌体两端较柔软,中间较僵硬。

二、立克次体

立克次体是寄生在一些节肢动物(如虱、蚤、蜱、螨等)体内,并通过这些动物为媒介进行传播的一种原核细胞型微生物,其生物学性状与细菌类似。因立克次体特别容易引起实验室感染,故除非在特殊设备条件下,一般实验室不宜进行有关立克次体的试验。目前对于立克次体病的微生物检查,主要采用血清学方法。

目的　观察立克次体的形态和染色性。

原理　立克次体多为球杆状,在不同发育阶段或不同宿主体内可出现哑铃状、杆状或长丝状等不同形状。革兰染色阴性,但不易着色,多采用 Giemsa 染色。

材料　恙虫病立克次体小鼠腹腔渗出液 Giemsa 染色标本片、普通光学显微镜、镜油、擦镜纸。

方法　取恙虫病立克次体小鼠腹腔渗出液 Giemsa 染色标本片,置显微镜下观察,注意其形态、在染色细胞内存在的位置。

结果　镜下可见完整或破碎细胞,细胞核呈紫色或紫红色,细胞浆呈浅蓝色;在大单核细胞浆内可见大量染成紫红色球杆状的立克次体,两端常浓染,并成堆密集在细胞核旁(图 1-13-1)。

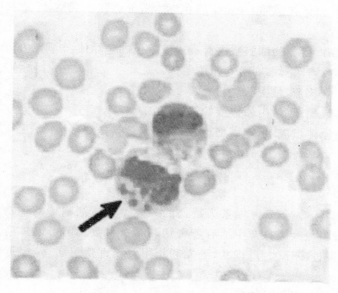

图 1-13-1　立克次体 Giemsa 染色

三、支原体

支原体是一类无细胞壁、形态上呈多态性、可通过常用除菌滤器、能在无生命培养基中生长繁殖的最小的原核细胞型微生物。

目的　观察支原体的形态，了解其染色方法。

原理　肺炎支原体主要呈丝状，有时可见球形或双球形菌体。菌体不易被革兰染料着色，常用 Giemsa 染色法。

材料　肺炎支原体 Giemsa 染色标本片、普通光学显微镜、镜油、擦镜纸等。

方法　将肺炎支原体 Giemsa 染色标本片置显微镜下观察，注意支原体的形态和染色性。

结果　镜下见肺炎支原体呈丝状，一端有球状结构，Giemsa 染色成蓝紫色。

四、衣原体

衣原体是一类严格真核细胞内寄生、有独特发育周期、能通过常用细菌滤器的原核细胞型微生物。其基本生物学性状与革兰阴性菌相似。衣原体广泛寄生于人类、哺乳动物和禽类，只有少数能引起人类沙眼、泌尿生殖道和呼吸道感染。

目的　熟悉沙眼衣原体包涵体的形态和染色方法。

原理　沙眼衣原体不同发育周期有不同形态、大小和染色性。原体呈球形或椭圆形，胞膜外有坚韧的细胞壁。始体性状不规则，具有类似革兰阴性菌的细胞壁，但无肽聚糖，可在宿主细胞质内形成包涵体。

材料　$Hela_{229}$ 细胞中沙眼衣原体包涵体 Giemsa 染色标本、普通光学显微镜、镜油、擦镜纸等。

方法　将沙眼衣原体包涵体 Giemsa 染色标本置显微镜下观察,注意衣原体的形态、染色性及在细胞内的位置。

结果　镜下见在浅蓝色的细胞浆内有染成蓝紫色的包涵体,其典型的形态有 4 种:

散在型:呈圆形或卵圆形散在分布于胞浆内。

帽型:紧贴于细胞核上,呈帽状。

桑葚型:长梭形或椭圆形,由原体或始体集成。

填塞型:主要由原体组成,填塞满细胞浆,将细胞核挤压变形。

五、真　菌

真菌是不分根、茎、叶,不含叶绿素为特征的一大类真核细胞型微生物。真菌种类很多,分布极广,其中有许多与人类日常生活有着密切联系。少数真菌可以感染人体形成真菌病。真菌引起的疾病是多种多样的,以皮肤、毛发和指甲等浅部疾患居多,但近年来,深部致病的真菌也日益重要。

(一)真菌基本形态和菌落特征

目的　真菌的菌落与一般细菌不同,了解真菌的形态结构和菌落特点对菌种的分类鉴定有重要意义。

原理　真菌的形态有单细胞和多细胞两种类型。前者细胞呈圆形或椭圆形,结构较为简单,如新型隐球菌、白假丝酵母菌等;大多数真菌为后者,多呈丝状,基本结构分为菌丝和孢子。

材料

1. 白假丝酵母菌涂片标本、新型隐球菌墨汁负染标本。

2. 白假丝酵母菌、新型隐球菌和红色毛癣菌等沙保氏斜面培养物。

3. 光学显微镜、镜油、擦镜纸等。

方法

1. 取白假丝酵母菌涂片标本、新型隐球菌墨汁负染标本,置显微镜下观察,注意其形态特点。

2. 分别观察白假丝酵母菌、新型隐球菌和红色毛癣菌等沙保氏斜面培养物,注意其菌落特点。

结果

1. 白假丝酵母菌菌体呈卵圆形,产生分枝的假菌丝,有厚膜孢子和芽生孢子;新型隐球菌菌体为球形,壁厚,大小不等,菌体周围有宽厚、透明的大荚膜(图 1-3-9)。

2. 新型隐球菌在沙保氏培养基上形成酵母型菌落,菌落由乳白色逐渐转为淡黄或棕黄色,菌落湿润黏稠,状似胶汁;红色毛癣菌在沙保氏培养基上形成毛状、粉状的丝状菌落,白色至淡粉色,菌落背面为酒红色;白假丝酵母菌在沙保氏培养基上形成类酵母菌落,菌落乳白色或奶油色,表面光滑、湿润,日久颜色变深,质地变硬,可形成皱褶。

(二)浅部真菌病临床标本直接镜检方法

目的　了解浅部真菌病临床标本的检测方法。

原理　浅部真菌病在临床上极为常见。浅部真菌病的病原性真菌属于多细胞真菌,通称皮肤丝状菌或皮肤癣病,侵犯人体皮肤、毛发和指(趾)甲等而引起癣病。临床上采用的诊断方法很多,主要有直接镜检和分离培养。

材料　发癣或足癣患者的毛发或皮屑、10%～20% NaOH 溶液、载玻片、盖玻片、酒精灯、接种环、普通光学显微镜等。

方法

1. 将毛发或皮屑放于载玻片上,滴加 1～2 滴 10%～20% NaOH 溶液。

2. 加以盖玻片,在弱火上微微加热,以不沸腾为度(加速角质溶解,使标本透明)。

3. 在盖玻片上轻轻加压,用滤纸吸去周围溢液。

4. 先在低倍镜下观察到被检物后,转换高倍镜观察。

结果　镜检时,阳性标本常可看见明显的分枝菌丝或孢子。镜检找到菌丝或孢子时,可确立癣症的诊断;若需确定由何种真菌所致,则有待培养后鉴定。

（李立伟）

实验十四　病毒形态和分离培养

一、病毒形态的观察方法

病毒体积微小,须借助电子显微镜才能观察到。含有高浓度病毒颗粒的样品,可直接应用电镜观察。对于尚不能进行组织培养或培养有困难的病毒,可用免疫电镜技术检查,即先将标本与特异性抗血清混合,使病毒颗粒凝聚,便于在电镜下观察,也可提高病毒的检出率。应用免疫电镜技术可快速检出粪便标本中的轮状病毒、血清中的乙型肝炎病毒、疱疹液中的疱疹病毒。

(一)负染电镜技术

原理　负染技术是用重金属染液里的金属原子作为电子"染料",包绕密度较低的生物标本(病毒、细胞或组织标本超薄切片等)而与背景形成明显反差的方法。

材料　待检病毒液、2%磷钨酸染液、有膜载网、毛细管、透射电镜。

方法

1. 病毒悬液与等量 2%磷钨酸染液混合。

2. 用毛细管将病毒染液混合物滴加于有膜载网上,吸去多余的病毒混合液。

3. 电镜观察。

注意事项　负染电镜技术用于检测临床病毒感染标本时,往往会遇到病毒颗粒数量不足的问题,可用以下两种方法加以改善:(1)用 0.1%牛血清白蛋白水溶液处理(洗涤)载网;(2)将载网置真空喷镀仪中进行辉光放电。

(二)免疫电镜技术

原理　病毒颗粒与特异性抗体结合后可集聚成团,负染后显示出病毒颗粒或包被病毒颗粒的抗体。

材料　待检病毒液、病毒抗血清或抗体、2%磷钨酸染液、有膜载网、透射电镜。

方法

1. 0.9mL 病毒液中加入 1∶10 稀释的 0.1mL 病毒抗血清,充分混合,在 37℃ 培养箱中孵育 1h。

2. 按前述方法制作电镜标本。

3. 电镜观察。

二、病毒分离培养与鉴定

病毒具有严格的细胞内寄生性,必须在活细胞内才能增殖。培养病毒的方法主要有动物接种、鸡胚接种、组织细胞培养法,其中以细胞培养法最为常用。

(一)动物接种

原理　动物接种是早年分离病毒应用的方法,目前已应用很少,仅用于分离鉴定狂犬病病毒或乙型脑炎病毒。分离病毒常用的动物有小鼠、豚鼠和家兔等。接种途径有颅内、鼻腔、腹腔接种等。本实验主要介绍病毒的小鼠脑内接种法。

材料　3周龄小鼠、乙型脑炎病毒液、1mL注射器及针头、碘酊棉球、酒精棉球。

方法

1. 以左手将小鼠头部和体部固定于实验台台面，依次用碘酊、酒精消毒小鼠头部右侧眼、耳之间区域。

2. 注射器抽取病毒悬液，以右手持注射器，将针头向眼外眦与耳根之间直线略偏耳处垂直刺入颅腔，进针约2～3mm，注入量0.02～0.03mL。

3. 接种后每天观察动物两次。一般在接种后3～4d后小鼠开始发病，可见食欲减退、活动迟钝、耸毛、震颤、卷曲、尾强直等现象，然后逐渐引起麻痹、瘫痪甚至死亡。

注意事项　实验中含有病毒或接触病毒的器材须消毒灭菌，实验后动物按规定处置。

（二）鸡胚培养法

原理　鸡胚培养为常用的病毒培养法之一，操作简便，适用于流感病毒、痘病毒、疱疹病毒和某些脑炎病毒等的培养。常用的鸡胚接种法有尿囊腔接种、绒毛尿囊膜接种、卵黄囊接种及羊膜腔接种（图1-14-1），应根据不同病毒在鸡胚中的适宜生长部位选用接种方法。

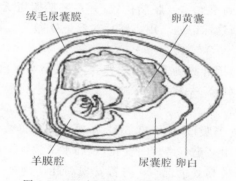

图1-14-1　鸡胚培养法常用接种途径

1. 卵黄囊接种法

材料　已孵育6～8d的鸡胚、乙型脑炎病毒液、无菌1mL注射器及12号针头、碘酊棉球、酒精棉球、检卵灯、卵架、灭菌锥子和镊子、石蜡、灭菌生理盐水、灭菌平皿、恒温培养箱等。

方法

(1)取鸡胚在检卵灯下画出气室及胚胎位置，竖直放于卵架上，气室端向上。

(2)依次用碘酊棉球、酒精棉球消毒气室中央，以锥子在气室中心钻一小孔。

(3)将卵置于卵架上，气室向上，以注射器吸取乙型脑炎病毒液0.5mL，自小孔垂直伸入约3cm，将0.2～0.5mL病毒液缓慢注射于卵黄囊内后退出注射器，用融化石蜡封闭穿刺孔，置培养箱37℃孵育，每天检卵并翻动2次。

(4)取孵育24h以上濒死的鸡胚，于无菌气室端开窗，用灭菌镊子提起卵黄蒂，挤去卵黄液，用灭菌生理盐水洗净卵黄囊，将卵黄囊置于灭菌平皿内低温保存备用。

2. 尿囊腔接种法

材料　已孵育9～11d的鸡胚、甲型流感病毒液、无菌1mL注射器及12号针头、碘酊棉球、酒精棉球、检卵灯、卵架、灭菌锥子和镊子、石蜡、灭菌平皿、灭菌试管、灭菌毛细滴管、恒温培养箱、普通冰箱等。

方法

(1)取鸡胚在检卵灯下画出气室及胚胎位置,在尿囊与气室交界边缘上约 1～2cm 处作一标记作为注射入口。

(2)依次用碘酊、酒精消毒标记处,用锥子在标记处打一小孔(仅破卵壳勿破卵膜)。

(3)将鸡胚直立,注射器吸取病毒液 0.2mL,垂直经气室穿入约 0.5～1cm 即达尿囊,缓慢注入甲型流感病毒液后退出注射器,用融化石蜡封闭穿刺孔,置培养箱 37℃孵育。

(4)每日在检卵灯下检视鸡胚情况,若鸡胚在接种后 24h 内死亡视为非特异性死亡,应弃之。鸡胚孵育 3d 后取出,放 4℃冰箱过夜。次日取出鸡胚,消毒气室端卵壳,用无菌镊子击破气室端卵壳,然后在无大血管处撕破卵膜,用毛细滴管吸取尿囊液置灭菌试管中。

3. 绒毛尿囊膜接种法

材料 已孵育 10～12d 的鸡胚、单纯疱疹病毒液、无菌 1mL 注射器及 12 号针头、碘酊棉球、酒精棉球、检卵灯、卵架、灭菌锥子和镊子及小锯片、石蜡、灭菌生理盐水、无菌胶布、恒温培养箱、普通冰箱等。

方法

(1)取鸡胚在检卵灯下画出气室及胚胎位置,并在胚胎附近无大血管处及气室端画一个三角形,依次用碘酊、酒精消毒标记处。用小锯片在标记处卵壳上锯开三角形(勿破卵膜),并在气室端用锥子打一小孔。

(2)将卵平置于卵架上,用针头挑去三角形卵壳,形成卵窗露出卵膜。

(3)于卵膜正中以利针刺破一小缝,用橡皮吸头从气室小孔吸气,使绒毛膜下陷与卵膜分离,形成"人工气室"。

(4)将卵膜去掉,以注射器吸取 0.2～0.5mL 单纯疱疹病毒液滴于绒毛尿囊膜上,迅速用无菌胶布封闭三角形卵窗、用融化石蜡封闭气孔,鸡胚水平放置于培养箱 37℃孵育 2～3d。

(5)每日在检卵灯下检视鸡胚情况,2d 内若发现鸡胚活动减弱、血管昏暗模糊处于濒死状态,立即取出放置于 4℃冰箱;若鸡胚无死亡迹象,37℃孵育 4～5d 后再放置于 4℃冰箱。各鸡胚在 4℃冰箱过夜后取出,依次用碘酊、酒精消毒卵壳,除去胶布,用镊子扩大卵窗。除去壳膜,轻轻夹起绒毛尿囊膜,剪下有病变的绒毛尿囊膜保存。天花、牛痘、单纯疱疹等病毒在绒毛尿囊膜上可形成特殊的疱样病变(白色斑点)。

4. 羊膜腔接种法

材料 已孵育 10～12d 的鸡胚、甲型流感病毒液、无菌 1mL 注射器及 12 号针头、碘酊棉球、酒精棉球、检卵灯、卵架、灭菌镊子和小锯片及剪刀、灭菌玻璃小瓶、石蜡、无菌透明胶纸、恒温培养箱等。

方法

(1)取孵育 10～12d 鸡胚,检卵灯下画出气室及胚胎位置后。将卵竖置于卵架上,依次用碘酊、酒精消毒气室部位卵壳。

(2)用小锯片在气室端开一方形天窗,用镊子选择无大血管处穿过绒毛尿囊膜,镊子头进入尿囊后,轻轻将羊膜夹住并提起,将注射器针头刺入羊膜腔内,注入病毒液 0.1～0.2mL。用无菌透明胶纸封闭气室端打孔处,再用石蜡封闭四周,置培养箱 37℃孵育 3～5d。

(3)培养完毕后消毒气室部位,剪去壳膜及绒毛尿囊膜,吸弃尿囊液,夹起羊膜,用细头毛细吸管穿入羊膜吸取羊水于玻璃小瓶中冷藏备用。

（三）细胞培养法

细胞培养法是目前培养病毒应用最广的方法。根据细胞来源不同可分为原代细胞培养法和传代细胞培养法。

1. 原代细胞培养法

材料　15～20d 龄的家兔、含 100U/mL 青霉素及 100μg/mL 链霉素的 Hank's 液、生长液（0.5% 乳白蛋白水解物 89mL＋新生牛血清 10mL＋100U/mL 青霉素及 100μg/mL 链霉素，pH7.2）、维持液（0.5% 乳白蛋白水解物 97mL＋新生牛血清 2mL＋100U/mL 青霉素及 100μg/mL 链霉素，pH7.2）、0.5% 胰蛋白酶溶液、灭菌吸管和培养瓶、血球计数板、96 孔细胞培养板、普通冰箱、CO_2 培养箱等。

方法

（1）肾组织块制备：用无菌注射器经耳静脉注入气体处死家兔，无菌取出肾脏放灭菌平皿中。用 Hank's 液洗涤后，用眼科镊剥去肾包膜，用剪刀取肾脏表面皮质部分，并将其剪成 1～1.5mm³ 的小块。用 Hank's 液将组织小块洗涤至液体透明无色为止，然后将组织小块移入三角烧瓶中。

（2）消化：胰蛋白酶溶液与等量的 Hank's 溶液混合，此时胰蛋白酶浓度为 0.25%。在装有组织小块的三角烧瓶中加入 0.25% 胰蛋白酶溶液 25～30mL（根据组织块多少可适当调整胰蛋白酶浓度及用量），4℃冰箱内消化过夜。

（3）分散细胞：动作轻柔地小心吸弃三角烧瓶中液体。吸取适量生长液加入已消化的组织块的瓶内。用 10mL 吸管反复吹打组织块使细胞分散。吹打后静置，待余下的大组织块自然沉淀（或用双层纱布过滤）后，吸取悬液放于另一容器中。

（4）细胞计数：吸出少许细胞悬液，滴入细胞计数板内计数细胞。

（5）细胞培养：根据细胞计数结果，用生长液稀释、配制成 1×10⁶ 个/mL 的细胞悬液。吸取 0.1mL 细胞悬液接种于 96 孔细胞培养板内，置 5% CO_2、37℃ 培养箱中培养。

（6）接种病毒：选择生长成致密单层细胞的培养孔，吸弃培养液，每孔加入适量的病毒液，置 5% CO_2、37℃ 培养箱中放置 30min 使病毒吸附细胞。吸除病毒液，每孔加入维持液 0.1mL，置 5% CO_2、37℃ 培养箱中培养。同时设不加病毒液的阴性对照孔。每天低倍镜下观察有无细胞病变效应（CPE）出现。

（7）细胞病变：与不接种病毒的细胞对照，接种病毒的细胞往往出现细胞内颗粒增多以及细胞圆缩、聚集、脱落等细胞病变效应（CPE）。细胞病变程度表示方法："－"表示无 CPE，"＋"表示 25% 细胞出现 CPE，"＋＋"表示 25%～50% 细胞出现 CPE，"＋＋＋"表示 50%～75% 的细胞出现 CPE，"＋＋＋＋"表示 75%～100% 的细胞出现 CPE。

2. 传代细胞培养法

实验室常用传代细胞株有人宫颈癌细胞（HeLa 细胞）、非洲绿猴肾细胞（Vero 细胞）和犬肾细胞（MDCK 细胞）等。下文以 HeLa 细胞为例介绍病毒的传代细胞培养法。

HeLa 细胞是分离自宫颈癌患者 HeLa 的癌组织中、一株能无限在体外传代培养的上皮细胞，也是Ⅲ型腺病毒（ADV-3）易感细胞。

材料　HeLa 细胞、ADV-3 液、Hank's 液、0.25% 胰蛋白酶（或 0.05% 胰酶-0.02% EDTA）消化液、含 100U/mL 青霉素和 100μg/mL 链霉素及 10% 新生牛血清的 RPMI 1640

或 DMEM 细胞生长培养液、含 100U/mL 青霉素和 100μg/mL 链霉素及 2% 新生牛血清的 RPMI 1640 或 DMEM 细胞维持培养液、血球计数板、96 孔细胞培养板、小三角瓶、培养瓶、1mL 和 5mL 灭菌吸管、毛细滴管等。

方法

(1) 选生长良好的 HeLa 细胞一瓶,弃去培养液,用 Hank's 液洗涤一次。

(2) 从无细胞面加入消化液 3～5mL,翻转培养瓶,使有细胞层面浸没于消化液中约 1min,再翻转培养瓶使细胞层面在上,脱离消化液,放置 5～10min,直至肉眼观察细胞层面出现布纹状网孔为止。

(3) 轻轻弃去消化液,沿细胞层面加入适量细胞生长培养液,并用弯头吸管口对准有细胞层面的瓶壁或瓶底用力吹打数次,使细胞脱落分散成为悬液。

(4) 吸取少许细胞悬液,滴入细胞计数板内计数细胞。根据细胞计数结果,用细胞生长培养液稀释,配制成 1×10^5 个/mL 的细胞悬液。吸取 0.1mL 细胞悬液接种于 96 孔细胞培养板内,置 5% CO_2、37℃ 培养箱中培养,一般 1～2d 即可形成单层细胞。

(5) 吸弃培养板中的培养液,每孔加入细胞维持培养液 0.2mL,然后加入适当浓度(由预实验确定)ADV-3 病毒液 0.1mL,另同时设不加病毒液的阴性对照孔,置 5% CO_2、37℃ 培养箱中培养 3～5d。

(6) 每天低倍镜下观察有无出现细胞病变效应(CPE),判断标准同上。

　　　　　　　　　　　　　　　　　　　　　　　　　　　　　　　　(李立伟)

实验十五 病毒血凝和血凝抑制试验

一、病毒血凝试验

目的 掌握病毒血凝试验的原理、基本操作方法和结果分析,了解其在病毒诊断和鉴定上的应用。

原理 某些病毒(如流感病毒、副流感病毒、腮腺炎病毒、乙型脑炎病毒等)或病毒的血凝素能选择性地凝集多种哺乳类动物和鸟类的红细胞,出现红细胞凝集现象,简称血凝现象,检测这些病毒对相应红细胞凝集作用的实验称为血凝试验(hemagglutination test)。

材料 甲型流感病毒液、生理盐水、0.5％鸡红细胞、1mL 吸管、塑料血凝板。

方法 取塑料血凝板一块,按表 1-15-1 依次加入各液并操作。

表 1-15-1　病毒血凝试验操作表　　　　　　　　　　　　单位:mL

塑料板孔	1	2	3	4	5	6	7	8	9
生理盐水	0.9	0.5	0.5	0.5	0.5	0.5	0.5	0.5	0.5
病毒液	0.1	0.5	0.5	0.5	0.5	0.5	0.5	0.5	弃去 0.5
红细胞液	0.5	0.5	0.5	0.5	0.5	0.5	0.5	0.5	0.5
摇匀,室温中静置 30～60min									
病毒稀释度	1:10	1:20	1:40	1:80	1:160	1:320	1:640	1:1280	1:2
结果									

结果 对照孔中红细胞应无凝集而在孔底聚集成一边缘整齐的小圆点。红细胞凝集程度以"＋"多少表示:"＋＋＋＋"表示所有红细胞均凝集(100％),呈薄膜状均匀铺于孔底,无红细胞沉积;"＋＋＋"表示大部分红细胞凝集(75％),呈薄膜状铺于孔底,有少许红细胞沉积;"＋＋"表示约有半数红细胞凝集(50％),呈薄膜状铺于孔底,但薄膜面积较小,不凝集的红细胞在孔底中心聚成小圆点;"＋"表示少数红细胞凝集(25％),凝集颗粒较少,不凝集的红细胞大量沉积于孔底呈一小圆点;"－"表示与对照孔相似,无红细胞凝集,所有红细胞沉积于孔底呈一圆点,边缘整齐。根据上述实验结果判断标准,对结果作出判断并将其记录于表1-15-1内。

凝集效价判断标准:能使红细胞呈"＋＋"凝集的病毒最高稀释度为凝集效价,表示有一个血凝单位。

二、病毒血凝抑制试验

目的 掌握病毒血凝抑制试验的原理、基本操作方法和结果分析,了解其在病毒诊断和鉴定上的应用。

原理　某些病毒或其血凝素的红细胞凝集现象,可被特异性抗血清或抗体所抑制。采用已知病毒抗原,测定病人血清中相应抗体,若恢复期血清比早期抗体效价≥4 倍,则有诊断意义,该试验称为血凝抑制试验(hemagglutination inhibition test)。另可应用血凝抑制试验,用已知病毒抗血清或抗体来鉴定所分离病毒的型及亚型。

材料　甲型流感病毒液、1∶10 稀释的病人血清、生理盐水、0.5％鸡红细胞,1mL 吸管、塑料血凝板。

方法　取塑料血凝板一块,按表 1-15-2 依次加入各液并操作。

表 1-15-2　病毒血凝抑制试验操作　　　　　　　　　　　　单位:mL

塑料板孔	1	2	3	4	5	6	7	8	9	10	11
生理盐水	/	0.25	0.25	0.25	0.25	0.25	0.25	0.25	0.25	0.25	0.5
病人血清	0.25	0.25	0.25	0.25	0.25	0.25	0.25	0.25	0.25	弃去 0.25	0
病毒液	0.25	0.25	0.25	0.25	0.25	0.25	0.25	0.25		0.25	0
鸡红细胞	0.5	0.5	0.5	0.5	0.5	0.5	0.5	0.5	0.5	0.5	0.5
					摇匀,室温中静置 30～60min						
血清稀释度	1∶10	1∶20	1∶40	1∶80	1∶160	1∶320	1∶640	1∶1280	/	/	/
结果											

结果　判定各孔红细胞凝集程度的方法与病毒血凝试验相同。在第 9 孔无红细胞凝集(血清对照)、第 10 孔红细胞明显凝集(≥＋＋＋)(病毒对照)、第 11 孔无红细胞凝集(红细胞对照)的前提下,血凝抑制效价判断标准:以红细胞凝集完全被抑制的血清最高稀释度为该血清的血凝抑制效价。根据上述实验结果判断标准,对结果作出判断并记录于表 1-15-2 内。

(李立伟)

实验十六　病毒的分子生物学检测

　　病毒的分离与鉴定是病毒病原学诊断的金标准。由于病毒具有严格的细胞内寄生性,病毒必须在活细胞或组织内才能获得分离培养,故病毒的分离鉴定较为困难、复杂且费时。因此,临床上常采用分子生物学方法检测病毒核酸等成分、采用免疫学方法检测其抗原或其特异性抗体,来进行病毒感染性疾病的快速诊断。

　　病毒的分子生物学诊断方法主要有检测核酸(核酸杂交、PCR)和检测蛋白(蛋白免疫印迹,Western blot)。与检测细菌的核酸杂交技术比较,检测病毒的核酸杂交技术仅是探针不同,原理和操作步骤基本相同,故不再介绍。

一、聚合酶链式反应

　　根据不同病毒所含核酸类型不同,可分为 DNA 病毒和 RNA 病毒。检测 DNA 病毒采用常规聚合酶链式反应(PCR)。检测 RNA 病毒时,须采用逆转录 PCR(reverse transcription PCR,RT-PCR)技术。RT-PCR 可分为逆转录和扩增两大步骤:提取检材中的总 RNA,在逆转录酶(如 M-MuLV 逆转录酶)作用下,以 RNA 为模板逆转录形成互补的 DNA(complement DNA,cDNA),然后进入扩增阶段,即以 cDNA 为模板采用 DNA 聚合酶(Taq 酶等)进行循环扩增,此阶段原理与常规 PCR 完全相同。

　　需要指出的是,为了防止 PCR 过程中产生污染以及满足检测自动化的需要,近年来实际用于临床诊断的是新发展起来的实时荧光定量 PCR(real-time fluorescent quantitative PCR),即在常规 PCR 扩增系统中增加了一个与靶序列特异互补的双荧光标记探针检测程序。该探针 5'端设计有一个荧光报告基团,3'端设计有一个荧光淬灭基团,当探针完整时,由于淬灭基团的淬灭作用,报告基团不能产生荧光。扩增过程中复性时,标记探针与靶序列互补结合延伸期,引物沿模板至标记探针处,Taq DNA 聚合酶的 5'-3'外切活性将探针 5'端报告基团切下,淬灭作用被解除,产生荧光。通过荧光光谱分析仪检测荧光强度,即可测得病毒拷贝数。实时荧光定量 PCR 将基因扩增、分子杂交和光化学融为一体,实现了对扩增产物进行实时动态的定量检测,整个检测过程全封闭无污染和自动化。

　　(一)PCR 检测乙型肝炎病毒

　　原理　乙型肝炎病毒(HBV)属于嗜肝 DNA 病毒科成员,其核酸为 DNA,可用常规 PCR 检测而无需逆转录,其原理与前述检测细菌 DNA 的 PCR 相同。

　　PCR 检测诊断 HBV 感染的敏感性明显高于传统的血清学方法,且能提示 HBV 在体内复制情况,直接反映患者血液的感染性,并有助于对模棱两可或与临床表现不符的血清学试验结果进行明确诊断。

　　材料　待检病人血清(也可用 HBV DNA 提取物)、血清病毒 DNA 提取试剂盒(多家公司有售,此处采用 AXYGEN 公司产品)、0.1%明胶溶液、20pmol/μL 用于扩增 HBV 基因组 DNA 片段的上游引物(5'-TTG CCT TCT GAC TTC TTT CC-3')和 20pmol/μL 下游引物(5'-AGA AGA AGA ACT CCC TCG CCT C-3'),其余实验材料和设备与本篇实验八中大肠杆菌 16S rDNA 基因 PCR 检测相同。

方法

1. DNA 模板制备　在 1.5mL 试管中加入 200μL 血清和等量病毒裂解液,旋涡振荡混匀,室温静置 5min。加入 75μL 蛋白变性液,旋涡振荡混匀,12000r/min 离心 5min。取上清转移至新的 1.5mL 离心管中,加入含 1% 冰醋酸的 250μL 异丙醇,上下颠倒混匀。将上述混合液移入制备管中,12000r/min 离心 1min。弃滤液,加 700μL 洗涤液 I,12000r/min 离心 1min。弃滤液,加 700μL 加入无水乙醇的洗涤液 II,12000r/min 离心 1min,如此重复两次。弃滤液,加 50μLTE 缓冲液,室温静置 1min 后 12000r/min 离心 1min,收集洗脱的 DNA(可参照不同试剂盒提供的操作说明书)。

2. 在 0.2mL 或 0.5mL PCR 试管(根据不同 PCR 仪选用)中配制 PCR 混合母液(表 1-16-1),插入冰中。

表 1-16-1　10×PCR 混合母液配制表

试剂	加入量	终浓度
10×PCR 缓冲液	5μL	1×
dNTP 混合液	5μL	0.25mmol 各 dNTP
明胶溶液	5μL	0.01%
上游引物	2μL	40pmol
下游引物	2μL	40pmol
Taq DNA 聚合酶	0.5μL	2.5U
超纯水	30.5μL	

3. 每个 PCR 试管中加入 2～3 滴(约 50μL)石蜡油,然后加入 5μL PCR 模板,试管 8000r/min 离心 0.5～1min(spin down)。

4. 将试管置于 PCR 仪中,PCR 参数:94℃变性 5min;94℃变性 30s、55℃退火 30s、72℃延伸 1min,35 个循环;72℃延伸 5min。

2% 琼脂糖凝胶制备参见本篇实验八中大肠杆菌 16S rDNA 基因 PCR 检测中相关内容。

5. 每个试管中取 10μL PCR 扩增液,加入等量 2×PCR 上样缓冲液,混合后加入琼脂糖凝胶样品槽中,每块凝胶预留 1 个样品槽用于加 DNA marker。将已加样品的琼脂糖凝胶放入电泳槽中进行电泳,电泳液为 1×TAE 缓冲液,电压 100V,电泳约 30min 后取出凝胶置紫外线观察仪上或凝胶电泳分析系统中观察 PCR 结果。可对照 DNA marker,观察在相应位置上有无出现特异性扩增条带(预期目的扩增条带为 442bp)(图 1-16-1A)。

二、免疫印迹法

免疫印迹法(Western blot)是将含微生物(病毒、细菌等)蛋白的检材进行十二烷基硫酸钠-聚丙烯酰胺凝胶电泳(SDS-PAGE),不同蛋白按分子量大小在凝胶中被分离,经电转移至硝酸纤维素膜上,然后将印有微生物病毒蛋白条带的硝酸纤维素膜依次与病人血清(含特异性抗体)和酶标记第二抗体作用后,加入酶反应底物进行显色而被观察到。

免疫印迹法较少用于病原微生物检测,但在人类免疫缺陷病毒(HIV)感染中,常用免疫印迹法检测 HIV-1 特异性抗体作为 HIV 感染的确诊试验。

（一）免疫印迹法检测 HIV-1 抗体

原理　HIV-1 抗原蛋白经 SDS-PAGE、转膜后，与待检病人血清和酶标记第二抗体先后作用，加入酶反应底物进行显色，若待检血清中含有 HIV-1 抗原的特异性抗体，可在硝酸纤维素膜上出现紫黑色条带。

材料　待检病人血清（为安全起见，可用商品化 HIV-1 抗体进行适当稀释后替代）、反应板、含 HIV-1 抗原蛋白印迹的硝酸纤维素膜条、洗涤液、辣根过氧化物酶（HRP）标记羊抗人 IgG 或 IgM 抗体、ABTS 底物液（新鲜配制）、阳性对照血清、阴性对照血清（商品化试剂盒中有上述试剂）。

方法

1. 取出试剂盒，恢复至室温后，按待检标本数取出反应板和硝酸纤维素膜。

2. 在反应孔中加入洗涤液，浸泡硝酸纤维素膜 10min。

3. 吸去洗涤液，每孔加待检血清（或替代抗体）0.1mL（同时加阳性、阴性对照血清），轻摇混匀，室温或 37℃放置 15～30min。

4. 吸去血清，加洗涤液洗涤 3 次，每次 5min。

5. 吸去洗液，每孔加 HRP 标记羊抗人 IgG 抗体 0.1mL，轻摇混匀，室温或 37℃放置 15～30min。

6. 重复步骤 4。

7. 吸去洗液，每孔加底物液 0.1mL，轻摇混匀，室温或 37℃显色 15～30min。

8. 与阳性和阴性对照显色带进行比较，根据标准条带的位置，判断出待测抗体的种类。在商品化试剂盒提供的硝酸纤维素膜条上，已预先经 SDS-PAGE 和电转印有 HIV 糖蛋白（glucoprotein，gp）120、66、55、41/40、32、24、17、15、9、7kDa 的条带，其中 gp120、gp55、gp24 抗原性较强，若是艾滋病患者血清，可至少出现 2～4 条 HIV 特异性抗体结合蛋白条带（图 1-16-1B），从而作出诊断。

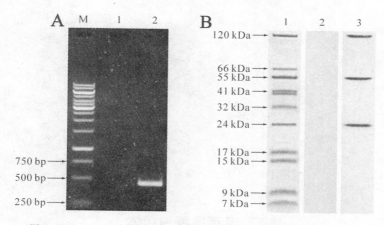

图 1-16-1　PCR 检测结果（A）和免疫印迹法检测结果（B）示意图

A：泳道 M 为 DNA marker，泳道 1 为空白对照，泳道 2 为乙型肝炎病毒基因扩增条带（442bp）　B：泳道 1 和 2 分别为阳性和阴性对照，泳道 3 为受检标本阳性检测结果。

（李立伟）

实验十七　病毒的形态特点

病毒的基本形态有球形、杆状、砖形、蝌蚪形,可通过电子显微镜观察其形态及排列特征,以帮助诊断。许多病毒感染易感细胞后,在宿主细胞内可形成在光学显微镜下见到的包涵体,检查包涵体对病毒性疾病诊断具有一定价值。

一、狂犬病毒包涵体(内基小体)

目的　熟悉狂犬病病毒的包涵体形态特征和染色方法。

原理　狂犬病病毒对神经组织有较强的亲嗜性。病毒在人或动物中枢神经细胞(主要是大脑海马回的锥体细胞)中增殖时,可在胞质内形成嗜酸性、圆形或椭圆形的包涵体,称内基小体(Negri body),有辅助诊断价值。

材料　狂犬病患犬海马部位神经组织病理切片经苏木素伊红染色标本片、普通光学显微镜、镜油、擦镜纸等。

方法　取狂犬病海马部位神经组织病理切片经苏木素伊红染色标本片,置显微镜下观察,注意包涵体形态、存在部位及染色特点。

结果　神经细胞染成蓝色,狂犬病毒包涵体位于神经细胞浆内,嗜酸性,圆形或椭圆形,一个或数个,呈红色(图 1-17-1)。

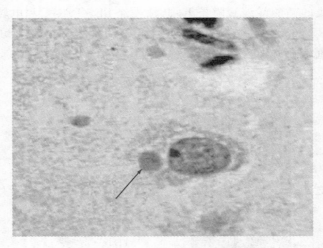

图 1-17-1　狂犬病病毒的包涵体形态

二、麻疹病毒包涵体

目的　了解麻疹病毒包涵体的形态、染色性及细胞病变特征。

原理　麻疹病毒对原代人胚肾、人羊膜、人胚肺、狗肾细胞(MDCK)、非洲绿猴肾细胞(Vero 细胞)等细胞敏感,新分离株常需多次传代后才出现 CPE。

材料 麻疹病毒、原代人胚肾或人羊膜细胞、细胞培养液、吸管、玻片等。

方法 按前述方法将麻疹病毒接种于人胚肾或羊膜细胞中,取培养后的组织细胞涂片,苏木素伊红染色,置光镜下观察。

结果 细胞呈多核巨细胞病变,多核巨细胞的核及核仁呈蓝色,胞浆淡红色,在核内及胞浆内可见一个或多个鲜红色的圆形、椭圆形或不规则形态的包涵体。

三、脊髓灰质炎病毒对细胞的致病作用

目的 了解脊髓灰质炎病毒对细胞的致病作用。

原理 脊髓灰质炎病毒在敏感的 Vero 细胞胞质内增殖,产生典型的细胞病变。

材料 脊髓灰质炎病毒、Vero 细胞、CO_2 培养箱、倒置显微镜、细胞培养液、吸管等。

方法 按前述方法培养细胞,待细胞生长至致密单层时加入脊髓灰质炎病毒悬液,每日观察细胞病变情况。设置正常细胞对照组。

结果 受脊髓灰质炎病毒感染的细胞圆缩、堆聚及脱落,而对照细胞则呈多边形,胞浆透亮。

(李立伟)

实验十八　寄生虫常用标本的制备

一、血液标本的制备

目的　熟悉疟原虫和丝虫微丝蚴检查常用的薄血膜和厚血膜法的制备方法。

原理　从外周血中查找红内期疟原虫、配子体及丝虫的微丝蚴是诊断疟疾和丝虫病的主要病原学诊断方法。疟疾的诊断可用薄血膜和厚血膜法，丝虫病诊断常用厚血膜法。

材料　75％酒精棉球、取血针、载玻片、甲醇或无水乙醇。

方法

(一)薄血膜的制备

1. 取血　用75％酒精棉球消毒患者耳垂，待干后用左手拇指与食指捏着耳垂下方，并使耳垂下侧方皮肤绷紧，右手持取血针，刺破皮肤，挤出血滴。

2. 推片　在载玻片1/3与2/3交界处蘸血一小滴，以一端缘光滑的载玻片为推片，将推片的一端置于血滴之前，待血液沿推片端缘扩散后，自右向左推成薄血膜。操作时两载玻片间的角度为30°～45°，推动速度适宜。

3. 固定　血片必须充分晾干，否则染色时容易脱落。固定时用小玻棒蘸甲醇或无水乙醇在薄血膜上轻轻抹过。

结果　理想的薄血膜，应是一层均匀分布的血细胞，血细胞间无空隙且血膜末端呈扫帚状(图1-18-1)。

注意事项　因厚血膜固定前需先溶血，故若薄、厚血膜制在同一张玻片上，必须注意在薄血膜固定时切勿将固定液带到厚血膜上。

(二)厚血膜的制备

1. 取血　方法同上。

2. 制血片　载玻片的一端(右)1/3处蘸血一小滴(约10μL)(丝虫微丝蚴检查需取血3小滴)，以推片的一角，将血滴自内向外作螺旋形摊开，使之成为直径约0.8～1cm、厚薄均匀的厚血膜。

3. 溶血　厚血膜固定之前必须先进行溶血，可用滴管滴水于厚血膜上，待血膜呈灰白色时，将水倒去，晾干。

4. 固定　用小玻棒蘸甲醇或无水乙醇在厚血膜上轻轻抹过。

结果　厚血膜为多层血细胞的重叠，约等于20倍薄血膜的厚度(图1-18-1)。

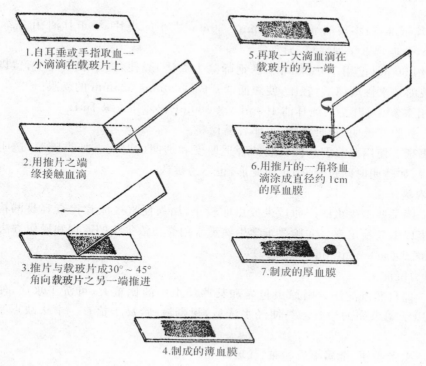

1.自耳垂或手指取血一
小滴滴在载玻片上

2.用推片之端
缘接触血滴

3.推片与载玻片成30°～45°
角向载玻片之另一端推进

4.制成的薄血膜

5.再取一大滴血滴在
载玻片的另一端

6.用推片的一角将血
滴涂成直径约1cm
的厚血膜

7.制成的厚血膜

图1-18-1　薄血膜和厚血膜的制作方法

二、粪便标本的制备

从粪便中检获诊断阶段,如虫卵、滋养体和包囊等,是多种寄生虫病诊断的最直接手段,因此粪便检查是诊断寄生虫病的最基础方法,包括直接涂片法、浓集法、浮聚法和培养法等。

（一）直接涂片法

目的　掌握粪便直接涂片法的操作。

原理　直接涂片法用以检查蠕虫卵、原虫包囊和滋养体。该方法简便,连续作3次涂片,可以提高检出率。因蛔虫产卵量大,虫卵在粪便中容易检获,所以直接涂片法是蛔虫病最常用的检测方法。粪便直接涂片的标本制备包括粪便薄涂片和厚涂片。

1. 粪便薄涂片

材料　患者粪便、生理盐水、载玻片、牙签、盖玻片等。

方法　滴一滴生理盐水于洁净的载玻片上,用牙签挑取绿豆大小的粪便块,在生理盐水中涂抹均匀,涂片的厚度以透过玻片隐约可辨认书上的字迹为宜。一般在低倍镜下检查,如用高倍镜观察,需加盖片。

结果　虫卵具有一定形状和大小,卵壳表面光滑整齐,具固有的色泽,容易辨认。

2. 厚涂片:常用于甘油-孔雀绿透明法检查粪便中虫卵

材料　患者粪便、100目/吋不锈钢筛、载玻片、甘油、孔雀绿、亲水性玻璃纸等。

方法

(1)玻璃纸准备:将玻璃纸剪成 22mm×30mm 大小的小片,浸于甘油-孔雀绿溶液中,至少浸泡 24h,至玻璃纸呈现绿色。

(2)取约 50mg(已用 100 目/吋不锈钢筛除去粪渣)粪便,置于载玻片上,覆以浸透甘油-孔雀绿溶液的亲水性玻璃纸,轻压,使粪便铺开成约 20mm×25mm 的粪膜。

甘油-孔雀绿溶液配方:纯甘油 100mL、水 100mL、3%孔雀绿 1mL。

结果　粪膜变透明,视野清晰,虫卵容易检获。

注意事项　使用此法需掌握粪膜的合适厚度和透明的时间。如粪膜厚,透明时间短,虫卵难以发现;如透明时间过长,则虫卵变形,也不易辨认。

(二)浓集法

目的　因某些寄生虫的产卵量少或虫卵较小,用粪便直接涂片检查容易漏检,需要对粪便进行浓集以提高检出率。实验要求学生熟悉常用粪便浓集法的原理和操作方法。

1. *沉淀法*(sedimentation method)

(1)重力沉淀法

原理　即自然沉淀法。因原虫包囊和某些蠕虫卵的比重大,可沉于水底,使虫卵浓集。本法主要用于蠕虫卵的检查。粪便经水洗后,视野清晰,易于检查。本法缺点是费时,操作烦琐。

材料　患者粪便、金属筛或纱布、载玻片等。

方法　取粪便 20～30g,加水制成混悬液。用金属筛(40～60 目/吋)或两三层纱布过滤,再加清水冲洗残渣。滤去残渣后的粪液在容器中静置 25min,倒去上液,重新加满清水,以后每隔 15～20min 换水一次(共 3～4 次),直至上清液清晰为止。最后倒去上清液,取沉渣作涂片镜检。

结果　粪便水洗沉淀后,虫卵相对集中,涂片视野清晰,虫卵容易辨认。

注意事项　有些虫卵,如钩虫卵比重较轻,应用此法不佳。若用此法检查血吸虫卵时,沉淀时间不宜过长,尤在室温高于 15℃时,卵内毛蚴易孵化。当检查包囊时,换水间隔宜延长至约 6h。

(2)离心沉淀法(centrifugal sedimentation method)

原理　利用离心力将虫卵浓集,本法省时、省力,适用于临床检验。

材料　患者粪便、金属筛或纱布、离心机、载玻片等。

方法　按前述方法用金属筛或纱布滤去粪便中的粗渣,将粪液离心(1500～2000r/min)1～2min,倒去上液,注入清水,再离心沉淀,如此反复沉淀 3～4 次,直至上液澄清为止,最后倒去上液,取沉渣镜检。

结果　粪便水洗离心后虫卵不易漏检,且涂片视野清晰,虫卵容易辨认。

(3)汞碘醛离心沉淀法(merthiolate-iodine-formaldehyde centrifugation sedimentation method,MIFC)

原理　取一定量的粪便,在离心沉淀的基础上,将粪便中的虫卵、包囊或滋养体固定和染色,适用于以上标本的定量检查。

材料　患者粪便、汞碘醛液、乙醚、卢戈氏碘液、脱脂纱布、离心机等。

方法　取粪便 1g,加适量(约 10mL)汞碘醛液,充分调匀,用 2 层脱脂纱布过滤,再加入乙醚 4mL，振荡 2min，离心（2000r/min）1～2min，即分成乙醚、粪渣、汞碘醛及沉淀物 4 层。吸弃上面三层，取沉渣镜检。

　　汞碘醛配制方法：汞醛（MF）液：1/1000 硫柳汞酊 200mL，甲醛（40%）25mL，甘油 50mL，蒸馏水 200mL；卢戈氏碘液：碘化钾 4g，溶于 100mL 蒸馏水中，再加入碘 2g，溶解后贮于棕色瓶中。检查时取汞醛液 2.35mL 及 5% 卢戈氏液 0.15mL 混合备用。但混合液保存 8h 后即变质，不应再用；碘液保存期为一周。

　　结果　粪液经淘洗、离心和染色后，包囊和滋养体更易检出。

　　（4）醛醚沉淀法（formalin-ether sedimentation）

　　原理　本法不仅浓集效果好，而且不损伤包囊和虫卵的形态，易于观察和鉴定。因乙醚可溶解脂肪，故对于含脂肪较多的粪便，本法效果优于硫酸锌离心浮聚法。但对贾第虫包囊和微小膜壳绦虫卵等的检查效果较差。

　　材料　患者粪便、乙醚、甲醛、脱脂纱布、离心机等。

　　方法　取粪便 1～2g 置于小容器内，加水 10～20mL 调匀，将粪便混悬液经 2 层纱布（或 100 目金属筛网）过滤，离心（200r/min）2min；倒去上层粪液，保留沉渣，加水 10mL 混匀，离心 2min，倒去上液，加 10% 甲醛 7mL。5min 后加乙醚 3mL，塞紧管口并充分摇匀，取下管口塞，离心 2min，即可见管内自上而下分为 4 层，取管底沉渣涂片镜检。

　　2. 浮聚法（floatation method）

　　利用比重较大的液体，使原虫的包囊或蠕虫卵上浮，集中于液体表面。常用的方法有：

　　（1）饱和盐水浮聚法（brine floatation）

　　原理　利用饱和盐水的比重大于虫卵的比重而设计。此法用于检查钩虫卵效果最好，也可用于检查其他线虫卵和微小膜壳绦虫卵，但不适于检查吸虫卵和原虫包囊。

　　材料　患者粪便、竹签、漂浮杯、饱和盐水、载玻片、盖玻片等。

　　方法　用竹签取蚕豆大小的粪便置于漂浮杯（高 3.5cm，直径约 2cm 的圆形直筒瓶）中，如图 1-18-2 所示操作。

　　饱和盐水配制：将食盐徐徐加入盛有沸水的容器内，不断搅动，直至食盐不再溶解为止。

　　结果　虫卵集中在载玻片上，易于检获。

　　（2）硫酸锌离心浮聚法

　　原理　此法利用硫酸锌溶液（33% 的溶液）比重大于虫卵或包囊比重而设计。此法适用于检查原虫包囊、球虫卵囊、线虫卵和微小膜壳绦虫卵。

　　材料　患者粪便、33% 硫酸锌溶液、金属环、载玻片、盖玻片等。

　　方法　取粪便约 1g，加 10～15 倍的水，充分搅碎，按离心沉淀法过滤，反复离心 3～4 次，至水清为止，最后倒去上清液，在沉渣中加入比重 1.18 的硫酸锌溶液（33% 的溶液），调匀后再加硫酸锌溶液至距管口约 1cm 处，离心 1min。用金属环钩取表面的粪液置于载玻片上，染色、镜检。钩取标本时，用金属环轻轻接触液面即可，切勿搅动。离心后应立即取标本镜检，如若放置时间超过 1h 以上，会因包囊或虫卵变形而影响观察效果。

　　结果　虫卵和包囊浮聚在液体表面，易检出，提高阳性率。

　　（3）蔗糖离心浮聚法

　　原理　同饱和盐水浮聚法。此法主要用于检查粪便中隐孢子虫的卵囊。

　　材料　患者粪便、260 目尼龙袋或纱布、蔗糖溶液、载玻片、盖玻片等。

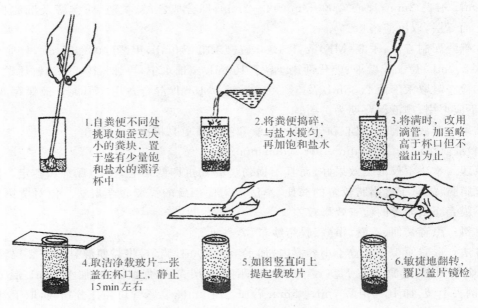

1. 自粪便不同处挑取如蚕豆大小的粪块，置于盛有少量饱和盐水的漂浮杯中

2. 将粪便捣碎，与盐水搅匀，再加饱和盐水

3. 将满时，改用滴管，加至略高于杯口但不溢出为止

4. 取洁净载玻片一张盖在杯口上，静止15min左右

5. 如图竖直向上提起载玻片

6. 敏捷地翻转，覆以盖片镜检

图 1-18-2　饱和盐水浮聚法

方法　取粪便约 5g，加水 15～20mL，以 260 目尼龙袋或 4 层纱布过滤。取滤液离心 5～10min，吸弃上清液，加蔗糖溶液(蔗糖 500g，蒸馏水 320mL，石炭酸 6.5mL)再离心，然后如同饱和盐水浮聚法，取其表面膜镜检。

结果　隐孢子虫卵囊透明无色，囊壁光滑，内含一小暗点和发出淡黄色的子孢子。

注意事项　隐孢子虫的卵囊在漂浮液中浮力较大，常紧贴于盖片之下，且 1h 后卵囊脱水变形不易辨认，故应立即镜检。

(三)培养法

1. 毛蚴孵化法

原理　依据血吸虫卵内的毛蚴在适宜温度的清水中短时间内可孵出的特性而设计的方法。

材料　患者粪便、三角烧瓶、放大镜等。

方法　取粪便约 30g，先经重力沉淀法浓集处理，再将粪便沉渣倒入三角烧瓶内，加清水(城市中须用去氯自来水)至瓶口，在 20～30℃的条件下，经 4～6h 后用肉眼或放大镜观察结果。必要时也可用吸管将毛蚴吸出镜检(图 1-18-3)。

结果　如见水面下有白色点状物作直线来往游动，即是毛蚴。

注意事项　如未发现毛蚴，需每隔 4～6h(24h 内)再观察 1 次。气温高时，毛蚴可在短时间内孵出，因此在夏季要用 1.2％食盐水或冰水冲洗粪便，最后 1 次才改用室温清水。

2. 毛蚴促孵法

原理　为毛蚴孵化的改良方法。原理同毛蚴孵化法。

材料　患者粪便、三角烧瓶、放大镜等。

方法　将用沉淀法处理后的粪便沉渣置于三角瓶内，不加水，或将粪便置于吸水纸上，再放在 20～30℃温箱中过夜。检查前再用清水，2h 后就可见到孵化的毛蚴。

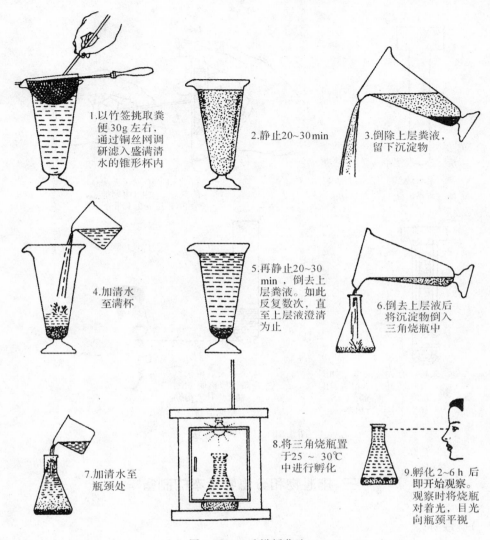

图 1-18-3　毛蚴孵化法

结果　采用此法,毛蚴孵出时间比较一致,数量也较多。

3. 钩蚴培养法

原理　根据钩虫卵内幼虫在适宜条件下可在短时间内孵出的原理而设计的方法。

材料　患者粪便、试管、滤纸、竹签、放大镜等。

方法　加冷开水约 1mL 于洁净试管内(1cm×10cm),将滤纸剪成与试管等宽但较试管稍长的“T”字形纸条,横条部分用铅笔书写受检者姓名或编号及检查日期。取粪便 0.2～0.4g(约半粒蚕豆大小),均匀涂抹在纸条上 2/3 处,再将纸条插入试管,下端浸泡在水中,以粪便不接触水面为度。在 25～30℃ 条件下培养,培养期间每天沿管壁补充冷开水,以保持水面高度。3～5d 后用肉眼或放大镜检查试管底部(图 1-18-4)。

结果　钩蚴在水中常作蛇行游动,虫体透明。

注意事项　如未发现钩蚴,应连续观察 5d。气温太低时可将培养管放入温水(30℃左右)中数分钟后,再行检查。

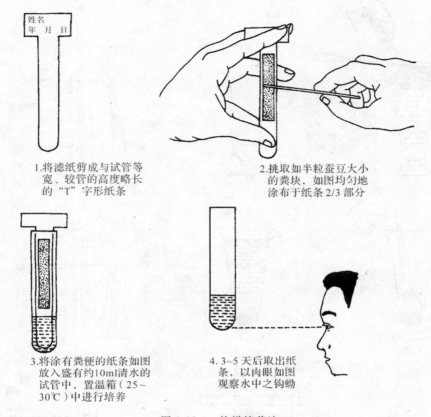

1.将滤纸剪成与试管等宽、较管的高度略长的"T"字形纸条

2.挑取如半粒蚕豆大小的粪块，如图均匀地涂布于纸条2/3部分

3.将涂有粪便的纸条如图放入盛有约10ml清水的试管中，置温箱（25～30℃）中进行培养

4.3～5天后取出纸条，以肉眼如图观察水中之钩蚴

图 1-18-4　钩蚴培养法

三、排泄物和分泌物标本的制备

(一)痰液标本

目的　熟悉痰液标本的制备方法和应用范围。

原理　某些寄生虫的诊断阶段,如肺吸虫卵、蛔蚴、钩蚴、溶组织阿米巴滋养体,可在痰液中检获,因此相关疾病的诊断可依据痰液标本的检查结果。主要有直接涂片法和浓集法。

1. 直接涂片法

材料　患者痰液、生理盐水、载玻片、盖玻片、普通光学显微镜。

方法　在洁净载玻片上先加1～2滴生理盐水,挑取痰液少许,涂成痰膜,加盖玻片镜检。

结果　虫卵或幼虫有一定形态,易于与痰液中其他细胞相区别。

2. 浓集法

材料　患者痰液、生理盐水、载玻片、盖玻片、普通光学显微镜。

方法　收集24h痰液,置于玻璃杯中,加入等量10% NaOH 溶液,用玻棒搅匀后,放入37℃温箱内,数小时后痰液消化成稀液状。分装于数个离心管内,以 1500r/min 离心5～10min,弃去上清液,取沉渣数滴涂片检查。

结果　痰液消化后清澈易观察,病原体易于检获。

（二）十二指肠液和胆汁标本

目的　熟悉十二指肠液和胆汁检查的适用范围。

原理　根据寄生虫的寄生部位及其诊断阶段检出率较高的部位而设计的试验。主要应用于蓝氏贾第鞭毛虫滋养体、华支睾吸虫卵、肝片形吸虫卵、急性阿米巴肝脓肿患者胆汁中的滋养体等检查。但因操作技术复杂，病人难以接受，故常用于多次粪检阴性又高度怀疑为该寄生虫病的患者的诊断。有直接涂片法和浓集法。

1. 直接涂片法

材料　十二指肠或胆汁引流液、载玻片、盖玻片、普通光学显微镜等。

方法　取十二指肠或胆汁引流液滴于载玻片上，加盖玻片后直接镜检。

结果　在引流液中找到病原体确诊。

2. 浓集法

材料　十二指肠或胆汁引流液、生理盐水、离心管、离心机、10% NaOH 溶液、载玻片、盖玻片、普通光学显微镜等。

方法　将引流液加生理盐水稀释搅拌后，分装于离心管中，如引流液过于黏稠，可先加 10% NaOH 溶液消化，然后以 2000r/min 离心 5～10min，取沉渣镜检。

结果　引流液离心浓集后，病原体检出率显著提高。

（三）尿液标本的制备

目的　熟悉尿液标本检查的适用范围。

原理　用于班氏丝虫乳糜尿中的微丝蚴、埃及血吸虫虫卵和阴道毛滴虫滋养体的检查。

材料　患者尿液、离心机、乙醚等。

方法　取尿液 3～5mL，以 2000r/min 离心 3～5min，取沉渣镜检。若为乳糜尿标本，需加等量乙醚，用力振荡，使脂肪溶于乙醚。然后吸去脂肪层，离心，取沉渣镜检。

结果　离心沉淀后，标本澄清，病原体易于检获。

（四）鞘膜积液检查

目的　熟悉晚期丝虫病的诊断方法。

原理　鞘膜积液检查主要用于班氏丝虫微丝蚴检测。丝虫引起的晚期阻塞性病变如发生在精索、睾丸淋巴管时，淋巴液可流入鞘膜腔内，引起睾丸鞘膜积液。

材料　碘酒、注射器、生理盐水、载玻片等。

方法　阴囊皮肤经碘酒消毒后，用注射器抽取鞘膜积液做直接涂片检查，也可加适量生理盐水稀释离心，取沉渣镜检。

结果　鞘膜积液中可检测到班氏丝虫的线形微丝蚴。

（五）阴道分泌物检查

目的　熟悉阴道毛滴虫常用检查方法。

原理　阴道毛滴虫是寄生在人体阴道和泌尿道的鞭毛虫，引起滴虫性阴道炎和尿道炎，其滋养体可在阴道分泌物或尿液中检出。有直接涂片法和悬滴法。

1. 直接涂片法

材料　消毒棉签、生理盐水、载玻片等。

方法　用消毒棉签在受检者阴道后穹窿、子宫颈及阴道壁上取分泌物，然后加一滴生理盐水涂片，镜检。天气寒冷时，应注意保温。

结果 分泌物中可检测到梨形的滋养体，具有 4 根前鞭毛和 1 根后鞭毛。

2. 悬滴法

材料 消毒棉签、生理盐水、盖玻片、凹玻片、凡士林等。

方法 先在盖玻片周缘涂一薄层凡士林，中间滴 1～2 滴生理盐水。按前述方法取分泌物，涂于生理盐水中，翻转盖玻片小心覆盖在凹玻片上，稍加压使两片黏合，液滴即悬于盖玻片下方，镜检。

结果 悬滴标本中可观察到梨形的滋养体，借助鞭毛摆动前进，以波动膜的波动作旋转运动。

四、穿刺标本的制备

（一）骨髓穿刺法

目的 了解杜氏利什曼原虫常用病原学检查方法，骨髓穿刺法的适用范围和最常用的穿刺部位。

原理 杜氏利什曼原虫无鞭毛体在巨噬细胞内增殖，导致巨噬细胞大量破坏和增生。增生主要发生在脾、肝、淋巴结和骨髓等器官。其病原学检查最常用骨髓穿刺法，以髂骨穿刺最为简便安全，检出率高（80%～90%）。

材料 无菌穿刺针、注射器、载玻片、普通光学显微镜等。

方法 患者侧卧，暴露髂骨部位。视年龄大小，选用 17～20 号带有针芯的干燥无菌穿刺针，从髂骨前上棘后约 1cm 处刺入皮下，当针尖触及骨面时，再慢慢地钻入骨内约 0.5～1.0cm，即可拔出针尖，接一 2mL 干燥注射器；抽取骨髓液。取少许骨髓液做涂片，固定、染色，油镜检查。

结果 油镜下可见卵圆形无鞭毛体位于巨噬细胞内外。

（二）淋巴结穿刺法

目的 了解杜氏利什曼原虫和丝虫成虫常用的病原学检查方法、淋巴结穿刺最常用的穿刺部位。

原理 杜氏利什曼原虫无鞭毛体在巨噬细胞内增殖，导致巨噬细胞大量破坏和增生。增生主要发生在脾、肝、淋巴结和骨髓等器官。杜氏利什曼原虫病原学检查可用淋巴结穿刺法，常选取腹股沟位置穿刺。丝虫成虫寄生在人体淋巴系统，可在肿大的淋巴结中查获成虫。

材料 碘酒、6 号针头、载玻片、普通光学显微镜等。

方法 先将患者局部皮肤消毒，用左手拇指和食指捏住一个较大的淋巴结，右手用一干燥无菌 6 号针头刺入淋巴结。稍待片刻，拔出针头，将针头内少量淋巴液滴于载玻片上，做涂片、染色，镜检。

结果 油镜下可见杜氏利什曼原虫无鞭毛体，卵圆形，位于巨噬细胞内外。丝虫成虫线形，肉眼可见。

五、其他器官组织标本制备

（一）肌肉活检标本

目的　熟悉肌肉组织活检的方法和适用范围。

原理　旋毛虫、肺吸虫、猪带绦虫囊尾蚴、曼氏迭宫绦虫裂头蚴等可寄生于肌肉或皮下，引起结节或包块。取相应组织做活检可作为以上病原体检查的重要手段。

材料　手术剪、甘油、载玻片、普通光学显微镜等。

方法　用外科手术从旋毛虫病患者腓肠肌、肱二头肌或股四头肌取米粒大小肌肉一块，置于载玻片上，加50％甘油一滴，盖上另一载玻片，均匀压紧，低倍镜下观察；肺吸虫病等患者取可疑部位肌肉结节并剥除外层纤维被膜，在两张载玻片间压平、镜检。

结果　镜下可见肌肉中旋毛虫囊包等病原体。

（二）皮肤标本

目的　了解皮肤型黑热病的病原学检查方法。

原理　部分黑热病患者的面部和颈部等部位出现许多含杜氏利什曼原虫的皮肤结节，结节呈大小不等的肉芽肿。在皮肤结节中可检获无鞭毛体。

材料　注射器、解剖刀或剪刀、载玻片、普通光学显微镜等。

方法　选取患者皮肤丘疹或结节等疑似部位，作局部消毒，用干燥无菌的注射器，刺破皮损处，抽取组织液做涂片；或用消毒的锋利小剪，从皮损表面剪取一小片皮肤组织，以切面做涂片；也可用无菌解剖刀切一小口，刮取皮肤组织涂片。染色、镜检。

结果　油镜下可见卵圆形无鞭毛体。

（三）肠黏膜标本

目的　熟悉肠黏膜标本检查日本血吸虫卵和溶组织内阿米巴滋养体的方法。

原理　日本血吸虫的虫卵产出后多沉积在肝、肠组织内，只有少部分随患者粪便排出体外，因此肠黏膜标本检查可作为血吸虫病诊断的重要手段。溶组织内阿米巴滋养体侵入肠黏膜，引起肠壁溃疡，在肠黏膜组织内可检查到滋养体。

材料　活检钳、生理盐水、载玻片、盖玻片、普通光学显微镜等。

方法　日本血吸虫卵：用直肠镜观察后，自可疑病变处钳取米粒大小的黏膜一块，用生理盐水冲洗后，放在两个载玻片之间，轻轻压平，镜检；溶组织内阿米巴：用乙状结肠镜观察溃疡形状，自溃疡边缘或深层刮取溃疡组织置于载玻片上，加少量生理盐水，盖上盖玻片，轻轻压平，立即镜检。

结果　活检组织内可观察到典型椭圆形日本血吸虫虫卵或溶组织内阿米巴滋养体。

（四）肛拭标本

目的　掌握蛲虫常用的病原学检查方法。

原理　蛲虫雌虫午夜肛周产卵，虫卵污染肛周皮肤，可通过棉签拭子法和透明胶纸法检测到虫卵。此法也可用于肛周带绦虫卵的检查。

1. 棉签拭子法

材料　棉签、生理盐水、饱和盐水、载玻片、试管、普通光学显微镜等。

方法　先将棉签浸泡在生理盐水中，取出时挤去过多的盐水，在肛门周围擦拭，随后将棉签放入盛有饱和盐水的试管中,用力搅动,迅速提起棉签,在试管内壁挤干水分后弃去,再加饱和盐水至管口处,覆盖一载玻片,务必使其接触液面,5min后取下载玻片镜检。也可将擦拭肛门的棉签放在盛清水的试管中,经充分浸泡,取出,在试管内壁挤干水分后弃去。试管静置10min,经离心后倒去上层液,取沉渣镜检。

结果　镜检可发现无色透明、长椭圆形的蛲虫卵,内有一线形幼虫。

2．透明胶纸法(cellophane tape)

材料　透明胶纸、载玻片、普通光学显微镜等。

方法　用长约6cm、宽约2cm的透明胶纸有胶的一面,粘贴在肛门周围的皮肤上,然后将有胶面平贴在玻片上,镜检。

结果　镜检可发现无色透明、长椭圆形的蛲虫卵,内有一线形幼虫。

六、虫体标本的制备

目的　了解寄生虫标本长期保存的方法。

原理　根据寄生虫种类、大小和检获部位,选择水洗等方式去除杂质和附着物后,可将虫体长期保存于固定液中或染色后制成装片。

材料　组织或器官中检获的虫体、清水或生理盐水、试管、平皿或玻璃瓶、70％乙醇等固定液。

方法

1．采集　可用驱虫药物自宿主的消化道驱出虫体,或解剖自然感染和人工接种感染的动物及尸体解剖而获得的虫体。

2．清洗　采集到的虫体尤其是肠道内线虫,须将其体表附着物除去。

吸虫或线虫等成虫将其放入普通清水或盛有生理盐水的试管或玻璃瓶中振荡,以除去口腔内和交合伞等处的附着物,振荡时注意勿将虫体损伤。

绦虫标本往往头节深埋肠黏膜中,因此从解剖动物肠管发现绦虫时,为使采集的绦虫保持完整,在收集绦虫时应注意:依肠壁的纵径剪开见有绦虫时,将含有头节的肠壁连同其所附的整个虫体浸入清水中数小时,每隔30min换水一次,共换3～4次。

无论何种虫体,水洗时间不宜过长。尤其是对脆弱的线虫,如在水中时间稍长,其角皮即膨大,使虫体破裂,故采集后洗涤需迅速。

3．固定

线虫:将虫体放入加热至60～70℃的热水或乙醇等固定液中固定,可获得伸直的虫体,待冷却后移入固定液中保存。

吸虫和绦虫:为了使活虫体肌肉松弛,先将虫体放于盛有半满生理盐水的试管或瓶内振荡清洗,然后倾出液体,加入等量生理盐水和固定液的混合液,如需制作染色整体标本,应根据虫体的大小、厚薄,分别用玻片将虫体压平、压薄,然后用固定液进行固定。

寄生虫常用固定液有甲醛、乙醇、升汞、苦味酸、冰醋酸等。凡用含有升汞固定的标本会产生许多汞盐沉淀,沉积于组织内影响今后制片观察,故需用0.5％碘乙醇浸泡12h,以除去汞盐沉淀,再放入70％乙醇中褪去碘的颜色,最后将虫体保存于70％乙醇中。

（李立伟）

实验十九　寄生虫常用染色方法

一、姬氏染色法

目的　姬姆萨（Giemsa）染色法，简称姬氏染色法，可用于细胞涂片、血涂片、胸腹水或穿刺标本的染色，观察细胞内部结构和染色情况，用以识别各种细胞及其异常变化。姬氏染色法是疟疾、丝虫病和黑热病等病原学诊断最常用的染色方法之一。

原理　姬氏染液由碱性染料天青和酸性染料伊红组成。细胞中嗜酸性颗粒为碱性蛋白质，可与伊红结合，被染成粉红色或红色；细胞核蛋白和淋巴细胞胞浆为酸性，可与天青结合，被染成紫蓝色或蓝色；中性颗粒呈等电状态，与伊红和天青均可结合，被染成淡紫色。此法染色效果良好，血膜褪色较慢，保存时间较久，但染色需时较长。

材料　疟疾患者厚血膜涂片或薄血膜涂片

染液：姬氏染剂粉 1g，甲醇 50mL，纯甘油 50mL。将姬氏染粉置于研钵中，先加少量甘油研磨，再多次、少量加甘油充分研磨，直至 50mL 甘油加完为止，倒入棕色玻瓶中。分几次用少量甲醇冲洗钵中的甘油染粉，倒入玻瓶，直至 50mL 甲醇用完为止，塞紧瓶塞，充分摇匀，置 65℃温箱内 24h 或室温一周内过滤。

磷酸缓冲液：1％ Na_2HPO_4 溶液 20mL，1％ NaH_2PO_4 溶液 30mL，加蒸馏水至 1000mL，调整 pH 值至6.4～6.8。

方法

1. 厚血膜涂片或薄血膜涂片分别用前述方法固定。

2. 用缓冲液将姬氏染液稀释，比例约为 15～20 份缓冲液加 1 份姬氏染液。

3. 用蜡笔在载玻片上画出染色范围以防染液四溢。将稀释的姬氏染液滴于已固定的薄、厚血膜上，室温下染色 30min。

4. 用缓冲液冲洗，血片晾干后镜检。

结果　疟原虫胞质染成淡蓝色，胞核染成红色（图 1-19-1）。

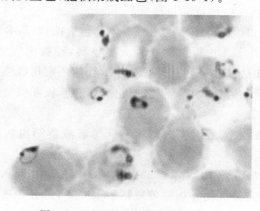

图 1-19-1　恶性疟原虫姬氏染色

二、瑞氏染色法

目的　瑞氏(Wright)染色法可用于细胞涂片、血涂片、胸腹水或穿刺标本的染色,观察细胞内部结构和染色情况,用以识别各种细胞及其异常变化。瑞氏染色法是疟疾、丝虫病和黑热病等病原学诊断最常用的染色方法之一。

原理　瑞氏染料由碱性染料美蓝和酸性染料伊红组成。染色原理同姬氏染色法。此法操作简便,但甲醇蒸发快,掌握不当时易在血片上发生染液沉淀,且较易褪色,保存时间不长,故多用于临时性检验。

材料　疟疾患者厚血膜涂片或薄血膜涂片

染液:瑞氏染剂粉 0.1~0.5g,甲醇 97mL,甘油 3mL。将瑞氏染剂粉置于研钵中,加入甘油充分研磨,然后加入少量甲醇,研磨后倒入棕色瓶内,再分几次用甲醇冲洗研钵的染粉,倒入瓶内,直至甲醇用完为止,摇匀,24h 后过滤待用。室温暗处储存,储存愈久,染色效果愈好。

缓冲液:1% Na_2HPO_4 溶液 20mL,1% NaH_2PO_4 溶液 30mL,加蒸馏水至 1000mL,调整 pH 值至6.4~6.8。

方法

1. 厚血膜涂片或薄血膜涂片分别用前述方法固定。

2. 用蜡笔在载玻片上画出染色范围以防染液四溢。将瑞氏染液滴于已固定的薄、厚血膜上,室温下染色 3min。

3. 加等量的缓冲液,轻轻晃动玻片,使缓冲液和染液混合均匀,此时出现一层灿铜色浮膜,静置 5min。

4. 用水缓慢地从玻片一端冲洗,注意切勿先倒去染液后冲洗,以免血膜上沉着染料颗粒。

5. 血片晾干后镜检。

结果　疟原虫胞质染成淡蓝色,胞核染成红色。

三、铁-苏木素染色法

目的　熟悉阿米巴和蓝氏贾第鞭毛虫滋养体和包囊的铁-苏木素染色鉴定。

原理　苏木素是从洋苏木中提取的一种天然染料,经氧化后变成弱酸性的苏木红,在金属媒染剂(通常是三价铁盐或铝盐)的作用下,苏木红的色素与媒染剂中的金属离子结合成为强的阳离子,与细胞的亲和力加大,是胞核的优良染色剂,核和拟染色体着蓝黑色。

材料

1. 结肠内阿米巴感染者、溶组织内阿米巴病患者或贾第虫病患者粪便薄涂片、载玻片、盖玻片、普通光学显微镜等。

2. 苏木精染液:苏木精粉 10g,溶于 95% 酒精 100mL 中,装入 250mL 广口玻瓶内,加塞置室温中 6~8 周,使之充分氧化。如将玻瓶晒于阳光下,每日振摇,可加速其氧化,便于应急使用。氧化成熟的染液滴于水中呈鲜艳紫色,未氧化成熟染液则呈淡红或红紫色。此为原液,使用时,按 1∶19 加蒸馏水配成 0.5% 染液,此染液可保存 3～6 个月。

3. 碘酒精:碘化钾 4g,溶于 100mL 蒸馏水中,再加入碘 2g,溶解后贮于棕色瓶中,该液即为卢戈碘液。在 70% 酒精中加数滴卢戈碘液即为碘酒精。

4. 2% 铁明矾溶液配制:硫酸铁铵 2g,溶于 100mL 蒸馏水中,临用前配制。

5. 肖丁固定液:饱和氯化高汞($HgCl_2$)水溶液 2 份加 95% 酒精 1 份配成 100mL,用前再加冰醋酸 5mL,并加热至 40℃。

方法

1. 取患者粪便薄涂片,立即加入 60℃ 的肖丁固定液固定 2min。

2. 依次将标本放入碘酒精、70% 及 50% 酒精中各 2min,用自来水和蒸馏水各洗 1 次。

3. 再置于 40℃ 2% 铁明矾溶液 2min,流水冲洗 2min,放入 40℃ 0.5% 苏木精溶液中染色 5～10min,再流水冲洗 2min,放入冷 2% 铁明矾溶液中褪色 2min。

4. 将载玻片置显微镜下检查褪色情况(观察时勿使玻片干燥),如颜色偏深,应继续褪色,直至核膜、核仁均清晰可见为止。流水冲洗 15～30min,至标本显现蓝色,再用蒸馏水洗 1 次。

5. 依次在 50%、70%、80%、95% 酒精(2 次)中逐渐脱水各 2min。

6. 在二甲苯中透明 3～5min 后,用中性树胶封片。

7. 烘干后,油镜观察。

结果　原虫胞质呈灰褐色,胞核、包囊内的拟染色体及溶组织内阿米巴滋养体吞噬的红细胞均被染成墨色,糖原泡则被溶解呈空泡状(图 1-19-2)。

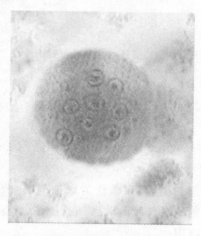

图 1-19-2　结肠内阿米巴包囊铁-苏木素染色

四、碘液染色法

目的　用于原虫包囊检查。此法简便、经济、应用广泛,但因不宜使用油镜观察细微结构,且当包囊太小或包囊发育成熟后,囊内细胞核变多变小,拟染色体及糖原泡消失,不易鉴别虫种。

原理　由于碘对蛋白质的吸附,可将包囊染成黄色或浅棕色,而糖原则因与支链淀粉结构相似,遇碘后可形成高分子-碘的包合物,呈现红色或棕红色。

材料 溶组织内阿米巴病或贾第虫病患者粪便标本、卢戈氏碘液、生理盐水、载玻片、盖玻片、普通光学显微镜等。

方法 用卢戈氏碘液代替生理盐水滴加于载玻片上,挑取米粒大小的粪便置于碘液中,调匀涂片,加盖玻片。若需同时检查滋养体,可在玻片的另一侧滴一滴生理盐水,同上法涂抹粪便标本,再加盖玻片。这样可使一侧查活滋养体,而加碘液的另一侧查包囊。

结果 染色后包囊呈黄色或浅棕色,糖原泡为棕红色,囊壁、核和拟染色体不着色(图1-19-3)。

注意事项 碘液的量不宜太多太浓,否则着色过深,粪便凝成团块,包囊折光降低,结构不易看清,不利于观察。

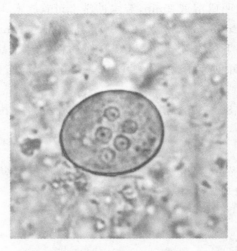

图 1-19-3 结肠内阿米巴包囊碘液染色

五、金胺-酚染色法

目的 金胺-酚(auramine-phenol)染色法用于检测隐孢子虫病患者粪便中的卵囊,新鲜或甲醛固定后的标本均可用此法。

原理 利用金胺-酚染色液初染,石炭酸作为媒染剂、盐酸乙醇作为脱色剂、高锰酸钾溶液作为复染剂,对卵囊进行染色。本法简便敏感,适用于批量标本的过筛检查,缺点是需要荧光显微镜观察,限制了其广泛应用。

材料

1. 隐孢子虫病患者粪膜涂片、荧光显微镜。

2. 染液:1g/L 金胺-酚染色液(第一液):金胺 0.1g,石炭酸 5.0g,蒸馏水 100mL;3％盐酸乙醇(第二液):盐酸 3mL,95％乙醇 100mL;5g/L 高锰酸钾溶液(第三液):高锰酸钾 0.5g,蒸馏水 100mL。

方法 滴加第一液于晾干的粪膜上,10～15min 后水洗;滴加第二液,1min 后水洗;滴加第三液,1min 后水洗,待干;置荧光显微镜下检查。

结果 低倍荧光镜下,可见卵囊为一圆形小亮点,发出乳白色荧光。高倍荧光镜下卵囊呈乳白色或略带绿色,卵囊壁为一薄层,多数卵囊周围深染,中央淡染,呈环状,核深染,偏位,有些卵囊全部为深染。但有些标本可出现非特异的荧光颗粒,应注意鉴别。

六、改良抗酸染色法

目的　改良抗酸染色法(modified acid-fast method)用于检测隐孢子虫病患者粪便中的卵囊。

原理　改良抗酸染色法是隐孢子虫卵囊敏感特异的染色方法。缺点是标本中多存在非特异性抗酸染色颗粒,难以鉴别。

材料

1. 隐孢子虫病患者粪膜涂片、荧光显微镜。

2. 染色液:石炭酸复红染色液(第一液):碱性复红 4g,95% 乙醇 20mL,石炭酸 8mL,蒸馏水 100mL;10% 硫酸溶液(第二液):硫酸 10mL,蒸馏水 90mL(边搅拌边将硫酸徐徐倾入水中);20g/L 孔雀绿溶液(第三液):20g/L 孔雀绿原液 1mL,蒸馏水 10mL。

方法　滴加第一液于晾干的粪膜上,1.5～10min 后水洗,滴加第二液,1～10min 后水洗,滴加第三液,1min 后水洗,待干。置显微镜下观察。

结果　卵囊呈玫瑰红色,圆形或椭圆形,背景为绿色。如染色(1.5min)和脱色(2min)时间短,则卵囊内子孢子边界不明显;如染色时间长(5～10min),则脱色时间需相应延长,子孢子边界明显。卵囊内子孢子均染成玫瑰红色。

不具备荧光显微镜的实验室,亦可用本方法先染色,然后在光镜低、高倍下过筛检查。如发现小红点再用油镜观察的效果好,可提高检出速度和准确性。

七、金胺-酚-改良抗酸染色法

目的　用于检测隐孢子虫病患者粪便中的卵囊。

原理　改良抗酸染色标本中多存在非特异性抗酸染色颗粒,难以鉴别。将金胺-酚染色和改良抗酸染色法结合,可将卵囊和非特异性颗粒染成截然不同的颜色,易于分辨,从而提高了检出率和准确性。

方法　先按照金胺-酚染色,然后用改良抗酸染色法复染。用光学显微镜观察。

结果　卵囊染色结果同抗酸染色法,呈红色,非特异性颗粒被染成蓝黑色,两者颜色截然不同,极易鉴别(图 1-19-4)。

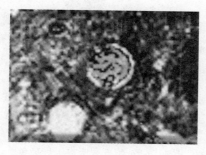

图 1-19-4　微小隐孢子虫卵囊金胺-酚-改良抗酸染色

八、卡红染色法

目的　用于寄生虫永久性封片标本的染色。

原理　卡红是取自雌胭脂虫的天然染料,它是一种复杂的化合物,在中性溶液里很难溶解,因此单纯的卡红不能用于染色,必须将卡红用酸性或碱性溶液溶解后才可使细胞着色。染色时,起作用的是卡红酸,可将细胞核着色,若染色时间长,胞质也着色。

材料

1. 寄生虫成虫或幼虫 70％乙醇固定标本,80％、90％、95％、100％乙醇,二甲苯,加拿大中性树胶等。

2. 卡红染液:取 4g 卡红粉溶于盐酸蒸馏水中(2mL 盐酸中加入 15mL 蒸馏水),边加热边搅拌,直至沸腾,再加入 85％乙醇 95mL,冷却过滤,加氨水($NH_3 \cdot H_2O$)调节 pH 至 7.0 左右,备用。

方法

1. 取保存于 70％乙醇中的成虫或幼虫,直接浸入盐酸卡红液中过夜。

2. 吸去染液,先用 70％乙醇将节片上染液洗涤 1 次,再用含 2％盐酸的 70％乙醇分色约 2～5h,直到节片内部结构清晰。

3. 吸去分色液,再用 70％乙醇换洗 2 次。

4. 虫体依次置于 80％、90％、95％、100％乙醇中脱水各 1～4h,然后置于 100％乙醇和二甲苯(1∶1)的混合液中 10～20min,再置二甲苯中至虫体透明。

5. 用加拿大中性树胶封固,烘干(图 1-19-5)。

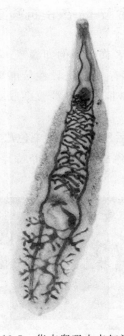

图 1-19-5　华支睾吸虫卡红染色

九、墨汁染色法

目的　主要用于带绦虫孕节的染色。

材料　带绦虫孕节,碳素墨水,注射器,70％、80％、90％、95％、100％乙醇,二甲苯,加拿大中性树胶等。

方法

1. 取保存于70％乙醇中的绦虫孕节,清水冲洗2次。

2. 用24号针头及2mL注射器吸取碳素墨水,以左手食指托住孕节,右手持注射器,由孕节一侧正中生殖孔处插入子宫主干内慢慢注入。待子宫分支被墨汁充满后,将针拔出。

3. 用水洗去节片外面所黏附的墨汁,置于70％乙醇中浸泡1d。

4. 将节片夹于两张载玻片之间,并以尼龙线缚紧,浸入80％乙醇内1～2d。

5. 解开尼龙线,仍浸泡于80％乙醇内2～6h。

6. 置于90％、95％、100％乙醇内脱水各2～4h。

7. 置于100％乙醇和二甲苯(1∶1)的混合液中1～2h,置于二甲苯内透明。

8. 滴加加拿大中性树胶于载玻片中央,用小镊子轻轻将孕节移至树胶中,摆好位置,盖上盖玻片。

9. 置40℃左右的干燥箱内烤干,多余的树胶用小刀刮除。

结果　猪带绦虫孕节分支被墨汁染成黑色,分支清晰易数(图1-19-6)。

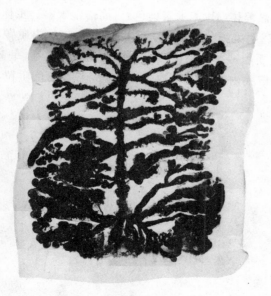

图1-19-6　猪带绦虫孕节墨汁染色

(李立伟)

实验二十　医学原虫

原虫为单细胞的真核动物,大部分营自由生活。医学原虫共有 40 余种,寄生在人体管腔、体液、组织或细胞内,一些种类为共栖性的,另一些是致病性的。常见的医学原虫隶属于动鞭纲、叶足纲、孢子纲和动基裂纲。

一、叶足虫

目的　掌握溶组织内阿米巴(*Entamoeba histolytica*)滋养体和包囊的形态特征及与结肠内阿米巴(*Entamoeba coli*)滋养体和包囊的形态鉴别要点;熟悉碘液染色法。

原理　结肠内阿米巴是人体肠道常见的共栖原虫,常与致病性种类溶组织内阿米巴共同存在。因其形态与溶组织内阿米巴相似,故在检测时应注意鉴别。

材料　溶组织内阿米巴滋养体染色标本、结肠内阿米巴滋养体染色标本、溶组织内阿米巴包囊碘液染色标本、结肠内阿米巴包囊碘液染色标本、普通光学显微镜。

方法　显微镜下观察溶组织内阿米巴和结肠内阿米巴滋养体染色标本、溶组织内阿米巴包囊和结肠内阿米巴包囊碘液染色标本。

结果

1. 溶组织内阿米巴滋养体(铁-苏木素染色)　高倍镜观察。虫体蓝黑色,形状不规则,大小约为 $10\sim40\mu m$,外质透明凝胶状,不着色,约占虫体的 1/3,内质颗粒状,着色较深,内外质界限清晰。伪足宽大,呈舌状或指状。内质中可见吞噬的红细胞,呈蓝黑色,其大小和数目不定。细胞核圆形,泡状,核膜内缘有大小均匀、排列整齐的染色质粒,核仁较小,多位于正中(图 1-20-1)。

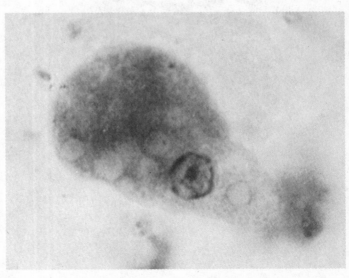

图 1-20-1　溶组织内阿米巴滋养体(铁-苏木素染色)

2. 溶组织内阿米巴包囊（碘液染色）　低倍镜下找到黄色小点后，换高倍镜观察。包囊染成淡黄色，圆球形，囊壁不着色，细胞核 1～4 个。在 1 或 2 个核的包囊内可见糖原泡，糖原泡被染成棕黄色（图 1-20-2）。

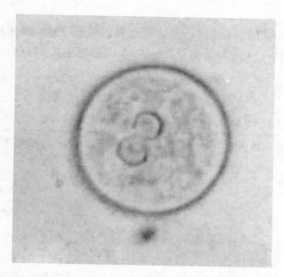

图 1-20-2　溶组织内阿米巴包囊（碘液染色）

3. 溶组织内阿米巴包囊（铁-苏木素染色）　高倍镜观察。圆球形，直径 $10\sim16\mu m$。囊内有核 1～4 个，核周染色质粒排列整齐，核仁位于中央，拟染色体呈短棒状。未成熟包囊中常有较大的糖原泡，染色过程中被溶解为空泡（图 1-20-3）。

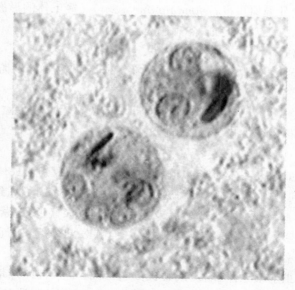

图 1-20-3　溶组织内阿米巴未成熟包囊（铁-苏木素染色）

4. 结肠内阿米巴滋养体（铁-苏木素染色）　高倍镜观察。虫体蓝黑色，形状不规则，大小约为 $15\sim50\mu m$，内外质界限不清晰，内质粗颗粒状，可见细菌和淀粉粒等。细胞核圆形，泡状，核膜内缘有排列不均的染色质粒，核仁较小，偏于一侧。

5. 结肠内阿米巴包囊（铁-苏木素染色）　高倍镜观察。圆形，蓝黑色，直径 $10\sim30\mu m$。囊壁较厚，囊内有核 $1\sim8$ 个，核周染色质粒粗细不均，排列不整齐，核仁较大，常偏位，拟染色体常不清晰，呈碎片状或草束状。未成熟包囊中常有较大的糖原泡，染色过程中被溶解为空泡（图 1-19-2）。

6. 结肠内阿米巴包囊（碘液染色）　高倍镜观察。染成黄色，圆球形，较溶组织内阿米巴包囊大，囊壁厚，囊内有核 $1\sim8$ 个，不着色，发亮，未成熟包囊内常有较大的糖原泡，染成棕褐色，边缘不清晰（图 1-19-3）。

溶组织内阿米巴包囊和结肠内阿米巴包囊的形态鉴别见表 1-20-1。

表 1-20-1　溶组织内阿米巴包囊和结肠内阿米巴包囊的形态鉴别

	溶组织内阿米巴包囊	结肠内阿米巴包囊
形状	圆形	圆形
大小（直径）	较小，$10\sim16\mu m$	较大，$10\sim30\mu m$
颜色	淡黄色	棕黄色
核数	$1\sim4$ 个，不易观察	$1\sim8$ 个，易观察
内容物	未成熟包囊内可见短棒状拟染色体和糖原泡，在成熟包囊中常不可见	未成熟包囊内可见束状或碎片状拟染色体和糖原泡，在成熟包囊中常不可见

二、鞭毛虫

目的　掌握杜氏利什曼原虫（*Leishmania donovani*）无鞭毛体的形态特征；熟悉蓝氏贾第鞭毛虫（*Giardia lamblia*）的形态特征；熟悉阴道毛滴虫（*Trichomonas vaginalis*）的形态和运动特点，了解其检查方法。

原理　杜氏利什曼原虫是黑热病的病原，无鞭毛体是其重要诊断阶段，需掌握无鞭毛体的形态特征。

材料　杜氏利什曼原虫无鞭毛体染色玻片标本、蓝氏贾第鞭毛虫滋养体和包囊染色玻片标本、阴道毛滴虫滋养体染色玻片标本。

结果

1. 杜氏利什曼原虫无鞭毛体（瑞氏或姬氏染色）　油镜观察。虫体寄生于巨噬细胞内，巨噬细胞胞核常被挤向一侧，有时巨噬细胞破裂，巨噬细胞核周围可见到散落出的大量虫体。虫体较小，约 $2.8\mu m\times4.4\mu m$。姬氏或瑞氏染色标本，胞浆淡蓝色，核紫红色，大而圆，常靠近细胞膜。动基体为小杆状，前侧有一点状基体并向前发出鞭毛根，它们均被染成紫红色（图 1-20-4）。

2. 杜氏利什曼原虫前鞭毛体（瑞氏或姬氏染色）　标本来自体外培养，经瑞氏或姬氏染色制作而成，高倍或油镜观察。虫体狭长，前端较宽，后端较窄，细胞核圆形，紫红色，位于体中部。动基体位于体前部，基体在动基体之前，由基体发出一根前鞭毛，着色均为紫红色。胞浆染成淡蓝色（图 1-20-5）。

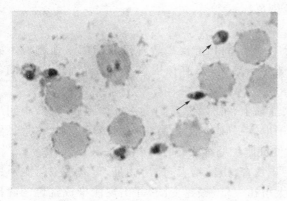

图 1-20-4　杜氏利什曼原虫无鞭毛体

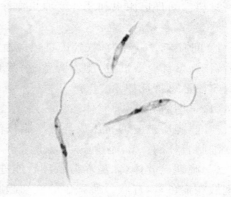

图 1-20-5　杜氏利什曼原虫前鞭毛体

3. 蓝氏贾第鞭毛虫滋养体（铁-苏木素染色玻片标本）　油镜观察。倒梨形，左右对称，长 9.5～21μm，前宽后尖细，背面隆起，腹面内陷形成吸器，内有一对泡状卵圆形细胞核，两核之间有基体复合体，由此发出四对鞭毛，两根轴柱贯穿虫体直达后端，虫体中部有一对中体（图 1-20-6）。

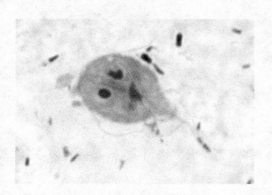

图 1-20-6　蓝氏贾第鞭毛虫滋养体

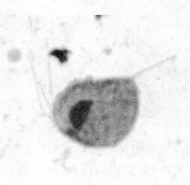

图 1-20-7　阴道毛滴虫滋养体

4. 蓝氏贾第鞭毛虫包囊（碘液染色玻片标本）　长圆形，大小约 12μm×3.5μm，呈黄绿色，囊壁较厚，核 2～4 个，常偏于一端，另一端有基体和根丝体。

5. 阴道毛滴虫滋养体（姬氏染色玻片标本）　油镜观察。核红色，长椭圆形，位于鞭毛一端。从基体伸出 4 根前鞭毛和 1 根后鞭毛，后鞭毛与波动膜外缘相连，末端不游离，波动膜位于体侧不超过虫体一半，轴柱贯穿虫体从末端伸出（图 1-20-7）。

三、孢子虫

目的　掌握薄血膜中间日疟原虫（*Plasmodium vivax*）和恶性疟原虫（*Plasmodium falciparum*）各阶段形态特征。

原理　在我国流行的疟疾主要由间日疟原虫和恶性疟原虫引起。厚、薄血膜法是检测疟原虫感染最常用的方法。薄血膜中疟原虫形态完整、典型，容易识别和鉴别虫种。

材料　间日疟原虫和恶性疟原虫血涂片染色标本。

结果

1. 间日疟原虫红内期(姬氏染色薄血涂片)　由间日疟疾患者耳垂或指尖采血制成。染色后,核为紫红色或红色,胞质为蓝色;疟色素不着色,呈原有棕褐色。间日疟原虫红内期各发育阶段形态特征如下:

(1)早期滋养体(环状体):为裂殖子侵入红细胞后初始发育阶段。虫体胞质较少,中间出现大空泡,胞质被空泡挤压成环状。胞核位于虫体一侧,形似嵌有宝石的指环,环状体直径约为红细胞直径的 1/3,此阶段,原虫所寄生的红细胞无明显变化(图 1-20-8)。

(2)晚期滋养体(大滋养体):环状体进一步发育,虫体增大,伸出伪足,形态多变。胞质中出现散在疟色素,杆状。所寄生的红细胞胀大可达 1 倍,颜色变淡,并出现能染成红色的薛氏小点(图 1-20-9)。

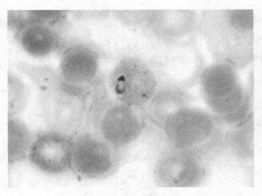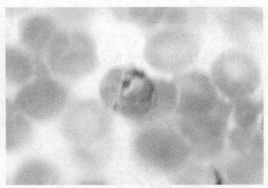

图 1-20-8　间日疟原虫环状体　　　　　　　图 1-20-9　间日疟原虫大滋养体

(3)未成熟裂殖体:滋养体发育成熟后,虫体变圆,胞质内空泡消失,核开始分裂,疟色素趋向集中,此时,原虫胞质尚未分裂(图 1-20-10)。

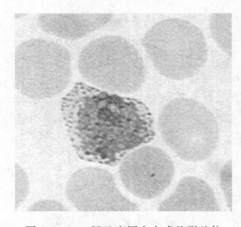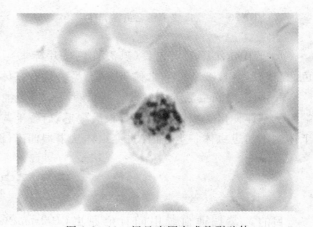

图 1-20-10　间日疟原虫未成熟裂殖体　　　　图 1-20-11　间日疟原虫成熟裂殖体

(4)成熟裂殖体:随着核分裂的完成,原虫胞质进行分裂,疟色素聚集成堆,不参与胞质分裂。分裂后的每一小部分胞质分别包绕一个胞核,形成裂殖子。该发育阶段为成熟裂殖体,成熟裂殖体常含12～24个长约1.5μm、宽约1μm的裂殖子,充满被寄生的红细胞。裂殖体期原虫感染的红细胞明显胀大,颜色变浅,并有薛氏点出现(图1-20-11)。

2. 间日疟原虫配子体(姬氏染色薄血涂片) 圆形或椭圆形,体积较大,几乎占满受染胀大的红细胞。核1个,疟色素均匀分布于虫体内,雌配子体胞质致密,色深蓝;核稍小,色深红,多位于虫体一侧(图1-20-12)。雄配子体胞质浅蓝而微红,核较大疏松,淡红色,多位于虫体中央,受染红细胞能发现薛氏点(图1-20-13)。

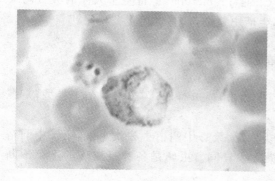

图 1-20-12 间日疟原虫雌配子体

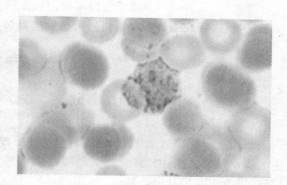

图 1-20-13 间日疟原虫雄配子体

3. 恶性疟原虫红内期环状体(姬氏染色薄血涂片) 环纤细,约等于红细胞直径的1/5;核1～2个,虫体常位于红细胞边缘。有时1个红细胞内可含两个以上虫体(图1-19-1)。

4. 恶性疟原虫配子体(姬氏染色薄血涂片) 雌配子体新月形,两端较尖,胞质蓝色,核致密,较小,深红色,位于中央。疟色素深褐色,多聚集于核周围(图1-20-14)。雄配子体腊肠状,两端钝圆,胞质蓝色而略带红,核致密,淡红色,位于中央。疟色素黄棕色,杆状,核周围较多(图1-20-15)。

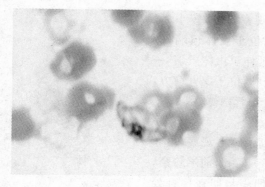

图 1-20-14 恶性疟原虫雌配子体

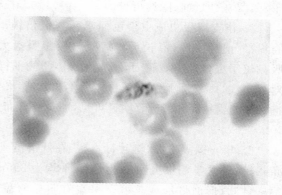

图 1-20-15 恶性疟原虫雄配子体

(李立伟)

实验二十一　医学吸虫

吸虫常和线虫(nematode)、绦虫(cestode)等合称为蠕虫(helminth),即借助肌肉收缩而使身体做蠕形运动的一类多细胞无脊椎动物。

吸虫(trematode)隶属于扁形动物门吸虫纲(Class Trematoda)。寄生于人体的吸虫均隶属于复殖目(Digenea)。复殖目的吸虫种类繁多,生活史复杂,具有世代交替现象。

一、华支睾吸虫

目的　熟悉华支睾吸虫(*Clonorchis sinensis*,肝吸虫)成虫特征;熟悉中间宿主类型;掌握虫卵形态特征。

原理　华支睾吸虫生活史复杂,中间宿主种类广泛,第一中间宿主为淡水螺,第二中间宿主为淡水鱼虾。应注意区分与其他吸虫病的感染方式异同。虫卵是各种吸虫病的重要诊断阶段,需重点掌握其形态特征。

材料　华支睾吸虫成虫浸制和染色标本、华支睾吸虫卵标本、华支睾吸虫中间宿主标本、普通光学显微镜。

方法　肉眼观察华支睾吸虫浸制标本和中间宿主标本,显微镜下观察华支睾吸虫成虫浸制标本和卵。

结果

1. 华支睾吸虫成虫(浸制标本)　虫体保存于5%～10%福尔马林液中。用放大镜或肉眼观察,虫体扁平半透明,前尖后钝,外形似葵花籽,大小为(10～25)mm×(3～5)mm。吸盘、子宫、睾丸、卵黄腺隐约可见。

2. 华支睾吸虫成虫染色标本　在低倍镜下观察,虫体较小,背腹扁平,前尖后钝,窄长形。口吸盘较腹吸盘大,位于虫体顶端,腹吸盘位于虫体前1/5腹面,肠支在虫体两侧平行延伸至虫体末端,一对分支状的睾丸前后排列于虫体后1/3处,卵巢分叶,位于睾丸前方,椭圆形的受精囊和劳氏管明显可见,卵黄腺分布于肠管两侧(图1-19-5)。

3. 华支睾吸虫卵(湿片标本)　在低倍镜或高倍镜下观察,虫卵黄褐色,是医学蠕虫虫卵中最小者,平均为29μm×17μm,前端较窄,后端钝圆,形似灯泡或芝麻。一端有明显卵盖,卵壳与卵盖接合处稍厚隆起称肩峰,另一端有疣状小突起,卵内含有一个成熟的毛蚴(图1-21-1)。

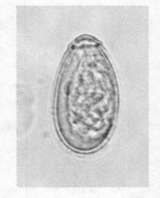

图1-21-1　华支睾吸虫卵

4. 华支睾吸虫第一中间宿主为豆螺、沼螺等,第二中间宿主为麦穗鱼、淡水鱼虾等。

二、卫氏并殖吸虫

目的　熟悉卫氏并殖吸虫(*Paragonimus westermani*,肺吸虫)成虫特征;熟悉中间宿主类型;掌握虫卵形态特征。

原理 卫氏并殖吸虫生活史复杂,第一中间宿主为川卷螺,第二中间宿主为溪蟹、蝲蛄。应注意区分与其他吸虫病的感染方式异同。虫卵是各种吸虫病的重要诊断阶段,需重点掌握其形态特征。

材料 卫氏并殖吸虫成虫浸制标本、卫氏并殖吸虫卵标本、卫氏并殖吸虫中间宿主标本、普通光学显微镜。

方法 肉眼观察卫氏并殖吸虫浸制标本和中间宿主标本;显微镜下观察卫氏并殖吸虫卵。

结果

1. 卫氏并殖吸虫成虫(浸制标本) 多从动物宿主体内收集成虫浸制于福尔马林液中。肉眼观察虫体外形。虫体肥厚,背侧隆起,腹面扁平,灰白色(活体红褐色),半透明,内部结构隐约可见。虫体长为 7.5～12mm,宽为 4～6mm,厚度为 3.5～5.0mm。

2. 卫氏并殖吸虫虫卵(湿片标本) 低倍镜下观察。虫卵金黄色,椭圆形,大小为 $(80～118)\mu m \times (48～60)\mu m$,最宽处多近卵盖一端。卵盖大,常略倾斜,也有缺卵盖者。卵壳薄厚不均,远卵盖端壳增厚。刚从虫体排出的虫卵,内含十多个卵黄细胞和一个卵细胞,卵细胞和卵黄细胞不易区分(图 1-21-2)。

3. 卫氏并殖吸虫第一中间宿主为川卷螺,第二中间宿主为溪蟹、蝲蛄。

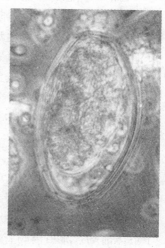

图 1-21-2 卫氏并殖吸虫卵

三、布氏姜片吸虫

目的 熟悉布氏姜片吸虫(*Fasciolopsis buski*,姜片虫)成虫特征;熟悉中间宿主和媒介植物类型;掌握虫卵形态特征。

原理 布氏姜片吸虫生活史复杂,中间宿主为扁卷螺,有多种媒介植物。应注意区分与其他吸虫病的感染方式异同。虫卵是各种吸虫病的重要诊断阶段,需重点掌握其形态特征。

材料 布氏姜片吸虫感染猪的小肠病理标本、布氏姜片吸虫成虫浸制标本、布氏姜片吸虫卵标本、布氏姜片吸虫中间宿主和媒介植物标本、普通光学显微镜。

方法 肉眼观察布氏姜片吸虫浸制标本、中间宿主和媒介植物标本;显微镜下观察布氏姜片吸虫卵。

结果

1. 布氏姜片吸虫成虫(浸制标本) 多从猪体内收集成虫浸制于福尔马林液中。虫体扁平,肥厚,活体时为肉红色,死亡固定后为灰白色。大小为 $(20～75)$ mm$\times(8～20)$mm,体前端可见一漏斗状腹吸盘,位于口吸盘的后面,两吸盘相距很近。

2. 病理标本 猪小肠液浸标本示成虫寄生部位。

3. 布氏姜片吸虫卵(湿片标本) 低倍镜下观察。

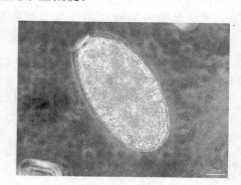

图 1-21-3 布氏姜片吸虫卵

为人体寄生蠕虫最大的虫卵,大小为(130～140)μm×(80～85)μm,椭圆形,淡黄色,卵壳薄,卵盖不明显,卵内含一个卵细胞和若干卵黄细胞(图 1-21-3)。

4. 布氏姜片吸虫中间宿主为扁卷螺。

5. 布氏姜片吸虫植物媒介为菱角、荸荠、茭白等多种水生植物。

四、日本血吸虫

目的　熟悉日本血吸虫(*Schistosoma japonicum*)成虫和日本血吸虫尾蚴的形态特点;熟悉中间宿主种类;掌握虫卵形态特征。

原理　日本血吸虫生活史中仅需一个中间宿主,其感染阶段、感染方式和途径均不同于其他食源性吸虫,应注意区分。虫卵是各种吸虫病的重要诊断阶段,需重点区别其形态特征。

材料　日本血吸虫成虫染色标本、日本血吸虫卵标本、日本血吸虫尾蚴染色标本、日本血吸虫的中间宿主标本、普通光学显微镜等。

方法　肉眼观察日本血吸虫中间宿主标本;显微镜下观察日本血吸虫成虫、虫卵和尾蚴标本。

结果

1. 日本血吸虫成虫(玻片标本)　日本血吸虫雌雄异体。雄虫乳白色,长 12～20mm,前端有发达的口吸盘和腹吸盘,突出如杯状,自腹吸盘以后,虫体扁宽。两侧向腹面卷曲,形成抱雌沟,故雄虫外观圆筒状。雌虫长 20～25mm,前细后粗,圆柱状,腹吸盘大于口吸盘,皆位于虫体前端。雌虫因肠管充满消化或半消化的血液而呈黑褐色。日本血吸虫雌虫常居于抱雌沟内与雄虫合抱,故在血管中查到血吸虫时,常呈一条白色线状虫体。

2. 日本血吸虫虫卵(湿片标本)　多从感染动物肝脏中收集,保存于福尔马林液中。滴片后低倍镜下观察。虫卵椭圆形,淡黄色,大小平均为89μm×67μm,卵壳薄且厚度均匀,无卵盖。卵壳亚侧位有一刺状突起,称侧棘(粪检或活组织检查时,卵壳表面常附有宿主组织残留物而致使侧棘不易发现)。卵壳内有薄的胚膜。成熟的血吸虫卵内含有一毛蚴,毛蚴与卵壳之间常有大小不等圆形或椭圆形油滴状的头腺分泌物(图 1-21-4)。血吸虫病患者粪便中的虫卵多为成熟虫卵;结肠壁活组织检查可查获活卵和变性卵。变性卵内含有萎缩的毛蚴或褐色颗粒状物。

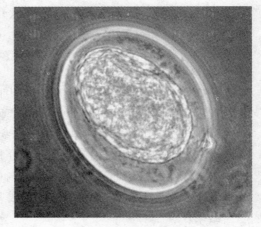

图 1-21-4　日本血吸虫卵

3. 日本血吸虫尾蚴(染色玻片标本)　尾蚴形似蝌蚪。属叉尾型,由体部及尾部组成,尾部分尾干和尾叉。尾蚴大小为(280～360)μm×(60～95)μm。腹吸盘位于体后部 1/3 处,体部前端还有特化的头器。

4. 日本血吸虫中间宿主为钉螺。

（李立伟）

实验二十二 医学绦虫

绦虫(cestode)隶属于扁形动物门绦虫纲(Class Cestoda),绦虫全部营寄生生活,生活史中需1~2个中间宿主,在中间宿主体内发育的阶段称为中绦期,各种绦虫中绦期的形态结构和名称依种类不同差异较大。寄生于人体的绦虫有30余种,分属于圆叶目(Cyclophyllidea)和假叶目(Pseudophyllidea)。

一、链状带绦虫和肥胖带绦虫

目的 掌握带绦虫卵的形态特点;熟悉链状带绦虫(*Taenia solium*,猪带绦虫)和肥胖带绦虫(*Taenia saginata*,牛带绦虫)成虫、孕节及囊尾蚴的形态特征,掌握其鉴别要点。

原理 链状带绦虫是圆叶目绦虫的代表虫种,其成虫和中绦期均对人致病,尤以中绦期致病严重。其成虫形态、生活史和肥胖带绦虫有相似之处,但两者在危害程度、治疗手段和流行等方面均有较大差异,故应注意重点区别。

材料 链状带绦虫和肥胖带绦虫成虫浸制标本、链状带绦虫和肥胖带绦虫孕节墨汁染色标本、带绦虫卵福尔马林固定标本、囊尾蚴寄生于猪肉或牛肉中的病理标本、普通光学显微镜。

方法 肉眼观察链状带绦虫和肥胖带绦虫成虫浸制标本、囊尾蚴寄生于猪肉或牛肉中的病理标本;显微镜下观察带绦虫卵。

结果

1. 链状带绦虫成虫(浸制标本) 绦虫病患者驱虫后,将驱出的成虫浸制于福尔马林液中而成。虫体带状,长2~4m,头节小,近球形,直径约1mm。颈部纤细,直径约为头节一半,长度为5~10mm,链体由700~1000个节片构成,节片薄略透明。幼节宽大于长。成节近方形,具发育成熟的雌、雄生殖器官各一套。孕节长大,除充满虫卵的子宫外,其他器官均退化。

2. 链状带绦虫囊尾蚴(浸制标本) 从米猪肉中剥离,经福尔马林固定制成。虫体为卵圆形、乳白色半透明的囊状体,黄豆大小,囊内充满透明的液体,囊壁内面有一米粒大的小白点,即内翻的头节,其结构与成虫头节相同。

3. 链状带绦虫孕节(玻片标本) 墨汁染色标本,用肉眼或低倍镜观察。孕节内子宫由主干向两侧分支,每侧7~13支,子宫分支排列不整齐,子宫内充满虫卵(图1-19-6)。

4. 肥胖带绦虫成虫(浸制标本) 绦虫病患者驱虫后,将驱出的成虫浸制于福尔马林液中而成。虫体长4~8m,头节略呈方形,直径1.5~2mm,无顶突及小钩。链体由1000~2000节片构成,节片肥厚不透明。幼节宽大于长。成节近方形,具发育成熟的雌、雄生殖器官各一套。孕节长大,除充满虫卵的子宫外,其他器官均退化。

5. 肥胖带绦虫孕节(玻片标本) 制作方法同猪带绦虫孕节。用肉眼或低倍镜观察。子宫由主干向两侧分支,较整齐,从分支的基部计数,每侧为15~30支,呈树枝状(图1-22-1)。

6. 带绦虫卵(湿片标本) 从孕节中涮出虫卵,经福尔马林固定而成。取固定液中的绦虫卵,滴于载玻片上,加盖片后用低、高倍镜观察,虫卵球形或近球形,直径31~43μm,卵壳薄,多已脱掉,胚膜厚,棕黄色具放射状条纹,卵内含一六钩蚴,成熟虫卵内六钩蚴的小钩明显可见(图1-22-2)。

7. 囊尾蚴寄生于猪肉、牛肉中的病理标本(浸制标本)　在猪肉或牛肉中发现半透明、黄豆大小的囊状物即为囊尾蚴。

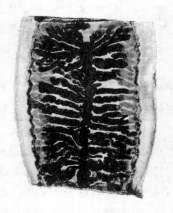

图1-22-1　牛带绦虫孕节

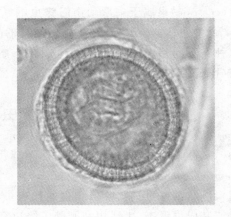

图1-22-2　带绦虫虫卵

二、细粒棘球绦虫

目的　熟悉细粒棘球绦虫(*Echinococcus granulosus*,包虫)成虫和棘球蚴的形态特征。

原理　细粒棘球绦虫是圆叶目绦虫中个体最小的虫种之一,其中绦期对人致病。其虫卵结构与猪、牛带绦虫基本相同,在光镜下难以区别。人在其生活史中只能充当中间宿主,故应注意其感染阶段和感染方式与其他带绦虫的区别。

材料　细粒棘球绦虫成虫染色标本、棘球蚴寄生骆驼肝脏的病理标本、普通光学显微镜。

方法　肉眼观察棘球蚴寄生骆驼肝脏的病理标本;显微镜下观察细粒棘球绦虫成虫染色标本。

结果

1. 细粒棘球绦虫成虫(染色玻片标本)　低倍镜观察。是小型的绦虫,长2~8mm,由头节、颈部和链体组成。虫体通常仅具幼节、成节和孕节各一节(图1-22-3)。

2. 含棘球蚴的骆驼肝脏(液浸标本)　在骆驼肝脏中发现大小不一的水球样物质即为棘球蚴。

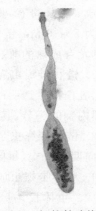

图1-22-3　细粒棘球绦虫

三、曼氏迭宫绦虫

目的　熟悉曼氏迭宫绦虫(*Spirometra mansoni*)成虫和裂头蚴的形态特征。

原理　曼氏迭宫绦虫是假叶目绦虫的代表虫种,其生活史与圆叶目绦虫的生活史差异较大,故应注意人在其生活史中的地位及其感染阶段和感染方式与圆叶目绦虫的区别。

材料 曼氏迭宫绦虫成虫液浸标本、裂头蚴寄生的蛙、蛇液浸标本。

方法 肉眼观察曼氏迭宫绦虫成虫液浸标本;裂头蚴寄生的蛙、蛇液浸标本。

结果

1. 曼氏迭宫绦虫成虫(液浸标本) 肉眼观察。长约 1m。头节呈指状,背腹各具一纵行吸槽。节片宽大于长,末端节片近似正方形。

2. 蛙、蛇液浸标本 示裂头蚴寄生。裂头蚴白色,长 3～30cm,体不分节,具横纹,头端稍膨大,背腹面各具一条纵行吸槽。

(李立伟)

实验二十三　医学线虫

线虫隶属于线形动物门线虫纲(Class Nematode),种类繁多,绝大多数营自由生活。在我国,营寄生生活并导致人疾病的种类有 30 余种。

一、似蚓蛔线虫

目的　熟悉似蚓蛔线虫(*Ascaris lumbricoides*,蛔虫)成虫的形态特征;掌握蛔虫卵(受精卵、未受精卵和脱蛋白膜卵)的形态特征;熟悉粪便直接涂片法检查虫卵。

原理　蛔虫是人体最常见的寄生虫,其生活史简单,不需要中间宿主,是土源性线虫的代表。虫卵是其最重要的诊断阶段,故需重点掌握三种类型虫卵的特征。

材料　蛔虫成虫浸制标本、蛔虫成虫解剖标本、蛔虫卵标本、成虫寄生于人体小肠的病理标本、普通光学显微镜。

方法　肉眼观察蛔虫成虫浸制标本、解剖标本和寄生于人体小肠的病理标本;显微镜下观察蛔虫卵标本。

结果

1. 蛔虫成虫(浸制标本)　肉眼观察。蛔虫为寄生于人体肠道中最大的线虫。虫体长圆柱形,似蚯蚓,死后经固定呈灰白色。体表有纤细横纹,左右各有一条纵行侧线。雌虫长 20～35cm,尾端钝直。雄虫长 15～31cm,尾端向腹面弯曲。

2. 蛔虫成虫(解剖标本)　肉眼观察。消化器官:为一纵行直管,口孔位于虫体顶端,下连食道,以下依次为中肠和直肠。雌虫直肠通于后端肛门。雄虫直肠末端与射精管相通于泄殖腔。生殖器官:雌虫的生殖器官为双管型,卵巢细长如线,一端游离,另一端膨大形成输卵管接子宫。子宫为最粗部分,长约 200mm,其内充满虫卵。两组子宫末端合并而成阴道。阴门开口于虫体腹面前 1/3 与中 1/3 交界处。两组生殖器官盘绕在虫体后 2/3 部分。雄虫的生殖器官为单管型,盘绕在虫体后半部,依次为睾丸、输精管、储精囊、射精管。尾端有两根象牙样的交合刺伸入泄殖腔而通至体外。

3. 蛔虫卵(玻片标本)　低倍镜或高倍镜观察。

(1)受精卵:宽椭圆形,棕黄色,大小(45～75)μm×(35～50)μm,卵壳厚,外被一层凹凸不平的蛋白质膜,被胆汁染成棕黄色。卵随粪便刚排出时内含一球形受精卵细胞,两端有新月形空隙。若粪便放置一段时间,受精卵细胞分裂,新月形空隙则逐渐消失(图 1-23-1A)。

(2)未受精卵:黄褐色,与受精卵相比较狭长,(88～94)μm×(39～44)μm。卵壳与蛋白质膜均较薄,蛋白质膜分布不均匀。卵内含大小不等的屈光颗粒(图 1-23-1B)。

(3)脱蛋白膜卵:受精卵与未受精卵皆可脱掉外层的蛋白质膜,使其变为无色,但卵内结构不变(图 1-23-1C)。应注意将脱蛋白膜的受精蛔虫卵与钩虫卵相区别。

4. 病理标本　来自临床手术病人。蛔虫性肠梗阻:可看到大量虫体扭结成团阻塞肠腔。

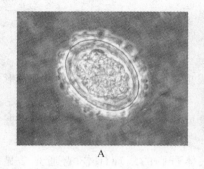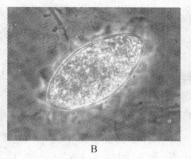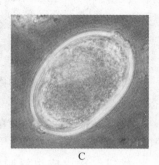

A   B   C

图 1-23-1 蛔虫卵

A:受精卵 B:未受精卵 C:脱蛋白膜虫卵

二、蠕形住肠线虫

目的 熟悉蠕形住肠线虫(*Enterobius vermicularis*,蛲虫)成虫的形态特征;掌握蛲虫卵的形态特征;熟悉蛲虫感染的检测方法。

原理 蛲虫是儿童集体机构中常见的寄生虫,其感染方式和其他直接发育型的线虫差异较大,故需熟悉其检测方法及诊断阶段的特征。

材料 蛲虫成虫浸制标本、蛲虫卵标本、普通光学显微镜。

方法 肉眼观察蛲虫成虫浸制标本;显微镜下观察蛲虫卵标本。

结果

1. 蛲虫成虫(浸制标本) 患者经驱虫后由粪便中收集,雌虫也可在患儿入睡时从肛周取得,保存于福尔马林液中。肉眼直接观察,蛲虫虫体细小,乳白色,酷似白线头。雌、雄虫大小悬殊,雌虫(8～13)mm×(0.3～0.5)mm,虫体中部膨大,尾端直而尖细;雄虫大小为(2～5)mm×(0.1～0.2)mm,体后端向腹面卷曲,呈"6"字形(图 1-23-2)。

2. 蛲虫卵(透明胶纸法) 低倍镜或高倍镜观察。虫卵大小(50～60)μm×(20～30)μm,不对称椭圆形,一侧扁平,一侧隆起(蛲虫卵立体形状为近似椭圆形的不等面三角体),光镜下,壳双层,无色透明。蛲虫卵自人体排出时壳内多含一蝌蚪期胚胎(图 1-23-3)。

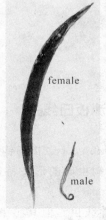

female

male

图 1-23-2 蛲虫成虫

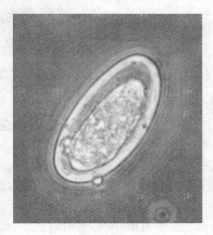

图 1-23-3 蛲虫卵

三、毛首鞭形线虫

目的　熟悉毛首鞭形线虫(*Trichuris trichiura*,鞭虫)成虫的形态特征;掌握鞭虫卵的形态特征。

原理　鞭虫生活史简单,不需要中间宿主。虫卵是其最重要的诊断阶段,故需重点掌握其虫卵的特征。

材料　鞭虫成虫浸制标本、鞭虫卵标本、成虫寄生于人体盲肠的病理标本、普通光学显微镜。

方法　肉眼观察鞭虫成虫浸制标本和寄生于人体盲肠的病理标本;显微镜下观察鞭虫卵标本。

结果

1. 鞭虫成虫(浸制标本)　新鲜鞭虫呈肉红色,死亡固定后为乳白色。虫体前细后粗,形似马鞭。雄虫较小,长 30～45mm,尾端向腹面卷曲,雌虫较大,长 35～50mm,尾端钝圆。

2. 鞭虫卵(湿片标本)　取固定于福尔马林液中的虫卵悬液滴片,低倍镜或高倍镜观察。虫卵黄褐色,纺锤形,大小为$(50～54)\mu m \times (22～23)\mu m$,卵壳较厚,其两端各有一个透明的盖塞,内为一受精卵细胞(图 1-23-4)。

3. 病理标本(浸制标本)　成虫寄生于肠黏膜,以其细长的前端钻入肠黏膜寄生。

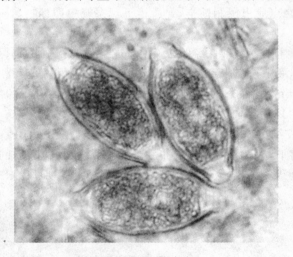

图 1-23-4　鞭虫卵

四、十二指肠钩口线虫和美洲板口线虫

目的　熟悉十二指肠钩口线虫(*Ancylostoma duodenale*,十二指肠钩虫)和美洲板口线虫(*Necator americanus*,美洲钩虫)成虫的形态特征;掌握钩虫卵的形态特征;熟悉其常用检测方法。

原理　钩虫生活史简单,不需要中间宿主,属土源性线虫。但其感染阶段和感染方式不同于其他土源性线虫。虫卵是其最重要的诊断阶段,因虫卵比重较小,故常采用饱和盐水浮聚法进行检测。

材料　钩虫成虫染色和浸制标本、钩虫卵标本、犬钩虫寄生于小肠的病理标本、普通光学显微镜。

方法　肉眼观察钩虫成虫浸制标本和犬钩虫寄生小肠的病理标本;显微镜下观察钩虫成虫染色标本和钩虫卵。

结果

1. 钩虫成虫(染色玻片标本)　低倍镜下比较观察两种钩虫成虫的口囊、交合伞形状及其背辐肋分支等形态特征,以区分两种钩虫,其主要鉴别点见表 1-23-1。

表 1-23-1　寄生人体两种钩虫成虫的鉴别

鉴别要点	十二指肠钩虫	美洲钩虫
大小	雌虫(10~13)mm×0.6mm	雌虫(9~11)mm×0.4mm
	雄虫(8~11)mm×(0.4~0.5)mm	雄虫(7~9)mm×0.3mm
体形	前、后端均向背面弯曲,体呈"C"形	前端向背面仰曲,后端向腹面弯曲,体呈"S"形
口囊	腹侧前缘有两对钩齿	腹侧前缘有一对板齿
交合刺	两刺呈长鬃状,末端分开	一刺末端呈钩状,常包套于另一刺的凹槽内
交合伞	撑开时略呈圆形	撑开时略呈扁圆形
背辐肋	远端分两支,每支再分三小支	基部先分两支,每支远端再分两小支

2. 钩虫成虫(浸制标本)　由钩虫病患者驱虫后在粪便中收集而来,保存于 5%~10% 福尔马林液中,用肉眼观察外部形态特征。两种钩虫皆呈乳白色(活时肉红色),半透明,雌虫均比雄虫大,雌虫尾端尖细,雄虫尾端膨大,角皮向后延伸形成交合伞(常闭合,侧面观呈扇形)。十二指肠钩虫前、后端均向背面弯曲,体呈"C"形。美洲钩虫前端向背面仰曲,后端向腹面弯曲,体呈"S"形。

3. 钩虫卵(湿片标本)　取固定于福尔马林液中的虫卵悬液滴片,低倍镜或高倍镜观察。两种钩虫卵在光镜下形态极相似,不易区别。椭圆形,大小(56~76)μm×(36~40)μm,卵壳薄,无色透明,刚从人体排出的虫卵,内含 4~8 个卵细胞(如粪便搁置 1~2d 后检查,卵内细胞分裂为多细胞呈桑葚状或发育成幼虫)。卵壳与卵细胞间有明显空隙(图 1-23-5)。

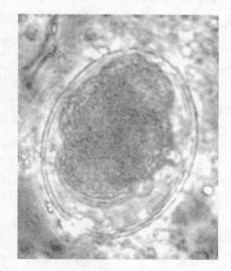

图 1-23-5　钩虫卵

4. 病理标本　将犬钩虫成虫寄生小肠的肠壁一段浸制于福尔马林液中而成,肉眼观察其寄生状态,即头端借口囊内钩齿(或板齿)咬附在肠黏膜上,虫体其余部分游离于肠腔内。

五、马来布鲁线虫和班氏吴策线虫

目的　了解马来布鲁线虫（*Brugia malayi*，马来丝虫）和班氏吴策线虫（*Wuchereria bancrofti*，班氏丝虫）丝虫成虫的形态特征；掌握丝虫微丝蚴的形态特征；熟悉其常用检测方法。

原理　丝虫是生物源性线虫，其感染阶段和感染方式不同于土源性线虫。微丝蚴是最重要的诊断阶段，微丝蚴夜晚出现在患者外周血中，故常采用血涂片进行检测。

材料　丝虫成虫浸制标本、微丝蚴染色标本、普通光学显微镜。

方法　肉眼观察丝虫成虫浸制标本；显微镜下观察两种微丝蚴染色标本。

结果

1. 马来丝虫成虫（浸制标本）　取自感染马来丝虫的实验动物体内，经福尔马林固定而成。虫体细长丝线状，乳白色，雄性体长略小于雌性，尾端向腹面卷曲2～3圈；雌虫的尾端钝圆，略向腹面卷曲。

2. 班氏微丝蚴（玻片标本）　经苏木素染色制作而成。低倍镜下虫体蓝紫色，线形，虫体外被有一层鞘膜。高倍镜下虫体细长，体态弯曲自然、柔和。头间隙较短，长宽比为1∶（1～2），体核圆形或椭圆形，排列整齐均匀，清晰可数。尾端无尾核（图1-23-6A）。

3. 马来微丝蚴（玻片标本）　经苏木素染色制作而成。低倍镜下观察，虫体蓝紫色，线形，虫体外被鞘膜。高倍镜下虫体细长，体态弯曲僵硬，大弯上有小弯。头间隙较长，长宽比例为2∶1，体核椭圆形，大小不等，排列紧密，常相互重叠，核间隙不清晰。尾部尖细，有两个前后排列的尾核，尾核处角皮略膨大（图1-23-6B）。班氏微丝蚴和马来微丝蚴的形态鉴别见表1-23-2。

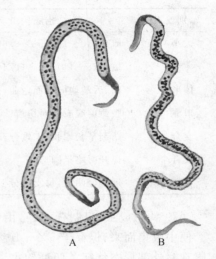

A　　　　　B

图 1-23-6　丝虫微丝蚴

表 1-23-2　班氏微丝蚴和马来微丝蚴的形态鉴别

鉴别要点	班氏微丝蚴	马来微丝蚴
大小	较大，长 244～296μm	稍小，长 177～230μm
体态	柔和，弯曲自然	僵硬，大弯上有小弯
头间隙	较短，长∶宽为 1∶（1～2）	较长，长∶宽为 2∶1
体核	较圆，大小均匀	较扁，大小不等
	排列整齐，疏松	排列杂乱，重叠
尾核	无	有 2 个尾核，尾核处角皮略膨大

六、旋毛形线虫

目的 了解旋毛形线虫(*Trichinella spiralis*,旋毛虫)成虫的形态特征;熟悉幼虫囊包及常用检测方法。

原理 旋毛虫是一种重要的食源性线虫,人类获得感染是由于食入含活幼虫囊包的肉类及其制品,故其感染方式与其他线虫有较大差异,应熟悉其感染方式及常用检测方法。

材料 旋毛虫成虫染色标本、幼虫囊包染色标本、普通光学显微镜。

方法 显微镜下观察旋毛虫成虫和幼虫囊包染色标本。

结果

1. 成虫(染色玻片标本) 高倍镜观察。体型细小,虫体前端稍细,后部稍粗,雌虫长 3～4mm,雄虫长 1.5mm。雌虫子宫内可见幼虫,雄虫末端有两叶交配附器。

2. 幼虫囊包(染色玻片标本) 低倍镜观察。旋毛虫幼虫在横纹肌肉内形成柠檬状囊包,内含 1～2 条卷曲的幼虫(图 1-23-7)。

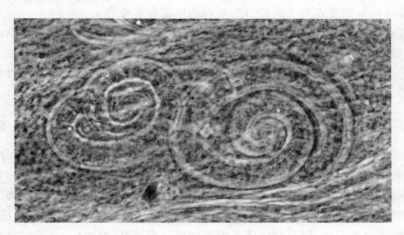

图 1-23-7　旋毛虫囊包

(李立伟)

实验二十四　医学节肢动物

节肢动物种类繁多,分布广泛,其中与医学有关的种类可通过骚扰、吸血、螫刺、寄生和传播病原体等方式危害人类健康,称为医学节肢动物(medical arthropod)。医学节肢动物分属于五个纲:昆虫纲(Class Insecta)、蛛形纲(Class Arachnida)、甲壳纲(Class Crustacea)、唇足纲(Class Chilopoda)和倍足纲(Class Diplopoda)。

一、昆虫纲

目的　掌握按蚊、库蚊和伊蚊的鉴别要点;熟悉蝇的一般形态特征;熟悉常见蝇种的形态特征。

原理　昆虫纲包含最重要的医学节肢动物种类,如蚊、蝇、白蛉、蠓、蚋、蚤、虱和蜚蠊等。掌握其共同特征和鉴别要点对于病媒节肢动物的鉴定有重要意义。

材料　按蚊、库蚊和伊蚊幼虫的玻片标本;按蚊、库蚊和伊蚊成蚊针插标本;常见成蝇的针插标本;白蛉、虱、蚤的玻片标本;放大镜;普通光学显微镜。

方法　肉眼或用放大镜观察按蚊、库蚊和伊蚊成蚊针插标本、常见成蝇的针插标本;显微镜下观察按蚊、库蚊和伊蚊幼虫、白蛉、虱和蚤的玻片标本。

结果

1. 蚊

(1)三属蚊成蚊针插标本:用放大镜或解剖镜观察。虫体由头、胸、腹三部分组成。头部具有复眼、触角、触须各一对及喙。口器为刺吸式。注意比较雌、雄蚊触角上的轮毛、触须的形态差异。胸部分前、中、后三部分,中胸具有翅一对,后胸具平衡棒一对,前胸、中胸和后胸各具足一对。腹部分11节,前8节可见,后3节特化形成外生殖器。按蚊属(*Anopheles*)蚊体大多灰褐色,翅多有黑白斑,停息时蚊体与停落面成一角度;伊蚊属(*Aedes*)蚊体黑色,足有白斑,翅无黑白斑,停息时蚊体与停落面平行;库蚊属(*Culex*)蚊体大多棕黄色,翅大多数无黑白斑,停息时蚊体与停落面平行。

①中华按蚊:雌雄蚊触须均长,与喙几乎等长。触须上有四个白环,翅前缘脉上有两个大白斑。

②致倦库蚊:淡褐色,体中等大小。雄蚊触须比喙长,雌蚊触须短,喙及腿无白环,第2～6腹节背板基部有淡色横带,其后缘凸出呈弧形。

③白纹伊蚊:体形较小,色黑有白斑,胸部背板前半部正中有一条明细单纵行白纹,后腿跗节的前四节基部有白环,第五节全白。

(2)三属蚊卵(玻片标本):按蚊属蚊卵呈舟状,卵两侧具有浮囊,单个散在或多个卵相互接触在一起形成几何图形,浮于水面(图1-24-1)。伊蚊属蚊卵呈纺锤形、无浮囊,单个散开,沉于水底(图1-24-2)。库蚊属蚊卵长圆锥形、无浮囊,多个卵粘集成筏,浮于水面(图1-24-3)。

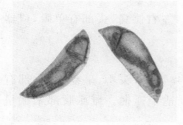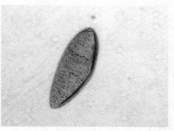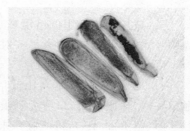

图 1-24-1　按蚊卵　　　　　　　图 1-24-2　伊蚊卵　　　　　　　图 1-24-3　库蚊卵

（3）三属蚊幼虫（玻片标本）：幼虫体分为头、胸、腹三部分。头部有触角、复眼、单眼各一对，口器为咀嚼式。腹部细长，可见 9 节，腹部第 8 节背面具有气孔器与气门或细长的呼吸管。库蚊呼吸管细长，伊蚊呼吸管粗短，按蚊幼虫无呼吸管，但有气门，各腹节背面有掌状毛。

2. 蝇

（1）成蝇（针插标本）：用放大镜或解剖镜观察。虫体由头、胸、腹三部分组成。头部具有复眼一对，通常雄蝇两眼间距离较窄或相接，雌蝇较宽。头顶有三个排成三角形的单眼。触角一对分三节，第三节近基部有触角芒一根，口器为舐吸式。胸部分前、中、后三部分，中胸最发达，具有翅一对。足三对。腹部仅 5 节可见，其余特化形成外生殖器。常见蝇种鉴别特征见表 1-24-1。

表 1-24-1　六种常见蝇种形态特征鉴别表

蝇种	体型	体色	口器	其他特征
丽蝇	大	胸部暗青灰色,腹部背面具有蓝色金属光泽	舐吸式	胸背前部有三条黑色纵纹,全身多毛,颊黄色
大头金蝇	大	青绿色金属光泽	舐吸式	复眼大而深红,颊橙黄色
绿蝇	中	绿色金属光泽	舐吸式	颊白色,胸背上的鬃毛发达
麻蝇	中	暗灰色	舐吸式	胸背面有三条黑色纵纹,腹部背面具有闪光灯黑白相间的棋盘状斑
舍蝇	小	灰黑色	舐吸式	胸背有四条黑色纵纹,翅的第四纵脉强弯曲与第三纵脉的末端接近
厩螫蝇	小	暗灰色	刺吸式	胸背有不清晰的四条纵纹,第四纵脉弱弯与第三纵脉的末端距离较远

（2）卵（玻片标本）：用低倍镜观察。乳白色,长椭圆形,长约 1mm。

（3）幼虫（蛆）（玻片标本）：用低倍镜观察。乳白色,圆柱形,前端尖细,后端粗并呈截断状,有后气门一对。

（4）蛹（浸制标本）：用放大镜观察。棕褐色,椭圆形。

3. 白蛉

（1）成蛉（玻片标本）：用低倍镜观察。体长 1.5～4.4mm,灰黄色,全身密布细毛,翅狭长,末端尖,停息时两翅向背面竖起约呈 45°,足细长,雌蛉腹部末端钝圆,雄蛉尾端有爪状的外生殖器。

4. 蚤

蚤（玻片标本）：用低倍镜观察。体短小，呈黄褐色或深棕色，左右侧扁，头部有单眼，口器为刺吸式，胸部分三节，有足三对。腹部分节，末端钝圆。

5. 虱

（1）体虱（玻片标本）：用低倍镜观察。体灰白色，长 2.7～4.4mm，头小，呈菱形，头部有触角一对，单眼一对，口器为刺吸式，腹部扁平，足粗短而爪坚强适于抓握。雌虱腹部末端呈"W"形（图 1-24-4A），雄虱腹部末端呈"V"形（图 1-24-4B）。

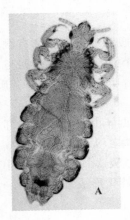 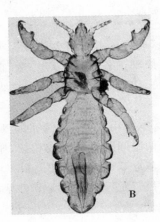

图 1-24-4 体虱
A：雌体虱 B：雄体虱

（2）阴虱（玻片标本）：用低倍镜观察。体形短宽似蟹状，前足和爪细长，中、后足与爪较粗，腹侧缘有圆锥状突起。

二、蛛形纲

目的 掌握硬蜱和软蜱的形态特征；熟悉螨的形态特征。

原理 蛛形纲最重要的医学节肢动物有蜱和螨，可以传播多种虫媒病，掌握蛛形纲共同特征和鉴别要点对于病媒节肢动物的鉴定有重要意义。

材料 硬蜱、软蜱、疥螨、恙螨和蠕形螨的玻片标本；普通光学显微镜。

方法 显微镜下观察硬蜱、软蜱、疥螨、恙螨和蠕形螨的玻片标本。

结果

1. 蜱

（1）硬蜱（玻片标本）：用低倍镜观察。虫体可分颚体和躯体两部分，颚体（假头）在躯体前，背面可看到。颚体由四部分组成：颚基、螯肢、口下板和须肢。雄蜱躯体背面有几丁质盾板覆盖，雌蜱盾板仅覆盖躯体背面的一半。足四对。气门在第四对足基节后方（图 1-24-5）。

（2）软蜱（玻片标本）：颚体位于躯体腹面前部，从背面不可见。体表呈皱纹状、颗粒状、乳突状或有盘窝。雌雄蜱外观不易区分。成虫和若虫的足基节Ⅰ、Ⅱ之间有基节腺开口，基节液的分泌，有调节血淋巴水分和电解质的作用。

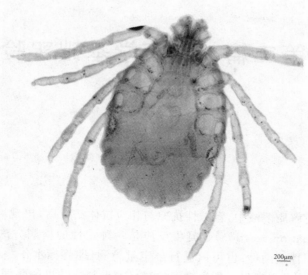

图 1-24-5　硬蜱

2. 螨

(1)疥螨(玻片标本):用高倍镜观察。雌疥螨近圆形,乳白色,体长 0.3~0.5mm,表皮较薄有刚毛及皮刺,颚体短小,四对足分前后两组,前二对足末端都带吸垫,后二对足为长刚毛。雄疥螨较雌疥螨小,体长 0.2~0.3mm,仅第三对足是长刚毛,其余均带吸垫。

(2)恙螨幼虫(玻片标本):用高倍镜观察。椭圆形,淡黄色或乳白色,大小 0.2~0.5mm,表皮较薄,多羽毛状,分颚体和躯体,躯体背面前端有一较薄的盾板,盾板为长方形,上有羽状毛 5 根,感器丝状,其远端有少数分支,足三对。

(3)蠕形螨(玻片标本):细长呈蠕虫状,成虫长 100~400μm,分颚体和躯体两部分,躯体又分足体(有 4 对足)和末体两部分,体表具环纹。

(李立伟)

第二篇　免疫学基础实验

实验一　凝集反应

在一定浓度的电解质溶液中,颗粒性抗原与相应抗体结合后,出现肉眼可见的凝集块,称为凝集反应(agglutination reaction)。凝集反应是一种定性的检测方法,即根据凝集现象的出现与否判定结果阳性或阴性;也可以进行半定量检测,即将标本作一系列倍比稀释后进行反应,出现阳性反应的最高稀释度作为滴度(或效价)来判断结果的强弱。凝集反应可分为直接凝集反应和间接凝集反应。由于凝集反应方法简便,目前在临床检验中仍被广泛应用。

目的　熟知凝集反应的概念和分类,领会 ABO 血型鉴定试验的结果判断,学会凝集反应在临床检验中的实际应用。

一、直接凝集反应

细菌、细胞等颗粒性抗原,在适当电解质参与下可直接与相应抗体结合出现凝集,称为直接凝集反应(direct agglutination reaction)。凝集反应中的抗原又称为凝集原(agglutinogen),抗体称为凝集素(agglutinin)。常用的直接凝集试验有玻片法和试管法两种。

(一)玻片凝集试验——ABO 血型鉴定

原理　玻片凝集试验为定性试验,一般将已知抗体(作为诊断血清)和受检颗粒性抗原,如菌液或红细胞,各一滴加于玻片上,混匀,数分钟后即可用肉眼观察凝集结果,出现凝集颗粒者为阳性。此法简便、快速,适用于从患者标本中分离菌种的诊断或分型,也可用于红细胞 ABO 血型的鉴定。

材料

1. 标准血清(抗体)　抗 A 分型试剂和抗 B 分型试剂各 1 支。

2. 盛有 1mL 生理盐水的一次性试管 1 支。

3. 一次性采血针 1 枚、白瓷板或玻片 1 块、一次性毛细吸管 1 支、75%酒精棉球和灭菌干棉球。

方法

1. 用酒精棉球消毒被检者的耳垂或手指尖端,以采血针刺破皮肤,稍加挤压,使血液流出,滴 1~2 滴血液于含有生理盐水的试管内,摇匀,使之成为血球悬液。用灭菌干棉球止血。

2. 取白瓷板 1 块,将抗 A、抗 B 分型试剂分别滴加 1 滴于白瓷板的两个圆孔内。

3. 用毛细吸管吸取血球悬液,在白瓷板的两个圆孔内各加 1 滴。

4. 将白瓷板前后左右不停地摇动,使其充分混匀,5~10min 后观察并记录结果。

结果　如有凝集,可见红细胞凝集成块;无凝集,红细胞呈均匀分散(图 2-1-1)。根据 ABO 血型鉴定表 2-1-1,判断受检者的血型。

表 2-1-1　ABO 血型鉴定表

抗 A 分型试剂	抗 B 分型试剂	血型
+	−	A
−	+	B
+	+	AB
−	−	O

注意事项

1. 采血前应对采血部位进行消毒。
2. 采血针必须一人一针,禁止混用,严防交叉感染。
3. 本法中血液也可不必用生理盐水稀释,直接滴在白瓷板或玻片上,结果不变。

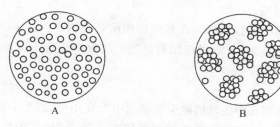

图 2-1-1　红细胞凝集判断示意图
A:红细胞不凝集　B:红细胞凝集

(二)试管凝集试验

原理　试管凝集试验是一种半定量的试验方法,常用于血清中抗体的测定,其浓度常以效价表示。将待检血清在试管内作一系列倍比稀释,然后加入相应的颗粒性抗原,使其在试管内发生直接凝集,以出现明显凝集(＋＋)的血清最高稀释度为其效价(亦称为滴度)。临床上常用的试管凝集试验有肥达试验(Widal test)和外斐试验(Weil-Felix test)。

方法　见"第一篇　病原生物学基础实验""实验七　细菌免疫学试验"之"肥达试验"。

二、间接凝集反应

将可溶性抗原或抗体先吸附于适当大小的颗粒性载体表面(这种载体与免疫无关),然后与相应抗体或抗原结合,在适量的电解质存在下,出现特异性凝集现象,称为间接凝集反应(indirect agglutination)或被动凝集反应(passive agglutination)。这种反应适用于各种抗体和可溶性抗原的检测,其敏感度高于沉淀反应,因此被广泛用于临床检验。其中将抗体吸附于载体表面检测抗原的间接凝集反应称为反向间接凝集反应。根据载体的不同可将间接凝集反应分为间接血球凝集试验、间接乳胶凝集试验(及间接乳胶凝集抑制试验)和金黄色葡萄球菌协同凝集试验。

(一)间接血球凝集试验——血清类风湿因子测定

原理　以红细胞为载体,将人丙种球蛋白(可溶性抗原)吸附在载体表面而成为致敏红细胞,然后用此致敏红细胞检测类风湿性关节炎患者血清中的类风湿因子(抗变性 IgG 抗体),当患者血清中含有类风湿因子时红细胞发生凝集。此方法常用于检测血清中的抗体,辅助诊断疾病。

材料

1. 致敏红细胞悬液。

2. 1∶10 待检血清、阳性对照血清、稀释液。

3. V 型微量反应板、微量振荡器、37℃恒温箱、移液器、移液头。

方法

1. 用微量移液器吸取稀释液加于微量反应板的 1～9 孔内,每孔 50μL,第 10 孔加 50μL 阳性对照血清。

2. 第 1 孔内加待检血清 50μL,混匀后吸出 50μL 加于第 2 孔内,依次作倍比稀释至第 8 孔,并从第 8 孔中吸出 50μL 弃去。各孔的血清稀释度为 1∶20、1∶40、1∶80……第 9 孔为阴性对照,第 10 孔为阳性对照。

3. 将致敏红细胞悬液混匀,从第 9 孔起依次向前各孔内加入 50μL 致敏红细胞悬液。

4. 第 10 孔阳性对照加 50μL 致敏红细胞悬液。将反应板置于微量振荡器上,振荡 1min,37℃静置 30min 后观察结果。

结果

先观察第 9 孔阴性对照孔中的红细胞应紧密集中于孔中央,成为一暗红色圆点(图 2-1-2);第 10 孔阳性对照孔中的红细胞应凝集并均匀地铺于孔的四周,孔中央无红细胞沉积的暗红点。然后根据孔中红细胞凝集现象及其强弱程度,分别以"＋"表示如下:

"＋＋＋"——红细胞凝集铺于孔的四周,有时因凝集过于强烈,会出现周边的凝集向孔心滑动的现象,此时应注意不要误判为阴性(阴性:红细胞紧密集中于孔底,边缘整齐光滑)。

"＋＋"——部分红细胞凝集,均匀铺于孔四周,孔中央可见疏松的红点。

"＋"——红细胞沉积为环形,直径比对照的大,环四周有凝集现象。

"－"——红细胞紧密集中于孔底,边缘整齐光滑。

以"＋＋"的血清最高稀释度作为试验效价,凝集效价＞1∶40 判定为阳性。

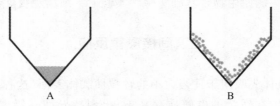

图 2-1-2　红细胞凝集判断示意图

A:红细胞不凝集　B:红细胞凝集

注意事项

1. 在进行多样本血清稀释时,极易发生操作失误,因此,操作要仔细。

2. 加致敏红细胞悬液应从第 9 孔为阴性对照开始依次从低浓度向高浓度进行。

3. 观察结果时应轻拿 V 型反应板,避免已凝集的红细胞从孔壁滑落,造成凝集效价下降出现假阴性结果。

(二)间接凝集抑制试验——妊娠试验

原理 可溶性抗原致敏的乳胶颗粒与相应抗体作用可使乳胶颗粒凝集,此为间接乳胶凝集试验。若使该抗体先与可溶性抗原作用,再加入该抗原致敏的乳胶颗粒,则乳胶凝集被抑制,此为间接乳胶凝集抑制试验,此法可用于检测标本中的抗原。

妊娠试验据此原理设计:孕妇尿中绒毛膜促性腺激素(HCG)含量明显增高。HCG先与抗HCG抗体作用后,再加入HCG致敏的乳胶颗粒,就不出现凝集反应,此为妊娠试验阳性;反之,非孕妇尿中HCG含量甚微,不足以消耗掉抗HCG抗体,故抗体与后加入的HCG致敏乳胶结合,呈现细小的凝集颗粒,则妊娠试验阴性。

材料

1. 妊娠诊断试剂抗血清(抗HCG)、妊娠诊断试剂乳胶抗原(HCG致敏)、待检尿、孕妇尿、正常尿。

2. 有格玻片、毛细吸管等。

方法

1. 在玻片的第1、2和3格内分别滴加1滴正常尿、待检尿及孕妇尿。

2. 每格内加入妊娠诊断试剂抗血清1滴,轻轻摇动使其充分混匀,静置1～2min。

3. 每格内加入乳胶抗原1滴,轻轻摇动玻片3～5min后观察结果,记录各标本有无凝集现象(图2-1-3)。

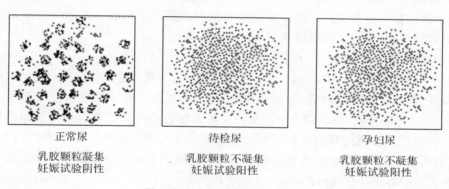

正常尿	待检尿	孕妇尿
乳胶颗粒凝集 妊娠试验阴性	乳胶颗粒不凝集 妊娠试验阳性	乳胶颗粒不凝集 妊娠试验阳性

图2-1-3 妊娠试验结果示意图

结果 孕妇尿格呈均匀浑浊乳状液,无凝集,妊娠试验阳性;正常尿格出现白色细小凝集物,随时间延长凝集物变成小块状,妊娠试验阴性。待检尿若为乳状液,妊娠试验阳性;若出现凝集,则妊娠试验阴性。

注意事项

1. 在操作过程中要不断地摇动玻片。

2. 气温较低的环境,应适当延长结果判断的时间,或提高实验环境的温度。

3. 当凝集不明显,或结果判断困难时,可将玻片置于显微镜下观察,极易判断胶乳是否有凝集现象。

(三)金黄色葡萄球菌协同凝集试验

参见第一篇实验七。

(鲍建芳)

实验二　沉淀反应

可溶性抗原如血清、毒素、细菌浸出液等与相应抗体结合,当两者比例合适、并有适量电解质存在时,形成肉眼可见的沉淀物或沉淀线,称为沉淀反应(precipitation)。参与沉淀反应的抗原称为沉淀原,抗体称为沉淀素。由于参与反应的抗原为可溶性,分子小,单位体积内所含的抗原量多,与抗体结合的总面积大,因此在实验中常常稀释抗原以保持抗原与抗体合适的比例,并以抗原的稀释度作为沉淀反应的效价。

沉淀反应是免疫实验中最常用、最基本的方法之一。它的种类较多,可分为琼脂扩散试验、免疫电泳试验、环状沉淀试验及絮状沉淀试验等。

目的　熟知沉淀反应的概念和分类,领会双向琼脂扩散试验和对流免疫电泳试验的结果判断,学会沉淀反应在临床检验及科研中的应用。

一、琼脂扩散试验

利用可溶性抗原与相应抗体在半固体琼脂内进行扩散,当两者比例合适时,就出现白色沉淀线,此方法称为琼脂扩散试验。本试验可在试管内、平皿中及玻片上的琼脂内进行操作。

琼脂扩散试验可分为单向琼脂扩散试验和双向琼脂扩散试验。扩散与电泳结合又有多种方法,如对流免疫电泳、火箭电泳及交叉免疫电泳等。

(一)单向琼脂扩散试验

原理　单向琼脂扩散试验(single agar diffusion)是一种定量试验。将一定量的抗体与琼脂混合,倾注于玻璃板上,凝固后,在琼脂层中打孔,再将抗原加入孔中。孔中抗原向四周扩散(分子量<20万的物质,在琼脂中扩散犹如在液体中自由运动),在抗原与抗体的比例合适处,呈现白色沉淀环。沉淀环的直径大小与抗原浓度成正比。如事先用不同浓度的标准抗原制成标准曲线,则未知标本中的抗原含量可从标准曲线中求出。本试验主要用于检测标本中各种 Ig 和血清中各种补体成分的含量,灵敏度较高。

材料

1. 3% 琼脂(用 0.01mol/L pH7.4 磷酸盐缓冲液配制)。

2. 抗血清　羊抗人 IgG 诊断血清(单向扩散效价 1:80)。

3. 标准抗原　冻干正常人混合血清。

4. 待检标本　人血清。

5. 0.01mol/L pH7.4 磷酸盐缓冲液(PBS)。

6. 单向扩散专用小塑料板、微量移液器、打孔器(3mm)和水浴箱等。

方法

1. 将 3% 琼脂加热融化后,保温于 56℃ 水浴中。

2. 用 PBS 将羊抗人 IgG 诊断血清作 1:40 稀释,保温于 56℃ 水浴中。当抗血清和琼脂均为 56℃ 时,两者等量混匀,此时抗血清的浓度为 1:80,琼脂浓度为 1.5%。

3. 将含有抗血清的琼脂浇板,每块板 4mL,待其冷却凝固后,用打孔器在琼脂板上打孔,空间距为 1.2～1.5cm,挑出孔内琼脂。

4. 稀释标准抗原　每支冻干标准血清加入蒸馏水 0.5～1.0mL,待完全溶解后,根据 IgG 含量用 PBS 稀释成几种稀释度,使其 IgG 含量分别为每毫升 $50\mu g$,$100\mu g$,$200\mu g$,$400\mu g$,$800\mu g$ 等。

5. 加样　用微量移液器吸取 $10\mu L$ 各种稀释度的标准抗原,准确地加入琼脂板的孔中,一种稀释度加 2 个孔,用以制作标准曲线。测待检标本时,先将被检血清用 PBS 作 1∶40 稀释,然后每孔加 $10\mu L$,每份标本加 2 孔。

6. 加好样品的琼脂板放于湿盒内,经 37℃ 24h 后取出,测量各孔沉淀环直径(图 2-2-1)。

7. 以各种稀释度标准抗原的沉淀环直径为纵坐标,相应孔中 IgG 含量为横坐标,在计算机或半对数坐标纸上画出标准曲线(图 2-2-2)。根据待检血清沉淀环的直径,查标准曲线,将查得的 IgG 含量乘以标本的稀释倍数(40),即为血清中 IgG 含量。

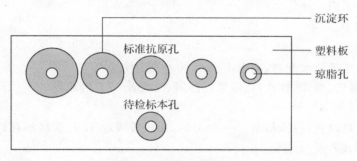

图 2-2-1　单向琼脂扩散试验示意图

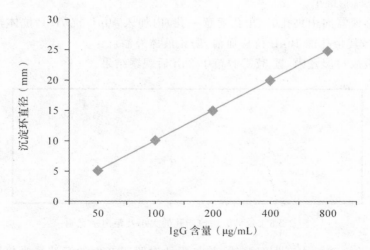

图 2-2-2　单向琼脂扩散试验标准曲线

注意事项

1. 琼脂和抗体保温温度不宜太高,抗体保温时间也不应太长,否则对抗体的活性有影响。

2. 溶解 IgG 标准抗原时,其蒸馏水的具体用量应按试剂盒说明进行取量。

3. 加标准抗原和待检标本时应力求准确,否则实验结果有偏差。

4. 琼脂经 37℃ 24h,可能会生长细菌,为避免此现象的产生,可加入终浓度为 0.02% 的叠氮钠。

(二)双向琼脂扩散试验

原理　双向扩散(double diffusion)是将可溶性抗原和抗体分别加入琼脂板相对应的孔中,两者各自向四周扩散,如果抗原和抗体相对应,则在两者比例适当处形成白色沉淀线。若同时含有若干对抗原抗体系统,因其扩散速度不同,可在琼脂中出现多条沉淀线。观察沉淀线的位置、形状等可对抗原或抗体作出定性分析。本试验常用于检测抗原抗体的纯度、滴定抗体的效价以及用已知抗原(抗体)检测和分析未知抗体(抗原)。临床上用此法检测患者血清中的甲胎球蛋白(AFP),作为原发性肝癌的重要诊断指标。双向扩散试验所需时间较长(24h),灵敏度不高。

材料

1. 抗体　抗 AFP。

2. 抗原　AFP。

3. 待检血清。

4. 1% 琼脂(生理盐水配制,内含 1:10000 叠氮钠)。

5. 载玻片、吸管、吸球、打孔器、微量移液器、湿盒及 37℃ 孵箱等。

方法

1. 将琼脂加热融化,待冷却至 50~60℃时,用吸管吸取 4mL 缓缓加在载玻片上(勿使溢出玻片边缘,并避免产生气泡)。

2. 待琼脂冷却凝固后,用打孔器按图 2-2-3 要求打孔(打 6 孔或 3 孔均可,孔间距为 6mm),并将孔中琼脂挑出。

3. 用微量移液器向中央孔(三角孔随意一孔)内加入 10μL 抗 AFP 抗体,上下孔加 AFP 抗原作阳性对照,其余孔加 10μL 待检血清,防止液体外溢。

4. 将琼脂板放在湿盒内,置 37℃ 孵箱中 24h 后观察结果。

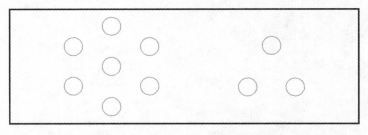

图 2-2-3　双扩散法琼脂孔的大小及距离示意图

结果　若待检血清标本产生沉淀线,并与阳性对照所产生的沉淀线吻接成一线,则表示 AFP 阳性。如无沉淀线则表示 AFP 阴性(图 2-2-4)。

双向扩散时,在抗原和抗体的对应孔和临近孔之间,由于加入的抗原和抗体的成分不同,沉淀线的位置、数目与特征也有差异,这些都有助于分析抗原或抗体的成分。沉淀线一般有以下几种情况:

1. 若抗原与抗体的浓度相等,则沉淀线在两孔之间呈直线(图 2-2-4A);若抗体浓度比抗原低,则沉淀线靠近抗体一方(图 2-2-4B);反之,如抗原浓度比抗体低,则沉淀线靠近抗原一方(图 2-2-4C)。

2. 在三角形排列孔中,若两抗原孔内的抗原相同,与同一相应抗体反应,两条沉淀线顶端相连(图 2-2-4D);若两抗原孔内抗原不同,与两种相应抗体反应,两条沉淀线相交(图 2-2-4E);若一抗原孔的抗原与另一孔中除有相同成分外又有不同成分,抗体孔内有各相应的抗体,则形成的沉淀线相切(图 2-2-4F)。

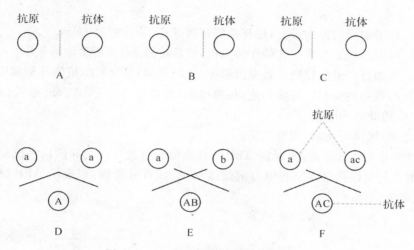

图 2-2-4　双向琼脂扩散试验沉淀线类型

注意事项

1. 扩散时间要适当。时间过短,沉淀线线不能出现;时间过长,会使已形成的沉淀线解离或散开而出现假阴性。

2. 加抗原、抗体的移液枪头不能混用。

3. 为避免琼脂中生长细菌,可加入终浓度为 0.02% 的叠氮钠防腐。

二、免疫电泳试验

(一)对流免疫电泳试验

原理　带电的胶体颗粒可在电场中移动,移动方向与胶体颗粒所带电荷有关。蛋白质抗原在 pH8.6 的碱性缓冲液中,由于羧基解离而带负电荷,在电泳时从负极向正极移动。抗体属球蛋白,所暴露的极性基团较少,在碱性缓冲液中羧基解离也少,只带微弱的负电荷,而且其分子量较大,电泳力较小,在琼脂电渗力作用下反而由正极向负极移动,这样就使抗原和抗体定向对流,在两孔间相遇时发生反应,并在比例合适处形成肉眼可见的白色沉淀线。这种将双向琼脂扩散和电泳技术结合在一起的方法称为对流免疫电泳(counter immuno-electrophoresis)。由于抗原、抗体在电场中定向移动,限制了抗原抗体的多向自由扩散,加快了抗原抗体的移动速度,因而提高了试验的敏感度,同时也缩短了试验时间,故可用于快速诊断。

材料

1. 电泳缓冲液　pH8.6 巴比妥-盐酸缓冲液。

2. 抗体　抗 AFP。

3. 抗原　AFP阳性血清、待检病人血清。

4. 1％琼脂　用pH8.6巴比妥-盐酸缓冲液配制,冰箱保存备用。

5. 电泳仪、电泳槽、载玻片、打孔器、10mL吸管、移液器、移液头等。

方法

1. 制板　加热融化1％琼脂,待冷却至50～60℃时,用10mL吸管吸取4mL加于载玻片上。

2. 打孔　在凝固后的琼脂板上,用打孔器打两排孔,孔间距为4mm。

3. 加样　将琼脂板上有标记孔的作为阴极,然后按图2-2-5所示加满各孔。

4. 电泳　将加好样品的琼脂板置电泳槽上,抗原孔侧置阴极端,抗体孔侧置阳极端。

5. 琼脂板两端用纱布与缓冲液相连,接通电源,控制电压6～10V/cm板长(两端电压约50V),电泳时间约30～60min。

6. 关闭电源,取出琼脂板,观察结果。

结果　将玻片对着强光源,先观察AFP阳性血清孔与抗体孔之间的白色沉淀线,然后再观察待检血清孔与抗体孔之间是否也有沉淀线出现,如有沉淀线,则表示AFP试验阳性,反之则AFP试验为阴性。

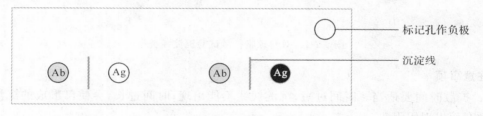

图 2-2-5　对流免疫电泳示意图

Ab 抗AFP　　Ag AFP阳性血清　　Ag 待检病人血清

注意事项

1. 电泳时电流不宜过大,以免蛋白变性。

2. 抗原和抗体的电极方向不能搞错。

3. 抗原和抗体的浓度要适当,抗原太浓或太稀都不易出现沉淀线。

4. 电泳所需时间与孔间距离有关,距离越大,电泳时间越长。

5. 琼脂的质量要好(选用进口或者进口分装),否则不易出现结果,也可选用琼脂糖。

6. 琼脂的浓度不宜太高(1％～2％),应以容易挑出孔内琼脂为宜。

注:带电质点在电场中向着带异相电荷的电场移动,称为电泳。其在电场中移动的方向及速度,取决于带电质点本身所带的电荷、电场强度、溶液的pH值、黏度以及电渗等因素。

电渗作用:电渗是在电场中液体对于固体支持物的相对移动。由于琼脂中含有SO_4^{2-},带负电荷,造成静电感应致使附近的水带正电荷,而向负极移动,这种现象称为电渗作用,水向负极移动所产生的力称为电渗力。因此,电泳时有两种力,即电泳力和电渗力。如果物质原来带正电荷,向负极移动,则因电渗作用向负极移动得更快。如果物质向正极移动,所带电荷少,电泳力抵不过电渗力,则也向负极移动,血清中的γ球蛋白就是如此。

（二）免疫电泳试验

原理　免疫电泳试验（immunoelectroretic test）是将琼脂电泳和双向琼脂扩散相结合用于分析抗原组成的一种定性方法，具有灵敏、快速的优点。试验分为以下两个步骤：

1. 电泳　将待检的可溶性物质在琼脂板上进行电泳分离。由于不同蛋白的分子量及所带电荷均不相同，在电场中，其运动速度也不同，因此通过电泳能把混合物中的各种蛋白质分离开来。

2. 琼脂扩散　电泳后在琼脂槽中加入相应抗血清，然后置湿盒内让其进行扩散。当抗原与抗体相遇且比例适合时，可形成不溶性复合物，出现特异性沉淀线。根据沉淀线的数目及位置可鉴定分析各种抗原成分及其性质。

材料

1. 待检标本　正常人血清。

2. 兔抗人血清。

3. 1％琼脂　用 0.05mol/L pH8.6 巴比妥缓冲液配制。

4. 载玻片、打孔器、2mm×6mm×60mm 聚苯乙烯塑料条、微量移液器、10mL 吸管。

方法

1. 制板　载玻片放于水平台面上，按图 2-2-6 将塑料条放置在玻片上，吸取 4mL 已加热融化好的 1％琼脂于载玻片上，待其凝固后，取出塑料条，即成琼脂槽，按图打孔，挑去孔中琼脂。

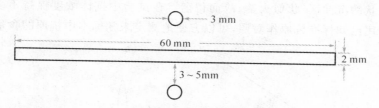

图 2-2-6　免疫电泳琼脂板制作示意图

2. 加样　用微量移液器向孔中加入标本，勿使外溢。

3. 电泳　将加好标本的琼脂板置电泳槽上，琼脂板两端用纱布与缓冲液相连，接通电源，控制电压 4V/cm 板长，电泳约 1.5h。

4. 扩散　在琼脂槽中加满兔抗人血清，然后将其置湿盒内 37℃扩散 24h，观察结果。

结果　在槽的一侧出现弧形沉淀线图 2-2-7。

注意事项

1. 琼脂的质量要好（选用进口或者进口分装），否则不易出现结果，也可选用琼脂糖。琼脂的浓度一般选用 1％～2％，不宜太高，以容易挑出孔内琼脂为适。

2. 制板时应尽量保持水平位置。

3. 琼脂板与纱布之间的搭桥应紧密接触，以免因电流不均而发生沉淀线歪曲。

4. 电泳时电流不宜过大，以免蛋白变性。

5. 电泳结束后应做好正负极标记，以便观察结果。

6. 扩散后，可直接观察结果，也可染色观察。直接观察要在黑色背景下，用斜光观察。

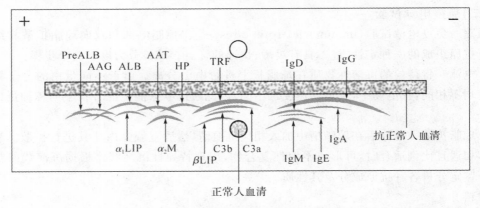

图 2-2-7　血清蛋白各区带位置示意图

PreALB:前白蛋白;ALB:白蛋白;α₁LIP:α₁ 脂蛋白;HP:触珠蛋白;TRF:转铁蛋白;βLIP:β 脂蛋白;AAG:酸糖蛋白;AAT:抗胰蛋白酶;α₂M:α₂ 巨球蛋白

(三)火箭免疫电泳试验

原理　火箭免疫电泳(rocket immunoelectrophoresis)是在单向免疫扩散基础上发展起来的一种定量技术。检测时将含有已知抗体的琼脂浇成琼脂板,在琼脂板的一端打一排抗原孔,加入待检样品和不同稀释度的标准抗原后,将抗原置阴极端进行电泳,抗原向阳极移动过程中与相应抗体发生反应,在两者比例适当处沉淀下来,随着泳动抗原的逐渐减少,沉淀也逐渐减少,形成峰状的沉淀区,状似火箭,故而得名。在试验中抗体浓度保持不变,峰的高度与抗原量呈正比,用已知标准抗原作对照,可以方便地测定未知标本中抗原的含量(图 2-2-8)。

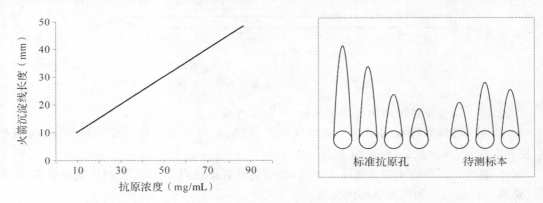

图 2-2-8　火箭免疫电泳试验示意图

材料

1. 2%琼脂　用 0.05mol/L pH8.6 巴比妥缓冲液配制。

2. 抗体　抗 AFP。

3. 标准抗原　标准 AFP 抗原。

4. 待检标本　肝癌病人血清。

5. 玻璃板(7cm×10cm),其他材料同对流免疫电泳。

方法

1. 制板　2%琼脂加热融化后置 56℃水浴箱中保温;根据抗体效价用 0.05mol/L pH8.6

巴比妥缓冲液稀释抗 AFP,并保温于 56℃水浴箱中;然后将琼脂和抗体等量混合,混匀后立即浇板。

2. 打孔　凝固后用金属打孔器在距琼脂边缘 1.5cm 处打一排孔,孔距为 7~8mm。

3. 加样　用微量移液器在每孔中加入 10μL 不同稀释度的标准抗原及待测标本,标准抗原稀释度范围应包括标本最高含量和最低含量。

4. 电泳　将加好样品的琼脂板立即置电泳槽内,抗原孔在阴极端,电压维持在 3~5 V/cm,电泳 6~8h。

5. 电泳完毕后,取出琼脂板,精确测量各孔中心至沉淀峰尖端的长度,制作抗原的标准曲线。以测得的待检抗原峰长度查标准曲线,即可得出待测标本中抗原的含量。

注意事项

1. 琼脂和抗体保温温度不宜太高或太低,太高对抗体的活性有影响,太低则不易浇板。同时抗体保温时间也不宜太长,否则造成抗体的活性降低,影响试验结果。

2. 电泳时注意电源正负极,将抗原孔置于负极;电压不能太高,不然易造成沉淀峰出现扭曲。

(四)交叉免疫电泳试验

原理　交叉免疫电泳(crossed immunoeletrophoresis)是琼脂免疫电泳和火箭电泳的发展。抗原先在普通琼脂中电泳(同免疫电泳),然后在一侧浇上含抗体的琼脂,将板作 90°转位,再进行第二次电泳(同火箭电泳)。第一次电泳是将抗原各个成分拉开,第二次电泳是将各种不同成分在抗体中形成火箭。这种方法克服了免疫电泳中各种成分堆积形成融合线的缺点,同时也可比较,观察复杂蛋白的各个成分的含量,并且也可作简单几个成分定量的研究。

材料

1. 破伤风类毒素(抗原)。

2. 破伤风抗毒素(抗体)。

3. 1.5%琼脂糖(0.02mol/L pH8.6 巴比妥缓冲液配制)。

4. 玻璃板(7cm×10cm×1cm),其他材料同火箭电泳。

方法

1. 将玻璃板置于已调节好的水平台上,然后把融化的琼脂糖浇在玻璃板上,每块板浇 5.2mL。

2. 待琼脂糖凝固后,用刀片按图 2-2-9A 切割成条,然后用长条刀片慢慢地把一条琼脂糖凝胶带 a 移到另一块同样大小的玻璃板上,按图 2-2-9B 用打孔器在距阴极端 1cm 处打两个孔,孔距为 5~8mm。

3. 用移液器在每孔内加 20μL 抗原(两孔中可加不同稀释度的同种抗原,也可加不同种的抗原)。

4. 第一向电泳　把 a 凝胶板移到电泳槽上,抗原端接阴极,另一端接正极,用滤纸或纱布连接凝胶与缓冲液,150V 下电泳 1h。

5. 第一向电泳毕,把凝胶板移到水平台上,取 0.18mL 抗血清加入 3.5mL 琼脂糖,混匀后浇到板上余下的一侧(即空白板的 b 部分)。

6. 第二向电泳　再如火箭电泳法进行第二次电泳。第一次电泳的琼脂条放在阴极端,在电压 70V 下电泳 16h。

　　7. 电泳结束后,取出琼脂板直接观察或干燥后染色观察。

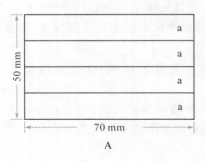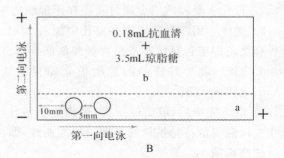

图 2-2-9　交叉免疫电泳
A:制备第一向凝胶平板　B:交叉免疫电泳凝胶排列示意图
(a:第一向凝胶条　b:抗血清琼脂糖凝胶)

　　结果　实验结果如图 2-2-10 所示。

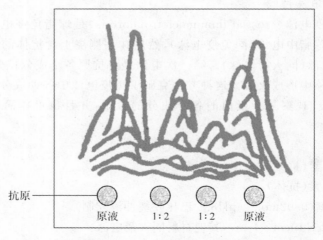

图 2-2-10　破伤风类毒素与抗毒素的交叉免疫电泳图谱

注意事项

　　1. 所用器材必须清洁,无油脂及蛋白质之类的物质以免干扰。

　　2. 孔径、孔距要掌握好,以防样品间的相互干扰;加抗原、抗体时,勿使样品外溢或带进气泡。

三、环状沉淀试验

　　原理　在环状沉淀管中,可溶性抗原与相应抗体特异性结合,在两者交界面处可出现乳白色环状沉淀物,即为阳性反应。本试验常用于抗原的定性,如诊断炭疽的 Ascoli 试验、血迹的鉴别等。

材料

1. 抗人血清。

2. 人血清和鸡血清稀释液。

3. 生理盐水、沉淀小管、毛细吸管。

方法

1. 排列 3 支沉淀小管，按表 2-2-1 顺序加入各成分。

表 2-2-1　环状沉淀反应

单位:mL

试管号	抗人血清	人血清	鸡血清	生理盐水
1	0.2	0.2	—	
2	0.2	—	0.2	—
3	—	0.2		0.2

2. 室温下静置 15min，观察两液面接触处，有白色沉淀环出现者为阳性。

结果　1 号管为阳性，2 号和 3 号管为阴性。

注意事项

1. 抗体应加在沉淀管下层，抗原在上层。

2. 加抗原时应使沉淀管倾斜，让抗原缓慢由管壁流下，轻浮于抗体上面，勿使相混，避免气泡产生，否则不能出现结果。

3. 观察时，沉淀管平举眼前，如在小管后方衬以黑纸或手指，使光线从斜上方射入两液面交界处，则能更清楚地看到沉淀环。

（鲍建芳）

实验三　补体参与的免疫反应

　　补体是存在于哺乳动物血清中的一组糖蛋白,约占血清总蛋白含量的 3‰～5‰。正常情况下,循环中的补体成分均以非活化的前体形式存在,可通过传统途径或旁路途径而激活。补体的作用没有特异性,能与任何一组抗原抗体复合物结合。在激活过程中分解的产物有杀菌、溶菌、灭活病毒、破坏细胞以及促进吞噬、促进血液凝固等作用,是整个机体免疫功能的重要组成部分。

　　各种动物血清中,补体的含量以豚鼠为最高,成分较全,效价稳定,采取方便,因而常将豚鼠的全血清作为补体来使用。补体不耐热,56℃ 30min 就可使其失去活性,这一过程称为“灭能”或“灭活”。

　　目的　熟知补体“灭能”的概念,领会补体在溶血反应中的作用,学会补体参与的免疫反应在临床检验和科研中的实际应用。

一、溶血反应

　　原理　将红细胞多次注射于动物(如将绵羊红细胞多次免疫家兔)可使之产生相应的抗体(溶血素),这种抗体与红细胞结合,在有电解质存在时可发生凝集现象,若同时有补体存在,则补体被激活,红细胞被破坏溶解,这种现象称为溶血反应(hemolytic reaction)。通常溶血反应用来作为补体结合反应中的指示系统。

　　材料

　　1. 2‰绵羊红细胞、溶血素、补体(豚鼠血清)、生理盐水。

　　2. 小试管、吸管、滴管。

　　方法

　　1. 取小试管 3 支,按表 2-3-1 加入各物。

表 2-3-1　溶血反应加样程序 1　　　　　　　　　　　　单位:mL

管　号	1	2	3
2‰红细胞	0.5	0.5	0.5
溶血素(2U)	0.5	0.5	—
补体(2U)	0.5	—	0.5
生理盐水	0.5	1.0	1.0

　　2. 将上述 3 支试管放置于 37℃水浴中 15～30min,观察有无溶血现象,若红细胞溶解,则由红色的细胞浑浊液体变为红色透明液体。

　　3. 将不溶血试管(第 2、3 管)低速离心 3～5min,使红细胞沉淀。

　　4. 将第 2 管上清液倒入(或用毛细吸管吸入)第 4 管,将第 3 管上清液倒入第 5 管,然后再依表 2-3-2 加入各物。

表 2-3-2　溶血反应加样程序 2　　　　　　　　　　　　　　　　　　单位:mL

管　号	2	3	4	5
内容物	第 2 管沉淀物	第 3 管沉淀物	第 2 管上清液	第 3 管上清液
2%红细胞	—	—	0.5	0.5
溶血素(2U)	—	0.5	—	0.5
补体(2U)	0.5	—	0.5	—
生理盐水	2.5	2.5	—	—

5. 混匀后,将上述 4 支试管置 37℃水浴中 15～30min 后,观察结果。

结果　第 1、2、5 管出现溶血,其余两管均不溶血。

注意事项

1. 未经洗涤的绵羊红细胞悬液可在 4℃冰箱中保存 1 周。

2. 配制 2%绵羊红细胞时,应将绵羊红细胞悬液洗涤 3 次,然后用压积红细胞配制,现用现配。

3. 采集补体用的容器要清洁,并及时分离血清,离心速度不应太高(以 2000～3000r/min 为宜),否则极易引起溶血。

4. 补体最好采用 3 只以上的豚鼠混合血清,并以新鲜为最佳,如一定要保存,根据笔者经验,则将其置于—20℃以下的环境中,可保存 3 个月左右。避免冻融。

5. 试验前应对溶血素和补体的效价进行测定,找出最合适的浓度,否则程序 2 的结果会出现混乱。新鲜补体一般作 1∶30 稀释。

6. 试验过程中的离心速度不要太高,否则凝集的红细胞不易打散。

7. 水浴温度不能高于 37℃。

8. 溶血素和补体可用 0.02%叠氮钠防腐。

二、补体结合试验

原理　补体结合试验(complement fixation test)是一种有补体参与,并以绵羊红细胞和溶血素作为指示系统的抗原抗体反应。参与本反应的五种成分可分为两个系统。一为待检系统,即为已知抗原(或抗体)和待检的抗体(或抗原);另一为指示系统,即绵羊红细胞及其相应溶血素。待检的抗原、抗体和先加入的补体作用后,再加入指示系统,若不出现溶血,则为补体结合反应阳性,表示待检系统中的抗体与抗原相对应,两者特异性结合后固定了补体,指示系统无补体结合,故不发生溶血。反之若出现溶血现象,则为补体结合反应阴性,表示待检的抗原抗体不对应或缺少一方,不能固定补体,游离补体被后加入的指示系统固定,导致绵羊红细胞溶解。

本反应敏感性、特异性均较高,可用于检测某些病毒、立克次体、梅毒等。由于参与反应的各种成分之间要求有适当量的关系,因此做本试验之前必须通过一系列预备试验来确定补体、溶血素、抗原或抗体的使用量。

(一)溶血素单位滴定

材料

1. 抗体　溶血素(抗绵羊红细胞抗体)。

2. 抗原　2%绵羊红细胞。

3. 补体　1:30 稀释的豚鼠新鲜血清。

4. 其他　生理盐水、小试管、吸管及 37℃ 水浴箱。

方法和结果

1. 按表 2-3-3 于各试管内分别加入各种不同稀释的溶血素 0.5mL 及其他成分。

2. 充分混合后置于 37℃ 水浴箱中 30min,然后观察结果。

3. 凡最高稀释度的溶血素可呈现完全溶血者为 1 个单位。

举例:上表结果表明,第 11 管(即 1:9600 倍稀释)0.5mL 溶血素为 1 个单位。在正式试验时常用 0.5mL 中含 2U 溶血素的溶液。如上述溶血素进行正式试验时,则应取 1:4800 倍稀释的溶液。配制时可取 100 倍稀释的溶血素 1mL 加生理盐水 47mL。

表 2-3-3　溶血素滴定　　　　　　　　　　　　　　　　　　单位:mL

试管号	溶血素		补体(1:30)	生理盐水	2%绵羊红细胞		假定结果
1	1:1000	0.5	0.3	1.7	0.5		完全溶血
2	1:1200	0.5	0.3	1.7	0.5		完全溶血
3	1:1600	0.5	0.3	1.7	0.5		完全溶血
4	1:2000	0.5	0.3	1.7	0.5	摇匀后置于 37℃ 水浴箱中 30min	完全溶血
5	1:2400	0.5	0.3	1.7	0.5		完全溶血
6	1:3200	0.5	0.3	1.7	0.5		完全溶血
7	1:4000	0.5	0.3	1.7	0.5		完全溶血
8	1:4800	0.5	0.3	1.7	0.5		完全溶血
9	1:6400	0.5	0.3	1.7	0.5		完全溶血
10	1:8000	0.5	0.3	1.7	0.5		完全溶血
11	1:9600	0.5	0.3	1.7	0.5		完全溶血
12	1:12800	0.5	0.3	1.7	0.5		大部分溶血
13	1:16000	0.5	0.3	1.7	0.5		完全不溶血
对照	—		0.3	2.5	0.5		完全不溶血

(二)补体单位滴定

材料

1. 补体　1:30 稀释的豚鼠新鲜血清。

2. 抗体　2U 溶血素。

3. 抗原　2%绵羊红细胞。

4. 其他同溶血素滴定。

方法与结果

1. 按表 2-3-4 所列量加入 1：30 稀释的补体。

2. 依次加入其他各成分至每管中,37℃水浴一定时间后观察结果,判定补体单位。

3. 补体单位　凡能使一定量红细胞发生完全溶解的最小补体量,称为 1 个确定单位(exact unit)。如表 2-3-4 中自第 3 管开始出现完全溶血现象,因此第 3 管(0.1mL)所含补体量为 1 个确定单位。

由于在实际应用时补体有一部分损失,故须酌量增加一些,通常取其次高一管补体量称为实用单位(full unit)。在补体结合试验中常用 2 个实用单位。在上例中:

　　　　1 个确定单位＝0.1mL 1：30 稀释的补体。

　　　　1 个实用单位＝0.12mL 1：30 稀释的补体。

4. 补体的稀释:若使每 0.2mL 补体含 2 个实用单位,可按下列比例计算:

　　　$30 : 2 \times 0.12 = X : 0.2$　　　　　　　$X = 6/0.24 = 25$

即将补体稀释 25 倍,用 0.2mL 即可。

表 2-3-4　补体的单位滴定

单位:mL

试管	补体(1：30)	生理盐水	溶血素(2U)	2%绵羊红细胞		结果
1	0.06	0.54	0.20	0.20		不溶血
2	0.08	0.52	0.20	0.20		稍溶血
3	0.10	0.50	0.20	0.20		全溶血
4	0.12	0.48	0.20	0.20	37℃水浴	全溶血
5	0.14	0.46	0.20	0.20	15～30min	全溶血
6	0.16	0.44	0.20	0.20		全溶血
7	0.18	0.42	0.20	0.20		全溶血
8	—	0.60	0.20	0.20		不溶血

(三)正式试验

正式试验可以做定性的,也可以做定量的。本试验用伤寒杆菌的提取液为抗原与其免疫血清做定性试验。

材料

1. 补体　2U 补体。

2. 抗体　1：5 稀释的伤寒杆菌免疫血清。

3. 抗原　1：50 稀释的伤寒杆菌抗原、1：80 稀释的痢疾杆菌抗原。

4. 指示系统　2U 溶血素、2%绵羊红细胞。

5. 其他　同预实验。

方法　按表 2-3-5 顺序操作。

表 2-3-5　正式试验（定性）　　　　　　　　　　　　　单位：mL

试管	伤寒血清	伤寒抗原	痢疾抗原	补体	生理盐水		溶血素	2%绵羊红细胞		结果
1	0.2	0.2	—	0.2	—		0.2	0.2		不溶血
2	0.2	—	0.2	0.2	—	摇匀后置	0.2	0.2	摇匀后置	溶　血
3	0.2	—	—	0.2	0.2	37℃水浴	0.2	0.2	37℃水浴	溶　血
4	—	0.2	—	0.2	0.2	15min	0.2	0.2	15～30min	溶　血
5	—	—	—	0.2	0.4		0.2	0.2		溶　血
6	—	—	—	—	0.6		0.2	0.2		不溶血

注：1 号试管：试验管；2 号试管：特异性对照；3 号试管：血清对照；4 号试管：抗原对照；5 号试管：补体对照；6 号试管：溶血素（指示系统）对照。

结果　观察各管溶血情况，记录并分析其意义。

注意事项

1. 以细菌为抗原时，应使用细菌的提取液而不用悬液，通过滴定找出最适稀释度。

2. 血清需 56℃ 30min 灭能。

3. 补体性质不稳定，以试验的当天采取效果最好。操作时尽量减少室温放置的时间。

4. 补体结合反应操作繁杂，且需十分细致，反应的各个因子的量必须有恰当的比例，特别是补体和溶血素的用量。补体的用量必须恰如其分，例如，抗原抗体呈特异性结合，吸附补体，本应不溶血，但因补体过多，多余部分转向溶血系统，发生溶血现象。又如抗原抗体为非特异性，抗原抗体不结合，不吸附补体，补体转向溶血系统，应完全溶血，但由于补体过少，不能全溶，影响结果判定。溶血素量也有一定影响，例如阴性血清，应完全溶血，但溶血素量少，溶血不全，可被误认为弱阳性。因此，在本试验之前，必须精确测定溶血素效价和补体效价，以确定它们的用量，保证试验的准确性。

三、血清总补体含量的测定（CH_{50} 测定）

原理　绵羊红细胞（抗原）与其相应抗体（溶血素）结合后的复合物经补体参与作用即产生溶血现象。溶血程度与补体量有密切关系，以溶血程度为纵坐标，补体量为横坐标绘图可得"S"形曲线（图 2-3-1）。曲线两端平坦，补体量的增减与溶血程度影响不大，而在曲线中段（50%溶血附近）曲线最陡，几乎成一直线，补体量的细微变化可引起溶血程度明显改变，故取 50%溶血为终点观察指标，以精确检测血清补体的含量，此即 50%溶血补体单位（简称 CH_{50}）测定，人血清补体正常值为 50～100CH_{50} U/mL。

正规的 CH_{50} 测定法操作比较烦琐，计算麻烦，但很精确。简化的测定法则较为简单，虽不甚精确，但适于临床应用，现介绍简化法。

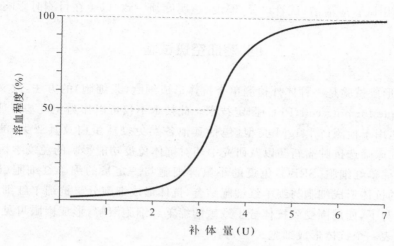

图 2-3-1　溶血程度与补体量的关系

材料

1. 待检人血清、2%绵羊红细胞、溶血素(2U)、pH7.4 巴比妥缓冲液。

2. 刻度吸管、小试管、水浴箱。

方法

1. 配制 50%溶血标准管　2mL 2%绵羊红细胞悬液加 8mL 蒸馏水,混匀,使完全溶血。取此液体 2mL 加 pH7.4 巴比妥缓冲液 2mL,混匀后即为 50%溶血管。

2. 正式试验　取待检血清 0.2mL,加 pH7.4 巴比妥缓冲液 3.8mL,使血清稀释度为 1：20,按表 2-3-6 所示顺序加样。将管内各成分混匀,置 37℃ 水浴 30min,2500r/min 离心 10min,取上清液,将其与标准管于分光光度计波长 542nm 处比色(或目测),选择光密度与标准管最接近(或目测色泽最相似)的管为终点,根据各管所加入的稀释血清量按下式求出 1mL 血清的补体单位:

$$血清中补体含量(U/mL) = \frac{1}{血清用量(mL)} \times 稀释倍数$$

假设第 4 管的光密度最接近标准管,则补体含量为(1/0.25)×20＝80U/mL(表 2-3-6 已列出各管的相应补体含量,故不必计算,从表中可直接查得)。

表 2-3-6　　50%溶血试验加样程序　　　　　　　　　　　　　　　　单位:mL

管　　号	1	2	3	4	5	6	7	8	9	10
1：2 稀释血清	0.10	0.15	0.20	0.25	0.30	0.35	0.40	0.45	0.50	—
pH7.4 巴比妥缓冲液	1.40	1.35	1.30	1.25	1.20	1.15	1.10	1.05	1.00	1.50
2U 溶血素	0.5	0.5	0.5	0.5	0.5	0.5	0.5	0.5	0.5	0.5
2%绵羊红细胞	0.5	0.5	0.5	0.5	0.5	0.5	0.5	0.5	0.5	0.5
50%溶血相应补体含量(U/mL)	200	133	100	80	66.5	57.1	50	44.4	40	

注意事项

1. 待检血清必须新鲜。

2. 试验所用试管应清洁；试管口径、厚度、透明度须一致，以免在目测时影响结果。

四、溶血空斑试验

溶血空斑形成试验是一种体外检测单个抗体形成细胞（浆细胞）的方法，故又称体外抗体形成细胞（plaque forming cell，PFC）测定技术。此技术不仅可以作为免疫基本理论研究的有力工具，广泛地用于检测产生 IgM 类型（包括其他各类免疫球蛋白及其亚类）的抗体形成细胞，还可作为临床筛选抗肿瘤新药以及研究中药对抗体免疫功能影响的免疫学指标。

原理　　经绵羊红细胞（SRBC）免疫的小鼠脾细胞与一定量的绵羊红细胞（靶细胞）混合后，脾细胞中的抗体形成细胞与绵羊红细胞结合，抗体形成细胞分泌抗绵羊红细胞抗体（溶血素），在补体参与下，使周围受到抗体分子致敏的绵羊红细胞溶解，形成肉眼可见的溶血空斑，每一个空斑代表一个抗体形成细胞。

材料

1. 20％SRBC 悬液（用 Hank's 液配制）。

2. 补体　　新鲜豚鼠血清（用前经靶细胞吸收，1mL 压积 SRBC 加 20mL 补体，置 4℃ 20min，离心取上清，用 Hank's 液稀释为 1∶10）。

3. 右旋糖酐（DEAE 葡聚糖，DEAE-dextran，分子量 50 万，用蒸馏水配制 10mg/mL）：其作用是阻止琼脂的抗补体作用。

4. 琼脂或琼脂糖（表层琼脂 0.7％，底层琼脂 1.4％，用 Hank's 液配制）。

5. 胎牛血清（56℃ 30min 灭活，并经绵羊红细胞吸收）。

6. Hank's 液。

7. 47～49℃水浴箱。

8. 1mL 注射器和青霉素小瓶。

9. 玻璃平皿（7cm×1.5cm），200 目不锈钢滤网。

方法

1. 将 5mL 融化的底层琼脂（1.4％）倾注平皿内，成一薄层，待凝固后置 40℃湿盒保温备用。

2. 将每管含 2mL 表层琼脂（0.7％）的试管加热融化后，置 47～49℃水浴箱保温备用。

3. 免疫小鼠脾细胞悬液的制备。

（1）SRBC 免疫小鼠：最好选用纯系小鼠，体重 25g 左右，腹腔注射 20％ SRBC 1mL（约 $4×10^8$/mL）。测定直接溶血空斑，用免疫后 4d 的小鼠；测定间接溶血空斑，用免疫后 10d 的小鼠。

（2）将免疫小鼠先用乙醚麻醉，然后拉脱颈椎致死，取出脾脏放在周围有碎冰块的青霉素瓶内，先用剪刀、镊子将其剪碎，再加冷 Hank's 液 3～5mL，用吸管吹打，使细胞分散均匀。过 200 目不锈钢滤网，离心弃去上清，将细胞用冷 Hank's 液洗涤 2 次，再将沉淀的细胞重悬于 1mL 冷 Hank's 液内，置冰浴中。

（3）脾细胞用白细胞计数法计数并用台盼蓝检查活细胞的百分率，按照活细胞的百分率将脾细胞制成 $5×10^6$～$1×10^7$ 个/mL 浓度的细胞悬液。

4. 试验平皿的制备　　将含有底层琼脂的平皿和所有试剂（除脾细胞外）预温至 40℃左

右。在0.7%表层琼脂管中(47~49℃预温)依次加入右旋糖酐0.1mL,胎牛血清0.1mL,20%SRBC悬液0.1mL,脾细胞悬液0.1mL。迅速将小试管在水浴中振荡使各成分混匀,立即倾入经预温40℃的底层琼脂面上,于水平台上轻轻旋转使之均匀平铺,凝固后37℃温育1h。

5. 加补体　于每个平皿内加1:10稀释的补体1.5~2mL,37℃继续保温30min,于室温下放置1h,4℃冰箱过夜,次日倾去补体,即可用肉眼或放大镜(或解剖显微镜)观察溶血空斑,并计数。

结果　将平皿划分小格,用放大镜或解剖显微镜观察并计数溶血空斑总数,再换算出每百万脾细胞中所含抗体形成细胞数。

注意事项

1. 0.7%琼脂必须置47~49℃水浴融态保温。如温度过高会导致SRBC溶血或所加脾细胞死亡。如温度过低则在操作过程中琼脂发生凝固,影响上层琼脂平板的制备。

2. 离体的脾细胞应置4℃环境保存,防止抗体分泌和细胞死亡。

3. 在制备试验平皿时,对于所有玻璃器皿和各种试剂,均需预温,各种试剂加入试管后,应与0.7%琼脂迅速充分混匀,然后立即倾倒于底层琼脂上,操作要迅速,并避免产生气泡,否则试验极易失败。

4. 加入的补体应均匀覆盖于表层琼脂上。

5. 制备底层平皿和试验平皿时,均须将平皿置于水平台上,以保证琼脂面铺平。

6. 使用琼脂糖可以不加右旋糖酐。

五、补体介导的细胞毒试验

原理　抗淋巴细胞抗体,与淋巴细胞膜上相应抗原结合后,在补体的参与下使细胞膜破裂,导致细胞死亡。由于死细胞膜失去屏障作用而使台盼蓝染料能透入细胞内,致使死细胞被染成蓝色,无折光性,体积增大。活细胞不着色,有折光性,体积正常大小。此实验主要用于器官移植时的组织配型。

材料

1. 抗体　抗HLA血清。

2. 淋巴细胞悬液　常规分离淋巴细胞(见免疫细胞的分离与纯化),用Hank's液调整细胞浓度至$1.5×10^6~2×10^6/mL$。

3. 补体　选用无寄生虫及未免疫接种的健康家兔,心脏或颈动脉取血,分离血清,分装小试管于−20℃储存。

4. 2%台盼蓝溶液　先用蒸馏水将台盼蓝配成4%的溶液,储存在37℃温箱中,使用前加等量的1.8%氯化钠溶液,离心后使用。也可使用5%伊红染色。

5. AB型血清,用于阴性对照;抗淋巴细胞抗体,用于阳性对照。

6. 微量反应板、微量移液器等。

方法

1. 在微量反应板内加20μL医用石蜡。

2. 用微量移液器通过石蜡层于每孔中加入1μL抗HLA血清,勿使血清漂浮在石蜡油中,阴性对照孔加 AB 型血清,阳性对照孔加抗淋巴细胞抗体。

3. 用同样方法于每孔中再加入淋巴细胞悬液 $1\mu L$,轻轻摇匀,置室温(20~25℃)30min。

4. 每孔加入补体 $5\mu L$,轻轻摇匀,室温静置 1h。

5. 每孔加入 2%台盼蓝 $2\sim4\mu L$,轻轻摇匀,置室温 15~20min。

6. 沿孔边轻轻吸去每孔内的染液。

7. 用低倍镜观察,计算每孔中死细胞的百分数。观察阴、阳性对照,若阴、阳性对照不符合,此试验需重做。

结果　以超过阴性对照的死细胞百分数为结果判定。

0~19	(-)	阴性	1 分
20~29	(±)	微弱阳性	2 分
30~49	(+)	弱阳性	4 分
50~79	(++)	阳性	6 分
80~100	(+++)	强阳性	8 分
不能读数		无效	0 分

阴性对照死亡细胞数一般小于 10%,阳性对照死亡细胞数一般应大于 80%。

注意事项

1. 本试验所用试剂均为微量,操作要仔细。

2. 阴性对照死亡细胞数大于 10%,实验需重做。

3. 细胞浓度不宜太高,否则既影响实验结果,又难以计数。

4. 染色后要及时观察结果,长时间放置可导致假阳性反应。

5. 如在孔内不便观察,可将细胞悬液滴在载玻片上加盖片后观察。

(鲍建芳)

实验四 免疫标记技术

免疫标记技术(immunolabelling technique)是指用放射性同位素、酶、荧光素、胶体金、化学发光物质或电子致密物质等标记抗体或抗原作为试剂,检测标本中的相应抗原或抗体。本技术不仅特异、敏感和快速,而且能定性、定量和定位,是目前应用最广泛的免疫学检测技术。免疫标记技术一般分为两类:一类用于组织或其他标本中抗原或抗体的定位,称为免疫组化技术(immunohistochemical technique);另一类用于体液标本中抗原或抗体的测定,称为免疫测定(immunoassay)。根据标记物质的不同,免疫标记技术又可分为酶免疫技术、荧光免疫技术、放射免疫分析技术、金免疫技术及化学发光免疫分析等。

目的 通过本节实验熟知免疫标记技术的概念、特点及分类,领会 ELISA 试验的原理、荧光免疫技术的原理及金免疫技术的原理,体会免疫标记技术在临床检验和科研中的实际应用。

一、酶免疫技术

原理 酶免疫技术是一种把抗原抗体的免疫反应和酶的高效催化作用结合起来的方法。将酶与抗体或抗原用交联剂连接起来,此种酶标记抗体或抗原可与组织内的或固相载体上的相应抗原或抗体发生特异性反应,加入相应的酶底物时,底物被酶催化生成有色产物,根据成色深浅判定待测抗原或抗体的浓度与活性。

酶免疫技术可分为酶免疫组织化学技术和酶免疫测定两类,前者用于组织切片上抗原的定性和定位,后者用于标本中抗原或抗体的测定,最常用的方法是酶联免疫吸附试验。

(一)酶联免疫吸附试验(enzyme linked immunosorbent assay,ELISA)

1. ELISA 双抗体夹心法测抗原(检测人血清中乙型肝炎病毒表面抗原—HBsAg)

材料

(1)包被抗体:兔抗 HBsAg 抗体。

(2)酶标抗体:辣根过氧化物酶(HRP)标记的小鼠抗 HBsAg 单克隆抗体。

(3)待检标本:病人血清。

(4)阳性对照:HBsAg 阳性血清。

(5)阴性对照:正常人血清。

(6)其他试剂:包被缓冲液(0.05mol/L pH9.6 碳酸盐缓冲液);封闭液(1%牛血清白蛋白、0.14mol/L NaCl、0.05mol/L pH8.0 Tris 缓冲液);标本稀释液(1%牛血清白蛋白、0.05%吐温-20、0.05mol/L pH7.2 PBS);洗涤液(0.05%吐温-20、0.05mol/L pH7.2 PBS);底物溶液邻苯二胺(OPD)或四甲基联苯二胺(TMB);终止液(2mol/L H_2SO_4)。

(7)聚苯乙烯酶标板、塑料洗瓶或洗板机、酶标仪、移液器等。

方法

(1)已知抗体包被酶标板:用包被缓冲液将兔抗 HBsAg 抗体稀释至工作浓度,按每孔100μL 包被酶标板,4℃过夜。

（2）洗板：弃去酶标板内的包被抗体，在吸水纸上拍干，孔内加满洗涤液，静置 2～3min，再在吸水纸上拍干，如此洗涤 3 次。若有条件，此步骤也可用洗板机进行操作。

（3）封闭：每孔加封闭液 200μL，置 37℃湿盒 1h。

（4）洗板：弃去封闭液，按步骤（2）洗板 3 次。

（5）加待检标本：取病人血清标本，加于酶标板孔内，每孔 100μL，每份标本加 2 孔，同时设阳性对照、阴性对照和空白对照。置 37℃湿盒 60min。

（6）弃去酶标板内液体，按步骤（2）洗板 3 次。

（7）每孔加 100μL 酶标记抗 HBsAg 单克隆抗体，置 37℃湿盒 60min。

（8）弃去酶标板内液体，按步骤（2）洗板 3 次。

（9）每孔加底物溶液 100μL，37℃避光孵育 15min。

（10）每孔加终止液一滴（约 50μL），终止反应。

（11）观察显色反应或用酶标仪在 490nm 处用蒸馏水调零，测定其 OD 值。

结果

（1）计算 P/N 值，公式如下：

$$P/N\ 值 = \frac{标本\ OD\ 值 - 空白对照\ OD\ 值}{阴性对照\ OD - 空白对照\ OD\ 值}$$

P/N 值≥2.1 为阳性，2.1≥P/N 值≥1.5 为可疑，P/N＜1.5 为阴性。

（2）肉眼判断：反应孔呈棕黄色为阳性结果，无色为阴性结果。

注意事项

（1）包被缓冲液、洗涤液等，可配成 10 倍浓缩的液体，这样能减少配液次数，方便平时使用，同时也便于保存。

（2）浓缩的试剂在使用前需用新鲜的蒸馏水或去离子水按要求稀释，使用不合格的蒸馏水可能使空白值增高。

（3）存放在冰箱内的试剂，在使用前应先恢复至室温（一般在室温平衡 30min），并检查试剂各组分是否变质（洗涤液、底物缓冲液等容易长霉菌）。

（4）尽量避免标本溶血，检测标本宜新鲜。若 5d 内检测，可保存于 2～8℃，超过一周时间测定，应于－20℃低温冻存。

（5）反复冻融会使抗体效价降低，应尽量避免。

（6）用封闭液封闭酶标板，可降低本底。封闭是否必要，取决于 ELISA 的模式及具体的实验条件。并非所有的 ELISA 固相均需封闭，封闭不当反而会使阴性本底增高。一般说来，双抗体夹心法，只要酶标记物是高活性的，操作时洗涤彻底，不经封闭也可得到满意的结果。特别是用单抗腹水直接包被时，因其中大量非抗体蛋白在包被时同样也吸附在固相表面，实际已起到了类似封闭剂的作用。但在间接法测定中，封闭一般是不可少的。

（7）每一洗板步骤一般为 3 次，每次浸泡时间一般为 2～3min。洗板时需保证酶标板平放，将洗涤液注满各孔，但尽量避免洗涤液溢液现象，洗板的液体残留量不宜过多，洗完后，应将酶标板在吸水纸上轻轻拍干。

（8）加样时避免样本溅出，如有样本溅出孔外，应用吸水纸轻轻拭干，并做相应记录。

（9）空白对照不加样本，其余步骤相同。

（10）加样后酶标板应及时温育，尽量缩短加样后温育前的等待时间。

(11)保温容器最好是恒温水浴箱,可使温度很快达到平衡。如使用孵箱或置室温,为避免孔内液体蒸发,可用封板胶将 ELISA 板面密封后进行温育。温育时尽量少开启恒温箱门,不能人为缩短或延长温育时间。

(12)底物溶液现配现用,加底物应避光显色,显色时间不要太长,以免本底偏高。

(13)加终止液后,应在 2h 内比色测定。底物为邻苯二胺时用 490nm 波长比色;底物为四甲基联苯二胺时用 450nm 波长比色。

(14)叠氮钠对辣根过氧化物酶的活性有明显的抑制作用,在试验中应避免使用。

2. ELISA 间接法测抗体

材料

(1)可溶性抗原:根据所测的蛋白浓度用 pH9.6 0.01mol/L 碳酸盐缓冲液稀释至 $1\sim10$ $\mu g/mL$ 左右。

(2)酶标记抗人 IgG。

(3)待检病人血清。

(4)其他试剂:包被缓冲液(0.01mol/L pH9.6 碳酸盐缓冲液);封闭液(1%牛血清白蛋白);标本稀释液(1%牛血清白蛋白、0.05%吐温-20、0.01mol/L pH7.2 PBS);洗涤液(0.05%吐温-20、0.01mol/L pH7.2 PBS);底物溶液(邻苯二胺或四甲基联苯二胺);终止液($2mol/L\ H_2SO_4$)。

(5)酶标板、塑料洗瓶、微量移液器、吸水纸等。

方法

(1)已知抗原包被酶标板:用包被缓冲液将已知可溶性抗原作适当稀释后,用微量移液器每孔加入 $100\mu L$,4℃过夜。

(2)洗板:弃去酶标板内的包被抗原,在吸水纸上拍干,孔内加满洗涤液,静置 $2\sim3min$,再在吸水纸上拍干,如此洗涤 3 次。

(3)封闭:每孔加 1%牛血清白蛋白 $100\mu L$,37℃湿盒 1h。

(4)洗板:同(2)。

(5)加待检病人血清:将待检病人血清用稀释液作不同倍数稀释,如 1∶20、1∶40、1∶80…… 每孔加入 $100\mu L$,并设阳性血清对照、阴性血清对照和空白对照。置 37℃湿盒孵育 2h。

(6)洗板:同(2)。

(7)加酶标记抗人 IgG:用稀释液将酶标记抗人 IgG 稀释至工作浓度,每孔加 $100\mu L$,置 37℃湿盒孵育 2h。

(8)洗板:同(2)。

(9)加底物溶液:每孔加临时配制的底物溶液 $100\mu L$,置 37℃湿盒孵育 20min。

(10)终止反应:每孔加终止液 $50\mu L$。

结果 肉眼观察判断,滴度超过阴性血清对照的标本定为阳性。

注意事项

(1)间接法成功的关键在于抗原的纯度。虽然有时用粗提抗原包被也能取得实际有效的结果,但抗原纯度低,不仅影响试验的特异性,也大大降低试验的敏感性,因此应尽可能予以纯化。

（2）间接法中另一种干扰因素为正常血清中所含的高浓度的非特异性 IgG。病人血清中受检的特异性 IgG 只占总 IgG 的一小部分。IgG 的吸附性很强，非特异 IgG 可直接吸附到固相载体上，有时也可吸附到包被抗原的表面。因此在间接法中，抗原包被后一般用无关蛋白质（例如牛血清蛋白）再包被一次，以封闭（blocking）固相上的空余间隙。

（3）在检测过程中标本最好先行稀释（1∶40～1∶200），以避免过高的阴性本底影响结果的判断。

（4）其余注意事项同双抗体夹心法。

3. ELISA 竞争法测抗原

材料

（1）兔抗人白蛋白抗体。

（2）酶标记人白蛋白。

（3）人白蛋白标准参考品。

（4）待检尿标本：收集晨尿，离心取上清，用 100g/L 磺柳酸作蛋白定性。若蛋白定性为阴性用原尿，微量与"＋"时作 1∶10 稀释，≥"＋＋"时作 1∶100 稀释。

（5）其他试剂：包被缓冲液（0.01mol/L pH9.6 碳酸盐缓冲液）；封闭液（1％牛血清白蛋白）；稀释液（0.05％吐温-20、0.01mol/L pH7.2 PBS）；洗涤液（0.05％吐温-20、0.02mol/L pH7.2 Tris-HCl 缓冲液）；底物溶液（0.04％邻苯二胺、pH5.0 柠檬酸缓冲液）；终止液（2mol/L H_2SO_4）。

（6）酶标板、塑料洗瓶、微量移液器、吸水纸等。

方法

（1）已知抗体包被酶标板：用包被缓冲液将兔抗人白蛋白抗体稀释至工作浓度，每孔加 100μL，4℃过夜。

（2）洗板：弃去酶标板内的包被液，在吸水纸上拍干，孔内加满洗涤液，静置 2～3min，再在吸水纸上拍干，如此洗涤 3 次。

（3）封闭：每孔加 1％牛血清白蛋白 100μL，置 37℃湿盒孵育 1h。

（4）洗板：同（2）。

（5）同时加待检尿液和酶标记人白蛋白各 50μL，置 37℃湿盒孵育 2h。

（6）洗板：同（2）。

（7）加底物溶液：每孔加新配制底物溶液 100μL，置 37℃湿盒孵育 30min。

（8）终止反应：每孔加终止液 50μL。

（9）用酶标仪在 490nm 波长处测定光密度。

（10）标准曲线的制作：将人白蛋白标准参考品自 20μg/mL 起作倍比稀释至 0.3125 μg/mL，同上法操作。以光密度值为纵坐标，人白蛋白含量为横坐标，绘制标准曲线。

结果　由标准曲线将光密度值换算得人白蛋白含量，并乘以相应的稀释倍数，即为待检尿白蛋白含量。正常范围：＜0.3～26.0μg/mL。

注意事项　小分子抗原或半抗原因缺乏可做夹心法的两个以上的位点，因此不能用双抗体夹心法进行测定，可以采用竞争法模式。其原理是标本中的抗原和一定量的酶标抗原竞争与固相抗体结合。标本中抗原量含量愈多，与固相抗体结合的酶标抗原愈少，最后的显色也愈浅。本法常用于小分子激素、药物等测定。其他注意事项同上。

(二)酶免疫组织化学技术——PAP 法(可溶性酶抗酶法)

应用免疫学及组织化学原理,对组织切片或细胞标本中的某些化学成分进行原位定性、定位或定量研究的免疫组织化学技术以其特异性强、灵敏度高等显著特点,现今已被广泛地应用于生物学和医学研究的许多领域。免疫组织化学技术按标记物质的种类可分为免疫荧光法、放射免疫法、酶标法和免疫金银法等;按染色步骤可分为直接法(又称一步法)和间接法(二步、三步或多步法),与直接法相比,间接法的灵敏度要高许多;按结合方式可分为抗原-抗体结合法(如过氧化物酶-抗过氧化物酶法——PAP 法)和亲和连接法(如卵白素-生物素-过氧化物酶复合物法——ABC 法、链霉菌抗生物素蛋白-过氧化物酶连结法——SP 法等)。免疫组织化学技术除了特异性强、敏感性高、定位准确外,还同时能对组织或细胞进行形态与功能相结合的研究。

免疫组织化学技术在生物学和医学领域主要用于确定细胞类型、辨认细胞产物、了解分化程度、鉴定病变性质、发现微小转移灶、探讨肿瘤起源或分化表型、确定肿瘤分期、指导治疗和预后、辅助疾病诊断和分类及寻找感染病因等研究。

原理　先将过氧化物酶(P)免疫家兔,制成抗过氧化物酶抗体(AP),然后将 P 与 AP 结合成 PAP。同时用家兔免疫制备抗已知组织抗原的相应抗体(第一抗体,Ab_1)。用羊制备羊抗兔 Ig 的抗体(第二抗体,Ab_2)。操作时按此程序进行:组织切片(含待检抗原)＋Ab_1→＋Ab_2→＋PAP→＋底物显色,即可检获组织切片中的抗原。

材料

1. 组织切片(冰冻切片或石蜡切片)。

2. 第一抗体。

3. 第二抗体(羊抗兔 Ig 血清)。

4. PAP(过氧化物酶-抗过氧化物酶复合物)。

5. 其他试剂　正常羊血清,0.1mol/L pH7.4 PBS,0.05mol/L pH7.6 Tris-HCl 缓冲液,3% H_2O_2,0.1%胰酶(用 pH7.8 0.134%氧化钙溶液配制),新鲜配制的 0.05% H_2O_2 DAB(3,3-二氨基联苯胺)[称取 DAB 1.0~1.5mg,加于 0.05mol/L pH7.6 Tris-HCl 缓冲液 5mL中,避光溶解,用前加入 H_2O_2],苏木精,丙酮,乙醇,二甲苯等。

6. 孵箱,湿盒。

方法

1. 冰冻切片(应贴附牢固),吹干后固定(冷丙酮固定 5min,或 95%乙醇固定 10min),PBS 洗 3 次。石蜡切片应先经二甲苯脱蜡 2 次,无水乙醇洗 2 次,每次 5min。逐级乙醇下行至 PBS。

2. 封闭内源性过氧化物酶用新配制的 3% H_2O_2 处理标本 5~10min(或 0.5% H_2O_2 甲醇液处理 30min),再经纯乙醇逐级下行至 PBS。后法对冰冻切片欠佳。

3. 用 PBS 充分清洗 2 次,约 20min。

4. 如系石蜡切片,应用胰蛋白酶消化切片,以消除甲醛固定所致的掩盖作用。方法为取0.1%胰酶溶液滴加于切片上,置 37℃ 15~60min。

5. 用 PBS 洗 3 次,每次 5min。

6. 滴加 1:10 稀释的正常羊血清,置湿盒室温 10min。弃血清液,紧接下步。

7. 滴加稀释的第一抗体,置湿盒 1h。

8. 用 PBS 洗 3 次,每次 5min。

9. 滴加稀释的第二抗体,置湿盒 37℃孵育 30min。

10. 用 PBS 洗 3 次,每次 5min。

11. 滴加合适滴度的 PAP,置湿盒 37℃孵育 30min。

12. PBS 洗 10min,再用 0.05mol/L pH7.6 Tris-HCl 缓冲液洗 10min。

13. 滴加 0.05% H_2O_2 的 DAB,室温下作用 5～10min,镜下监测显色。

14. 用 Tris-HCl 缓冲液洗 3 次,再用水洗。

15. 苏木精复染。

16. 切片经过梯度酒精脱水干燥,二甲苯透明,中性树胶封固。

结果 显微镜下观察,抗原阳性部位呈棕黑色。

注意事项

1. 及时取材和固定。组织标本及时取材和固定是有效防止组织自溶坏死,抗原丢失,做好免疫组化染色的关键步骤。因此,离体组织应尽快地进行取材,最好 2h 内。取材时所用的刀应锐利,要一刀下去切开组织,不可反复切拉组织,造成组织的挤压。组织块大小要适中,一般在 2.5cm×2.5cm×0.2cm,切记取材时组织块宁可面积大,千万不能厚的原则(也就是说,组织块的面积可以大到 3cm×5cm,但组织块的厚度千万不能超过 0.2cm,否则将不利于组织的均匀固定),以便固定液快速渗透到组织内部使组织蛋白在尽可能短的时间内迅速凝固,从而完好地保存抗原和组织细胞形态。

2. 对于固定液的选择,原则上应根据抗原的耐受性来选择相应的固定液,但除非是专项科研项目,在病理常规工作很难做到这一点,因为病理的诊断和鉴别诊断都是在常规 HE 病理诊断的基础上决定是否进行免疫组化染色。HE 染色的常规组织固定液是 10% 的中性缓冲福尔马林或 4% 缓冲多聚甲醛,它的特点是渗透性强,对组织的作用均匀。组织固定时间最好在 12h 内,一般固定时间不应超过 24h。随着固定时间的延长对组织抗原的检出强度将逐渐降低。

3. 组织经固定后进行脱水、透明、浸蜡和包埋,应掌握的原则是脱水透明要充分但不能过,浸蜡时间要够,温度不能高,否则造成组织的硬脆使组织切片困难,即使能切片,由于组织的硬脆,也使切片不能完好平整,染色过程中极易脱片,对免疫组化染色抗原的定位及背景都不利,所以无水酒精脱水和二甲苯透明的时间不宜过长,正常大小的组织无水酒精脱水 1h×3 次,二甲苯透明 1h×2 次即可,浸蜡及包埋石蜡温度不要超过 65℃。

4. 免疫组化所检测的抗原是多样性的,染色操作程序复杂,时间较长,有些抗原还需进行各种修复处理,如微波、高压、水溶酶等,玻片如果得不到很好的处理,将易造成脱片,因此,在免疫组化实验前应对清洗干净的载玻片作适当黏合剂处理以防脱片。

(1)Poly-L-Lysine(多聚左旋赖氨酸):一般采用分子量为 30000 左右的 0.5% 多聚左旋赖氨酸为最佳。方法是将玻片浸泡其中,倾尽余液,在 60℃温箱中烤干备用,此方法的优点是可以用于多种组织化学、免疫组化及分子学检测中,粘贴效果最好,但价格稍贵。

(2)明胶硫酸铬钾法:将 2.5g 明胶加热溶于 500mL 蒸馏水中,完全溶解冷却后加入 0.25g 硫酸铬钾搅匀充分溶解,然后将玻片浸泡其中 2min,取出倾尽液体,置温箱中烤干备用。此法价格便宜、方法简单,任何实验都可以使用,特别适用于大批量的使用,但应注意,如果液体变蓝或黏稠状应停用。

（3）APES（3-氨丙基-乙氧基甲硅烷）：此法必须现用现配。将洗净玻片放入用 1∶50 丙酮稀释的 APES 中，浸泡 20s，取出稍停再入丙酮或蒸馏水中涮去未结合的 APES 晾干即可。用此方法黏合的玻片应垂直烤片不能平烤，否则组织片中易出现气泡。

5. 在一些生物体组织中，其自身含有一定量的内源性酶，这些酶同样也能催化底物，使其显色，从而影响免疫组化的特异性，因此在试验过程中要去除这些内源性酶，以保证免疫组化染色在特异性情况下进行。

6. 组织切片中高度荷电的胶原和结缔组织成分很容易吸附抗体，而使背景出现着色，为了防止这种现象，最好用特异性抗体来源的同种动物灭活的非免疫血清预先处理组织切片，以封闭荷电点，不让一抗与之结合，但这种方法一般实验室很难实现，因而实际常见的是 2%～10% 羊血清或 2% 牛血清白蛋白在室温下作用 10～30min 即可，但应注意此种结合是不牢固结合，所以最好不要冲洗，倾去余液直接加一抗，对于多克隆抗体来讲，易产生背景着色，在稀释特异性抗体时可采用含 1% 非免疫血清的 pH7.4 的 PBS 液。

7. 部分组织细胞在甲醛固定过程中，形成醛键或保存的甲醛会形成羧甲基而封闭部分抗原决定簇，从而使免疫组化敏感性明显降低，因此在染色时，有些抗原需先进行修复或暴露，修复方法有化学法和物理法。化学法常用胰蛋白酶或胃蛋白酶消化的方式对抗原进行修复，物理法常用单纯加热、微波处理和高压加热对抗原进行修复。

8. 免疫组化最后的关键是显色，一般辣根过氧化物酶（HRP）选用 DAB 或 AEC 显色系统进行显色。但要得到最佳的显色效果，必须在镜下严格控制，以检出物达到最强显色而背景无色为最终点，尤其用 DAB 显色时间短着色浅，时间长背景又深，这势必将影响结果判断。根据经验 DAB 在配制完后最长宜放置 30min 以内，过时不能使用。DAB 加到组织切片时作用时间最长不宜超过 10min（最好在 5min 内），否则不管有无阳性都应终止反应。对一些含有内源性酶较高的组织用 DAB 显色时极易出现背景色，因此，更应尽早在镜下控制，以达到最佳的分辨效果（棕色）。AEC 显色系统（红色）的弊端是易溶于有机溶剂，所以封片时应以水性封片剂为主，同时染色的切片也不能久存。如果是碱性磷酸酶（AP）最好选用 NBT/BCIP 作为显色系统（结果染为蓝黑色）。

二、荧光免疫技术

荧光免疫技术是标记免疫技术中发展最早的一种。用荧光物质标记抗体而进行抗原定位的技术称为荧光抗体技术（fluorescent antibody technique），利用荧光抗体可直接或间接检测抗原。与酶免疫技术和放射免疫分析一样，荧光免疫技术在科研和临床检验中应用非常广泛。

（一）直接（或间接）荧光免疫法检测标本片中的抗原

原理　基本原理是将荧光素，如异硫氰酸荧光素（fluorescein isothiocyanate，FITC）或罗丹明（rhodamine B200，RB200）与某些特异性抗体（或抗原，但少用）以共价键结合，但不影响该抗体的免疫特性。然后将此荧光素标记的抗体染色标本，如标本中有相应抗原，则荧光标记抗体与抗原结合形成复合物，在紫外光或激光的照射下，复合物中的荧光素发出荧光，借助荧光显微镜就能观察到该抗原的定位情况。

材料

1. 待检标本　如组织切片、细胞涂片、细菌涂片等。

2. 特异性抗体。

3. 荧光素标记的抗抗体(直接法只需荧光素标记的特异性抗体)。

4. pH7.4 PBS。

方法

1. 标本片制备

(1)载玻片的处理:取新载玻片依次用洗衣粉溶液浸泡→流水冲洗→清洁液浸泡流水冲洗→蒸馏水冲洗 1 遍→95％乙醇过一遍→烘干(晾干)。

(2)根据实验目的不同制备各种标本片。

(3)标本固定:蛋白质抗原常用丙酮、无水乙醇或四氯化碳等室温固定 3～10min,或 4℃固定 30min;多糖抗原用丙酮或甲醇固定,室温 5～10min 或 4℃ 30～60min;类脂抗原用 10％甲醛室温固定 3～10min。标本固定后需立即以冷 0.01mol/L pH7.4 PBS 浸洗 3 次,每次3min,然后晾干待用。

2. 染色方法

(1)直接法:将荧光抗体滴加于已固定的标本上,置湿盒内,37℃染色 30～60min。取出后先用 pH7.4 PBS 轻轻冲洗,再连续通过 3 缸 PBS 浸洗,每次 5min。取出后流水冲去 PBS后吹干待检。

(2)间接法:于固定的标本上先滴加已知抗体,置 37℃湿盒内 30min,用 pH7.4 PBS 轻轻冲洗后连续通过 3 缸 PBS 浸洗,每次 5min。再于标本片上滴加荧光素标记的抗抗体,置 37℃湿盒内 30min,同法浸洗后吹干待检。

3. 封片

于已染色的标本片上滴加缓冲甘油(甘油 1 份、0.01mol/L pH7.4 PBS 1 份)一滴,盖上盖玻片。封片后可降低荧光素的光致猝灭。

结果　荧光显微镜下所观察到的荧光图像,主要以两个指标判断结果,一是形态学特征,二是荧光强度,必须将两者结合起来综合判断。

根据特异性荧光强度用"＋＋＋"、"＋＋"、"＋"表示,无特异性荧光记"－"。特异性荧光呈黄绿色。

注意事项

1. 载玻片厚度应在 0.8～1.2mm 之间,太厚的玻片,一方面吸光太多,另一方面不能使激发光在标本上聚焦。载玻片必须光洁,厚度均匀,无明显自发荧光,在使用前必须彻底清洗,必要时还应作处理。

2. 盖玻片厚度应选择 0.17mm 左右,光洁。为加强激发光,也可以用干涉盖玻片,这是一种特制的表面镀有若干层对不同波长的光起不同干涉作用的物质(如氟化镁)的盖玻片,它可以使荧光顺利透过,而反射激发光,这种反射的激发光又可以激发标本。

3. 组织切片或其他标本不能太厚,如太厚激发光大部分消耗在标本下部,而物镜直接观察到的上部为充分激发。另外,细胞组织重叠或杂质会掩盖荧光,影响判断。

4. 染色反应最好在湿盒内进行,以免标本上试剂干燥。染色试剂的干燥是造成非特异性染色反应的原因之一。

5. 染色反应的酸碱度以接近体液环境为宜(pH7.4左右),因此切片冲洗液及抗体稀释液均应注意酸碱度的调整。

6. 组织细胞要求新鲜,最好使用冷冻切片,固定存档标本要求组织结构完好。

7. 切片经染色后,应及时观察并拍照,不宜长期保存,以免褪色。切片在4℃冰箱内过夜,其荧光强度将减弱约30%。

8. 抗体稀释度以获得最佳染色效果、背景非特异性染色最小为标准,因此对每一批抗体必须试验摸索,找出最佳稀释度。

9. 为防止抗体效果下降,所购抗体应及早试验,并应尽量减少抗体溶液的冻融次数。

10. 若非特异性染色过强,则在染色反应前应先将荧光抗体离心,去除沉淀物后再使用。

11. 观察标本最好在暗室中进行,尤其是荧光强度不高的标本。同时为防止紫外线对眼睛的损伤,在调整光源时应戴上防护眼镜。

12. 观察时间以每次1~2h为宜,超过90min后,超高压汞灯发光强度逐渐下降,荧光减弱,标本受紫外光照射15min后,荧光也明显减弱,所以最多不得超过2~3h。

13. 荧光显微镜光源寿命有限,标本应集中检查,以节省时间,保护光源,灯熄灭后欲再使用时,须待灯泡充分冷却后才能点燃,同一天中应避免数次点燃光源。

14. 荧光显微镜所看到的荧光图像,一是具有形态学特征,二是具有荧光的颜色和亮度。在判断结果时,必须将两者结合起来判断。结果记录根据效果指标,即凭工作者目力观察,作为一般定性观察,基本上是可靠的,随着科学技术的发展,在不同程度上采用客观指标记录判断结果,如用细胞分光光度计、图像分析仪等仪器,但用这些仪器记录的结果,也必须结合主观的判断。

15. 保存荧光抗体一要防止抗体失活,二是防止荧光素不脱落和不受激发猝灭。一般认为0~4℃可保存1~2年,-20℃可保存3~4年。宜小量分装,禁止反复冻融。保存前需加防腐剂(一般加入浓度为1:5000~1:10000的硫柳汞或1:1000~1:5000的叠氮钠防腐)。真空干燥后更易长期保存。

16. 荧光亮度的判断一般分四级:"-"——无或可见微弱荧光,"+"——仅见明确可见的荧光,"++"——可见明亮的荧光,"+++"——可见耀眼的荧光。

(二)间接荧光免疫法检测人外周血中 T 淋巴细胞亚群

原理　人外周血中的 T 淋巴细胞,根据表面 CD 分子可将其分为两大群:$CD4^+$ T 细胞和 $CD8^+$ T 细胞。当小鼠抗人 CD4(或 CD8)单克隆抗体(一抗)加到淋巴细胞悬液中时,表面有 CD4 抗原的淋巴细胞与一抗结合,再加入荧光素标记的抗小鼠 IgG Fc 段抗体(二抗)后,二抗就与一抗 Fc 段结合,这样形成 $CD4^+$(或 $CD8^+$)T 细胞+CD4 单克隆抗体+荧光抗体组成的免疫复合物,在紫外光或激光的照射下,复合物中的荧光素发出荧光,借助荧光显微镜就能计数出 $CD4^+$(或 $CD8^+$)T 细胞的百分率。

材料

1. 5×10^6/mL 淋巴细胞悬液(人外周血淋巴细胞分离技术见本篇实验六)。

2. CD4 及 CD8 单克隆抗体:临用前按使用说明书将冻干粉溶解后立即分装成小剂量保存于-20℃以下备用。试验时按其效价用含 0.1% 牛血清白蛋白(或 2% 小牛血清)和 0.1% NaN_3 的 Hank's 液(或 PBS,或 RPMI 1640)稀释。如一次用不完,可贮于4℃冰箱内1~2周。

3. FITC 标记的抗鼠 IgG:临用时取需要量按效价进行稀释,稀释液为含 0.1% NaN_3 和

2％小牛血清的无 Ca^{2+}、Mg^{2+} Hank's 液。

4. 小牛血清、无 Ca^{2+}、Mg^{2+} Hank's 液，10％ NaN_3。

5. 水平离心机，荧光显微镜等。

方法

1. 试验组　于小塑料离心管中加入淋巴细胞悬液及 CD4（或 CD8）单克隆抗体各 $50\mu L$，混匀，置 4℃冰箱内 30min。用含 2％小牛血清和 0.1％ NaN_3 的无 Ca^{2+}、Mg^{2+} Hank's 液洗离心 3 次，每次 1000r/min×5min。再加 FITC 标记的抗鼠 IgG $50\mu L$，置 4℃冰箱内 30min，同法洗涤 3 次，弃上清，用无 Ca^{2+}、Mg^{2+} Hank's 液悬浮至原量，取一滴于玻片上，加盖玻片在荧光显微镜下镜检。

2. 阴性对照组　淋巴细胞悬液 $50\mu L$，加无活性的单克隆抗体。

3. 阳性对照组　淋巴细胞悬液 $50\mu L$，加抗 HLA A、B、C 重链的单克隆抗体。

4. 镜检　先用普通光计数视野中的淋巴细胞数，然后挡住普通光，改用紫外光计数同一视野中有荧光的细胞数。

结果　共计数 100～200 个淋巴细胞（总数），根据其中有荧光的细胞数目，计算荧光阳性细胞的百分数。细胞团块及死细胞不计数。阴性对照组应无荧光阳性细胞或只有 5％以下非典型荧光阳性细胞。阳性对照组荧光阳性细胞应在 95％以上，常为 100％，且荧光较强。正常人外周血中 $CD4^+$ T 细胞和 $CD8^+$ T 细胞占总淋巴细胞的百分率分别为 50％～60％和 20％～25％，在大多数组织中，$CD4^+$ T 细胞与 $CD8^+$ T 细胞的比值为 2∶1。

注意事项

1. 在离心洗涤过程中要防止淋巴细胞丢失。

2. 其余事项见直接荧光免疫法。

附：荧光基础知识

一、荧光的产生

一些化学物质能从外界吸收并储存能量（如光能、化学能等）而进入激发态，当其从激发态再回复至基态时，过剩的能量可以电磁辐射的形式发射（即发光）。

荧光发射的特点是：可产生荧光的分子或原子在接受能量后即刻引起发光；而一旦停止供能，发光（荧光）现象也随之在瞬间内消失。

可以引发荧光的能量种类很多，由光激发所引起的荧光称为光致荧光，由化学反应所引起的称为化学荧光，由 X 线或阴极射线引起的分别称为 X 线荧光或阴极射线荧光。荧光免疫技术一般应用光致荧光物质进行标记。

二、荧光效率

荧光分子不会将全部吸收的光能都转变成荧光，总或多或少地以其他形式释放。荧光效率是指荧光分子将吸收的光能转变成荧光的百分率，与发射荧光光量子的数值成正比。发射荧光的光量子数亦即荧光强度，除受激发光强度影响外，也与激发光的波长有关。各个荧光分子有其特定的吸收光谱和发射光谱（荧光光谱），即在某一特定波长处有最大吸收峰和最大发射峰。选择激发光波长最接近于荧光分子的最大吸收峰波长，且测定光波最接近最大发射光波蜂时,得到的荧光强度也最大。

$$荧光效率=\frac{发射荧光的光量子数（荧光强度）}{吸收光的光量子数（激发光强度）}$$

三、荧光的猝灭

荧光分子的辐射能力在受到激发光较长时间的照射后会减弱甚至猝灭,这是由于激发态分子的电子不能回复到基态,所吸收的能量无法以荧光的形式发射。一些化合物有天然的荧光猝灭作用而被用作猝灭剂,以消除不需要的荧光。因此荧光物质的保存应注意避免光(特别是紫外光)的直接照射和与其他化合物的接触。在荧光抗体技术中常用一些非荧光的色素物质如亚甲蓝、碱性复红、伊文思蓝或低浓度的过锰酸钾、碘溶液等对标本进行复染,以减弱非特异性荧光本底,使特异荧光更突出显示。

四、荧光物质

许多物质都可产生荧光现象,但并非都可用作荧光色素。只有那些能产生明显的荧光并能作为染料使用的有机化合物才称为荧光色素或荧光染料。常用的荧光色素有:

1.异硫氰酸荧光素(fluorescein isothiocyanate,FITC)　为黄色或橙黄色结晶粉末,易溶于水或酒精等溶剂。分子量为389.4,最大吸收光波长为490～495nm,最大发射光波长为520～530nm,呈现明亮的黄绿色荧光。

2.四乙基罗丹明(rhodamine,RB200)　为橘红色粉末,不溶于水,易溶于酒精和丙酮。性质稳定,可长期保存。最大吸收光波长为570nm,最大发射光波长为595～600nm,呈橘红色荧光。

3.四甲基异硫氰酸罗丹明(tetramethylrhodamine isothiocyanate,TRITC)　最大吸收光波长为550nm,最大发射光波长为620nm,呈橙红色荧光。与FITC的黄绿色荧光对比鲜明,可配合用于双重标记或对比染色。其异硫氰基可与蛋白质结合,但荧光效率较低。

三、金免疫技术

胶体金是由金盐被还原成原子金后形成的金颗粒悬液,这种金颗粒呈红色,并能与蛋白质等大分子物质结合,因此,可用胶体金作为标记物来检测标本中的抗原或抗体。典型的测定方法有斑点免疫渗滤试验和斑点免疫层析试验等。胶体金技术具有简便、快速等优点,目前广泛应用于临床实验室诊断。

(一)胶体金的制备

原理　在一定浓度的金溶液中加入一定量的还原剂,使金离子被还原成一定大小的金原子。常用的还原剂有柠檬酸钠、鞣酸、抗坏血酸、白磷、硼氢化钠等。

下面介绍最常用的柠檬酸三钠还原法。

材料

1.清洁玻璃容器　烧杯、量筒、吸管等。

2.双蒸水或三蒸水。

3.1%氯金酸($HAuCl_4$)　将1g $HAuCl_4$一次性溶解于100mL双蒸水或三蒸水中。置

4℃保存可稳定数月不变。

4. 1％柠檬酸三钠　将 1g 柠檬酸三钠溶解于 100mL 双蒸水或三蒸水中。现用现配。

5. 电炉等。

方法

1. 取 0.01％ HAuCl₄ 水溶液 100mL 加热至沸。

2. 根据所需胶体金颗粒的大小，量取一定量的 1％柠檬酸三钠水溶液。柠檬酸三钠用量与胶体金颗粒直径的关系见表 2-4-1。

表 2-4-1　柠檬酸三钠用量与胶体金颗粒直径的关系

0.01％ HAuCl₄ 水溶液(mL)	1％柠檬酸三钠	胶体金直径(nm)
100	5.0	10.0
100	4.0	15.0
100	1.5	25.0
100	1.0	50.0
100	0.75	60.0
100	0.6	70.0
100	0.42	98.0
100	0.32	147.0
100	0.25	160.0

3. 边煮沸，边搅拌，并一次性准确地加入所需 1％柠檬酸三钠水溶液，继续煮沸 15～30min(金黄色的氯金酸水溶液在 2min 内变为紫红色)，冷却后以蒸馏水恢复至原体积。

4. 如需要防腐则加叠氮钠至 0.02％，置 4℃保存备用。

注意事项

1. 所用的玻璃器皿必须清洁，表面有少量的污染会干扰胶体金颗粒的生成，因此玻璃容器在使用前必须认真清洗，最好进行硅化。硅化过程一般是将玻璃容器浸泡于 5％二氯二硅烷的氯仿溶液中 1min，室温干燥后用蒸馏水冲洗，再干燥备用。专用的清洁器皿以第一次生成的胶体金稳定其表面，弃去后以双蒸馏水淋洗，可代替硅化处理。

2. 试剂、水质和环境：氯金酸极易吸潮，对金属有强烈的腐蚀性，不能使用金属药匙，避免接触天平称盘。其 1％水溶液在 4℃可稳定数月不变。实验用水一般用双蒸馏水。实验室中的尘粒要尽量减少，否则实验的结果将缺乏重复性。

3. 金颗粒容易吸附于电极上使之堵塞，故不能用 pH 电极测定金溶液的 pH 值。

(二)免疫金的制备

原理　当溶液的 pH 值等于或略高于蛋白质等电点时，蛋白质呈电中性，此时蛋白质分子与胶体金颗粒相互间的静电作用较小，但蛋白质分子的表面张力却最大，处于一种微弱的水化状态，易于吸附在金颗粒的表面，由于蛋白质分子牢固地结合在金颗粒的表面，形成一个蛋白层，阻止了胶体金颗粒的相互接触，从而使胶体金处于稳定状态。如果 pH 值低于蛋白质的等电点，蛋白质带正电荷，胶体金带负电荷，两者极易静电结合形成大的聚合物。如果

pH 值高于蛋白质的等电点，蛋白质带负电荷，与金颗粒的负电荷相互排斥而不能相互结合。

材料与方法

1. 待标记蛋白的准备

（1）透析除盐：盐类成分能影响金颗粒对蛋白质的吸附，并可使溶胶聚沉，因此在标记前应先对双蒸水或极低离子强度的盐水（0.005mol/L NaCl，pH7.0）作透析。

（2）去除蛋白质中的沉淀：长期低温保存的蛋白质或 4℃ 较长时间保存的抗体，特别是在浓度高于 2mg/mL 的情况下，很容易形成聚合物，聚合物对标记过程及免疫金的稳定性有一定影响，因此，在标记前须离心除去这些聚合物。一般以 100000r/min 低温离心 60min，取上清液，调整蛋白浓度至 1mg/mL 即可用于标记。

2. 蛋白质最适用量的选择　将待标记的蛋白质储存液作系列稀释后，分别取 0.1mL（含蛋白质 5～40μg）加到 1mL 胶体金溶液中，另设一管不加蛋白质的对照管，5min 后加入 0.1mL 10% NaCl 溶液，混匀后静置 2h，不稳定的胶体金将发生聚沉，能使胶体金稳定的最适蛋白量再加 10% 即为最佳标记蛋白量。

3. 标记　在接近并略为高于蛋白质等电点的条件下标记是最合适的，在此情况下蛋白质分子在金颗粒表面的吸附量最大。

（1）用 0.1mol/L K_2CO_3 或 0.1mol/L HCl 调节胶体金至所需 pH 值。

（2）在磁力搅拌下，100mL 胶体金中逐滴加入最佳标记量的蛋白质溶液（体积为 2～3mL），1mg 的蛋白质大约 5min 加完。

（3）在磁力搅拌下加入 5% BSA 使其终浓度为 1%，或加入 3% PEG20000 溶液使其终浓度为 0.05%。

（4）于 10000～100000g 离心 30～60min（根据粒径大小选择不同离心条件），小心吸去上清液（切忌倾倒）。

（5）将沉淀悬浮于一定体积含 1% BSA 或 0.2～0.5mg/mL PEG20000 的缓冲液中，离心沉淀后，再用同一缓冲液恢复，浓度以 $A_{540nm}^{1cm}=1.5$ 左右为宜，以 0.02%～0.05% 叠氮钠防腐，置 4℃ 保存。

（6）标记后的胶体金也可浓缩后于 Sephadex G-200 柱进行凝胶层析分离纯化，以含 0.1% BSA 的缓冲溶液洗脱。通常用 IgG 标记的胶体金洗脱液 pH 为 8.2，以 A 蛋白标记的胶体金洗脱液 pH 为 7.0。

注意事项

1. 以上操作中应注意，一切溶液中不应含杂质微粒，可用高速离心或微孔滤膜预处理。

2. 标记后的胶体金溶液在 4～10℃ 贮存数月有效，不宜冰冻。

3. 贮存中可能会发生程度不同的凝聚，可低速离心除去。

（三）斑点免疫渗滤试验（dot immunogold filtration assay，DIGFA）

原理　以双抗体夹心法为例。预先在硝酸纤维素膜的中央滴加纯化抗体，为膜所吸附。当滴加在膜上的标本液体渗滤过膜时，标本中所含抗原被膜上特异性抗体捕获，其余无关蛋白等则滤出膜片。其后加入的胶体金标记的抗体在渗滤中与已结合在膜上的抗原特异性结合。因胶体金本身呈红色，阳性反应即在膜中央呈现红色斑点。

材料　HCG 金标反应板，抗 HCG 金标抗体，洗涤液，待测尿液等。

方法

1. 将反应板平放于实验台上,在小孔内滴加待测尿液 1～2 滴,待其完全渗入。

2. 于小孔内滴加抗 HCG 金标抗体 1～2 滴,待其完全渗入。

3. 在小孔内滴加 2～3 滴洗涤液,待其完全渗入。

4. 判断结果。

结果　在膜中央有清晰的淡红色或红色斑点显示者为阳性反应,反之为阴性反应。斑点成色的深浅相应地提示阳性强度(抗原浓度的高低)。

(四)斑点免疫层析试验(dot immunochromatographic assay,DICA)

原理　斑点免疫层析试验简称免疫层析试验(ICA),它也以硝酸纤维素膜为载体,将多个试剂组合在一个约 6mm×70mm 的试纸条上,成为单一试剂条(图 2-4-1),试剂条上端(A)和下端(B)分别为粘贴吸水材料,金标抗体干片粘贴在近下端(C)处,紧贴其上为硝酸纤维膜条。硝酸纤维膜条上有两个反应区域,测试区(T)包被有特异抗体,参照区(R)包被有抗小鼠IgG。测定时将试纸条下端浸入液体标本中,下端吸水材料即吸取液体向上端移动,流经 C 处时使干片上的免疫金复合物复溶,并带动其向膜条移动。若标本中有待测特异性抗原,则与免疫金复合物之抗体结合,此抗原抗体复合物流至测试区即被固相抗体所获,在膜上显出红色反应线条(T)。过剩的免疫金复合物继续前行,至参照区与固相抗小鼠 IgG 结合(免疫金复合物中的单克隆抗体为小鼠 IgG),显出红色质控线条(R)。反之,阴性标本则无反应线条而仅显示质控线条。

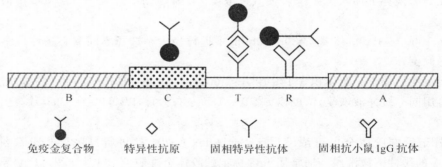

图 2-4-1　免疫层析实验原理示意图

材料　HCG 金标试纸条,待测尿液。

方法　将白色一端插入尿液中,使尿液面不超过 Max 线,5s 后取出平放,3min 内观察结果。

结果　出现一条红线者为阴性,出现两条红线者为阳性,如无红线出现,表明试纸条失效。

四、放射免疫技术

放射免疫分析技术(radioimmunoassay,RIA)是将放射性同位素标记物显示的高灵敏性和抗原抗体反应的高度特异性相结合的标记免疫分析技术,用于定量测定受检标本中的抗原。最初建立的方法模式是以同位素标记的抗原与受检标本中的抗原竞争结合一定量的抗体。其后又发展了以同位素标记抗体直接检测抗原的测定模式，为区别于前者，称为免疫放射技术(immunoradiometric assay)。两种方法均在医学检验中得到了广泛的应用。

原理 本实验以竞争法测抗原。取定量的已知抗体，与一定量的标记抗原和递增的未标记抗原共同孵育，然后将标记的和未标记的抗原与抗体形成的免疫复合物(B)与游离的标记和未标记的抗原(F)分开，测定 B 和 F 的放射活性，绘制 B/F 对抗原量的标准曲线。未知样品中的抗原量同法操作计算，即可从标准曲线查得含量。

材料 HCG 放射免疫快速测定试剂盒。

方法

1. 按表 2-4-2 顺序加样，检测待检血清中 HCG 含量。

表 2-4-2 HCG 放射免疫快速测定操作顺序

加样顺序	测定管	HCG 标准液(ng/mL)						
		0	10	20	50	100	200	400
HCG 参考标准(mL)	—	0.1	0.1	0.1	0.1	0.1	0.1	0.1
待测血清(mL)	0.1	—	—	—	—	—	—	—
抗 HCG 血清(mL)	0.1	0.1	0.1	0.1	0.1	0.1	0.1	0.1
^{125}I—HCG(mL)	0.1	0.1	0.1	0.1	0.1	0.1	0.1	0.1
混匀置 37℃ 水浴 150min								
第二抗体(mL)	0.1	0.1	0.1	0.1	0.1	0.1	0.1	0.1

2. 混匀，置 37℃ 水浴 30min，3000r/min 离心 15min，测定各管总 CPM(脉冲数)和沉淀 CPM，计算平均 B/F 值。

结果 将 HCG 标准管的 B/F 值为纵坐标，HCG 含量为横坐标，绘制标准曲线。根据待测样品 B/F 值查标准曲线，即可得出 HCG 含量。

注意事项 严防同位素污染，操作人员必须穿工作衣，戴口罩、帽子、手套。必须在严密的通风橱或通风超净台中操作。操作前后对实验室环境进行监测。所用 ^{125}I 和标记物应妥善保管。

（鲍建芳）

实验五　免疫印迹

　　免疫印迹(Western blotting)是将 SDS 聚丙烯酰胺凝胶电泳的高分辨率与抗原抗体反应的特异性相结合的一项检测蛋白质的技术。免疫印迹包括：①蛋白质的电泳分离；②将蛋白质从凝胶中转印至膜上以及封闭固相膜上未吸附蛋白质位点；③免疫学检测。免疫印迹的高利用率、分辨率和灵敏度，使其成为使用最广泛的免疫化学方法之一。

　　目的　通过本节实验熟知免疫印迹的概念及原理，领会免疫印迹在科研中的实际应用。

一、蛋白质的电泳分离

(一)样本的制备

由于样本种类繁多，处理的方法也有所不同，可根据细胞的类型和待测抗原的性质，选择理想的处理方法。

1. 细菌表达蛋白质和样本制备

材料

(1)表达待检测蛋白质的细菌。

(2)50mmol/L Tris-HCl(pH7.4)。

(3)2×SDS 凝胶加样缓冲液。

100mmol/L	Tris-HCl(pH6.8)
200mmol/L	二硫苏糖醇(DTT)
4%	SDS(电泳级)
0.2%	溴酚蓝
20%	甘油

(4)台式离心机、超声破碎仪、水浴箱、涡漩振荡器、加样器与吸头等。

方法

(1)表达靶蛋白大肠杆菌经诱导适当时间后，用微量离心机以 12000g 离心 30s，收集 1mL 培养的菌体。

(2)吸弃培养液，加入 0.5mL 用冰预冷的 50mmol/L Tris-HCl(pH7.4)，振荡沉淀的菌体，使之复悬，用离心机于 0℃ 以 12000g 离心 30s 回收菌体。

(3)再次吸出上清液，小心地吸净管壁上的液滴，尽可能使沉淀物不带有残留液体。

(4)加入 25μL 水，振荡使沉淀复悬，一旦菌体分散开来，立即加入 25μL 2×SDS 凝胶加样缓冲液，继续振荡 20s。

(5)样品在沸水浴中放置 5min。

(6)采用带有浸入尖头或能在冷却杯中同时处理多个样品的超声处理仪对 DNA 进行剪切，根据所用超声处理仪的输出功率及其设定状态，以最大功率处理 0.5~2min 应能有效地将裂解液黏度降至可控水平。

(7)样品于室温以 12000g 离心 10min，将上清液移至另一管中，弃沉淀物。

（8）吸取经剪切或超声处理的样品 25μL 电泳，剩余样品保存于－20℃备用。

2. 哺乳动物细胞和组织的样本制备

哺乳动物细胞和组织有单层培养细胞、悬浮培养细胞和组织碎片，虽然均可采用凝胶加样缓冲液裂解的方法来制备样本，但制备方法有所差异。

（1）对单层细胞的处理

材料

①磷酸缓冲盐溶液（PBS）。

②1×SDS 凝胶加样缓冲液。

③水浴箱。

④吸管、细胞刮棒等。

方法

①用磷酸缓冲盐溶液（PBS）漂洗细胞 2 次，弃去洗液并吸净残余的 PBS 液体。

②如直径为 90mm 的平皿，则加入 100～200μL 加热到 85℃的 1×SDS 凝胶加样缓冲液溶解细胞，用细胞刮棒把黏稠状的细胞裂解物收集于一个微量离心管中。

（2）对悬浮培养细胞和组织碎片的处理

材料

①悬浮缓冲液的配制：

0.1mol/L	NaCl
0.01mol/L	Tris-HCl(pH7.6)
0.001mol/L	EDTA(pH8.0)
1μg/mL	Aprotinin
100μg/mL	苯甲基磺酰氟（PMSF）

②2×SDS 凝胶加样缓冲液。

③台式离心机。

④吸管或真空抽吸装置。

⑤加样器和吸头等。

方法

①取 1g 组织或 10^9 细胞，加 1mL 冰预冷的悬浮缓冲液分散细胞或组织碎片。

②于 4℃以 3000g 离心 5min，估算离心管底部沉淀物的体积。

③吸出上清液，用连接于抽真空装置的一次性使用吸头把管壁上的液滴吸净。

④尽快加入等体积的 2×SDS 凝胶加样缓冲液。

注意事项

PMSF 严重损害呼吸道黏膜、眼睛及皮肤，一旦眼睛或皮肤接触了 PMSF，应立即用大量水冲洗之，凡被 PMSF 污染的衣物应予丢弃。

PMSF 在水溶液中不稳定，应在临用前从储存液中现加于裂解缓冲液中。

3. 免疫沉淀蛋白的样本制备

一般情况下，粗提样品无需进一步纯化即可直接进行凝胶电泳。对含量极稀少蛋白的检测，可采用标准的免疫沉淀技术纯化和浓缩待测蛋白。

材料

（1）Tris/Glycine SDS-PAGE 样品缓冲液：2% SDS，100mmol/L DTT（取自－20℃存放的 1mol/L 贮存液，临用前加入），60mmol/L Tris（pH 6.8），0.01% 溴酚蓝和 10% 甘油。

（2）水浴箱。

（3）加样器和吸头等。

方法

（1）将样品缓冲液加入吸附有抗原和抗体，并经过洗涤的 A 蛋白或 G 蛋白微珠中。使样品缓冲液和微珠的体积比至少为（2～5）：1 左右更好，但一般不超过 10：1。

（2）样品置 70℃水浴加热至少 5min。除特殊情况外，在凝胶内加样之前不必去微珠。

（3）样品既可立即使用也可冻存。－20℃存放的样品可稳定保存数月。

注意事项

（1）对照设置：实验对照的设置应包括能与免疫抗体共沉淀的样品和能与非免疫抗体共沉淀的样品。通过两者比较可以鉴别抗体所形成的特异性条带和非特异性条带。

（2）将免疫沉淀制备的蛋白用于免疫印迹时，来自免疫沉淀的抗体会出现在印迹膜上。该抗体可被二抗试剂检出。有两种解决办法：一是可将免疫沉淀抗体共价结合在 A 蛋白或 G 蛋白微珠上；其二是采用直接检测技术进行测定。

（二）蛋白质凝胶电泳

Tris/Glycine SDS-聚丙烯酰胺凝胶是免疫印迹中最常用的分离蛋白质的方法。

由于印迹技术需将蛋白质成功地从胶中转移至膜上，因此选择合适的凝胶甚为重要（表 2-5-1）。一般情况下，丙烯酰胺和交联剂的比例越低，转移就越易进行。超薄胶转移的速度快，而且彻底。通常，应根据目的选择厚度、大小均适合的凝胶。若想寻求蛋白质的最佳分辨率，长胶的效果较好，使较大分子量的蛋白质更好地分离。若想达到最大的灵敏度，胶的厚度可增加到 1.5mm，并且在不发生变形的前提下，尽量提高蛋白的上样量。若主要考虑的是分离速度，则选用微型胶，厚度为 0.5mm。

表 2-5-1　SDS 聚丙烯酰胺凝胶的有效分离范围

丙烯酰胺* 浓度	线性分离范围（kD）
15	12～43
10	16～68
7.5	36～94
5.0	57～212

* 丙烯酰胺与双丙烯酰胺的摩尔比为 29：1

1. 凝胶的制备

材料

（1）30% 丙烯酰胺：分别称取 29g 丙烯酰胺，1g N，N′-亚甲双丙烯酰胺，加温热的去离子水 60mL，加热至 37℃溶解，补加水至终体积为 100mL，过滤，即配成 30%（W/V）丙烯酰胺贮存溶液。丙烯酰胺和双丙烯酰胺在贮存过程中缓慢转变为丙烯酸和双丙烯酸，这一脱氨基反应是光催化或碱催化，故溶液的 pH 值不超过 7.0，置于棕色瓶中 4℃保存。

（2）10％十二烷基硫酸钠（SDS）：称取 10g SDS，加去离子水 90mL 加热至 68℃，加几滴浓盐酸调节 pH 至 7.2，加水至 100mL，即为 10％（W/V）SDS。

（3）浓缩胶缓冲液（1mol/L Tris-HCl pH6.8）：12.12g Tris 溶解在 80mL 去离子水中，用浓盐酸调节 pH 至 6.8，再加去离子水至 100mL。4℃保存。

（4）分离胶缓冲液（1.5mol/L Tris-HCl pH8.8）：18.16g Tris 溶解在 80mL 去离子水中，用浓盐酸调节 pH 至 8.8，再加去离子水至 100mL。4℃保存。

（5）10％过硫酸铵（AP）：过硫酸铵提供催化丙烯酰胺和双丙烯酰胺聚合所必需的自由基，可用去离子水配制小量 10％（W/V）贮存液并 4℃保存。由于过硫酸铵会缓慢分解，故应隔周新鲜配制。

（6）TEMED（N，N，N′，N′-四甲基乙二胺）：TEMED 通过催化过硫酸铵形成自由基而加速丙烯酰胺和双丙烯酰胺的聚合。由于 TEMED 只能以游离碱的形式发挥作用，因此 pH 值较低时聚合反应受到抑制。

（7）Tris-甘氨酸电泳缓冲液：分别称取 15.1g Tris 和 94g 甘氨酸，溶解在 900mL 去离子水中，然后加入 50mL 10％（W/V）SDS，再加去离子水至 1000mL 则成 5×贮存液。使用时稀释 5 倍，终浓度 Tris 为 25mmol/L、甘氨酸为 25mmol/L、0.1％ SDS，缓冲液 pH 为 8.3。

（8）聚丙烯酰胺凝胶电泳槽和电泳仪。

（9）加样器和吸头等。

方法

（1）根据垂直电泳槽说明书安装玻璃板，确定需配制分离胶的浓度和体积。

（2）迅速将分离胶注入两玻璃板间隙中，留出灌注浓缩胶所需空间（梳子的齿长再加 1cm），用滴管小心地在分离胶上覆盖一层 0.1％ SDS 或水，覆盖层可防止氧扩散进入凝胶而抑制聚合反应。将凝胶垂直置于室温下。

（3）分离胶聚合完全后，倒出覆盖层液体，用去离子水洗涤凝胶顶部数次以除去未聚合的丙烯酰胺，尽可能排除凝胶上的液体。

（4）确定需配制浓缩胶的体积，按“配制 Tris-甘氨酸 SDS 聚丙烯酰胺凝胶电泳浓缩胶所用溶液”配制所需浓缩胶，然后直接将浓缩胶灌注在分离胶上，立即插入干净的配套梳子，避免气泡，然后加入浓缩胶溶液以充满梳子之间的空隙。待浓缩胶聚合后，拔出梳子，形成加样孔。

（5）用去离子水将 Tris-甘氨酸电泳缓冲液贮存液稀释 5 倍，倒入电泳槽，将加样孔充满，这时加样孔中的气泡可通过电泳缓冲液排除。

2. 电泳

材料

（1）2×SDS 凝胶加样缓冲液。

（2）聚丙烯酰胺凝胶电泳槽和电泳仪。

（3）加样器和吸头等。

（4）水浴箱。

方法

（1）把上述处理的样品按 1∶1（V/V）与 2×SDS 凝胶加样缓冲液混合，100℃加热 3min，使蛋白质变性。

（2）取出变性蛋白质，立即放于冰上。样品如黏稠可进行超声对 DNA 进行剪切，以最大功率处理 0.5～2min 应能有效地将裂解液黏稠度降至可控水平(注意:此步骤一定要在冰上进行)。

(3)如有沉淀以 10000g 将样本 4℃离心 10min,将上清液移至另一管中,弃去沉淀物。

(4)计算使用 Western 印迹法检测靶蛋白所需要的样本量,一般 Western 印迹法技术检测中等大小蛋白的检出下限约为 1～5ng。在厚 0.75mm 的 SDS 聚丙烯酰胺凝胶上,每个泳道可加样 100µg 而不致过多。

(5)用玻璃微量进样器按顺序加样,注意沿加样孔底上样,否则样品容易漂走。加样量不宜过多或过少,一般 15～20µL 为宜。没上样的加样孔中加 1×SDS 凝胶加样缓冲液。

(6)用注射器排除两玻璃板底部的气泡,将电泳装置接通电源(正极接下槽,负极接上槽),凝胶上所加电压为 8V/cm,当溴酚蓝前沿进入分离胶后,电压可提高到 15V/cm,继续电泳直至溴酚蓝到达分离胶底部(约 4h),关闭电源。

(7)从电泳装置上卸下玻璃板,放入一瓷盘中,用一注射器吸取若干毫升电泳缓冲液,将针头插入一玻璃板与凝胶之间,小心不要将凝胶刺破,沿玻璃板从左至右注入电泳缓冲液,将玻璃板与凝胶分开。靠近左边切去一角以标明凝胶的位置。

(8)如不需做免疫检测可直接用考马斯亮蓝染色。

注意事项

(1)注意安全,一些试剂对人体有害,如丙烯酰胺等。

(2)避免样品污染。

二、将蛋白质从凝胶中转印至膜上

可用于免疫印迹的固相载体有多种,如硝酸纤维素膜、PVDF(聚亚乙烯双氧化物)膜等。硝酸纤维素膜最为常用,具有结合能力强、膜不需要活化、背景浅、能进行多次免疫检测并可用常规染色方法、功能基团寿命长等优点,但极易破碎不易操作。FVDF 膜在制备多肽供蛋白质化学分析中最为常用。在进行蛋白水解和序列分析时,通常是先将蛋白质结合在PVDFF 膜上。

将凝胶中的蛋白质转印至膜上的方法很多,目前常用方法是电洗脱或电印迹,其主要优点是转印迅速、完全。电洗脱有两种方法:一种是湿转印法,即将凝胶-膜夹层组合完全浸入转印缓冲液中;另一种是半干转印法,即将凝胶-膜夹层组合放在浸有转印缓冲液的吸水纸之间。前者是将夹层组合放入有铂丝电极的缓冲液槽中。而后者是将凝胶-膜夹层组合置于两个石墨平板电极之间。这两种转印的装置效果均较好,可根据实验室条件来选择。以下主要介绍以 PVDF 膜为固相载体的半干转印法。

(一)以 PVDF 膜为固相载体的半干转印法

材料

(1)转印缓冲液:

Tris 碱	48mmol/L	5.8g
甘氨酸	39mmol/L	2.9g
SDS	0.037%(W/V)	0.37g
甲醇	20%	200mL

蒸馏水   加至 1000mL

（3）6 张吸水纸（Whatman 3 MM 或类似物）和 1 张 PVDF 膜。

（4）电转移装置。

方法

（1）用蒸馏水淋洗装置的平板电极。

（2）将凝胶切成适当大小用于转印。除去无关的凝胶和未使用的泳道。做好凝胶标记以确定第一条泳道的方向。在准备滤纸时，将凝胶放入转印缓冲液中。

（3）剪取吸水纸和 PVDF 膜，使其稍大于凝胶，将 PVDF 膜浸泡在甲醇溶液中 5min，操作时要戴手套。油污或其他蛋白质可阻碍蛋白质与 PVDF 膜结合。滤纸剪成适当大小。如果滤纸与凝胶的边缘重叠，电流将短路而绕过凝胶，使转印不能有效进行。一个可行的办法是以封口膜作为垫子绕在凝胶的周围将其与滤纸分开或膜的面积稍大于凝胶，使凝胶通过膜与滤纸分开。

（4）将吸水纸放入转印缓冲液中浸湿。

（5）将凝胶、PVDF 膜和滤纸放在平板装置的底部，放置顺序如下：

——底部平板阳极

a. 三层转印缓冲液浸湿的吸水纸

b. 一张转印缓冲液浸湿的 PVDF 膜

c. 用转印缓冲液稍微湿润的聚丙烯酰胺凝胶

d. 三层转印缓冲液浸湿的吸水纸

——阴极

（6）仔细检查有无气泡，并用玻棒驱赶气泡，吸干凝胶-滤纸夹层组合旁边的缓冲液。许多装置在凝胶-滤纸夹层组合旁边有一个垫圈以防转印时发生短路。

（7）小心将电极插入装置顶部。接通电极（正极或红色表示阳极）并进行转印。以 $0.8mA/cm^2$ 凝胶，转印 45min 至 1.5h。转印时间不宜太长，否则易引起干胶。

（8）转印结束后立即断开电源，小心拆开装置，将膜做上标记。电极用后要用蒸馏水清洗。

（二）转印后切取印迹膜

有时转印后需将印迹剪成较小的片状进行单独处理。单个泳道可以泳动同一样品，待彼此分开后，可用不同的抗体并列检测。为了简便而精确地找到泳道，电泳之后用丽春红 S 或印度墨汁对印迹膜进行染色（表 2-5-2），便可很快确定待测蛋白质的位置并将其剪下。

表 2-5-2　用于免疫印迹染色的染料

染料	优点	缺点
丽春红 S	便宜	不够灵敏
	适合于所有的抗原检测方法	不持久
印度墨汁	便宜	酶检测需用吐温封闭
	灵敏	先检测，后染色
	适合于放射性标记检测	不适合于化学发光和生色底物的酶检测方法

（三）印迹膜蛋白染色

材料

（1）2％丽春红 S 浓贮存液（3-羟基-4-［2-磺基-4-硫代-苯偶氮基］-2,7-萘二磺酸）：溶于 30％三氯乙酸和 30％磺基水杨酸中。贮存液可在室温下稳定存放 1 年以上。

（2）PBS。

方法

（1）在染色之前，先配制丽春红 S 应用液，即将 2％丽春红 S 浓贮存液用 1％醋酸 1∶10 稀释即成为应用液（注意：如果使用硝酸纤维膜，须将丽春红 S 应用液更换为用水 1∶10 稀释）。

（2）用丽春红 S 应用液将 PVDF 膜洗 1 次。

（3）加入新鲜稀释的丽春红 S 应用液，并在室温下搅动 5～10min。

（4）将 PVDF 膜放入 PBS 中漂洗数次，每次 1～2min，并更换 PBS。

（5）根据需要将转印部位和分子量标准位置进行标记。至此 PVDF 膜可用于封闭和加入抗体。

三、免疫检测

免疫检测主要取决于抗原抗体的特异性，特别是能够识别膜上变性的和固定化抗原的抗体。因为印迹膜上有非特异性吸附蛋白质的位点，所以需进行封闭以防免疫试剂的非特异性吸附。将印迹膜与一定浓度的不参与特异性反应的蛋白质或去污剂溶液孵育可实现封闭。然后通过抗体与膜上抗原的特异性结合来定位抗原。

（一）印迹膜上非特异性蛋白质结合位点的封闭

尽管这些封闭液在某些情况下使用较为满意，但是仍需要仔细选择以确保其能适合于检测试剂。几乎适合于所有检测系统的两种封闭缓冲液是脱脂奶粉和牛血清白蛋白。若蛋白质封闭液造成本底过高或干扰检测，则可试用吐温-20 封闭液。

（二）直接与间接检测方法

直接法是指用标记的第一抗体（一抗）来进行检测的方法，用这种类型的抗体对膜上抗原进行免疫检测的本底较低，并且在同一张印迹膜上可同时使用来源或特异性不同的多种抗体，但灵敏度不如间接法。间接检测是指先使用非标记的一抗，然后用可与一抗结合的标记第二抗体（二抗）进行检测的方法。由于二抗分子是多价的，具有放大效应，因而灵敏度较高。

下面以间接检测法为例介绍免疫检测的方法。

准备工作

在准备做抗原检测时，须考虑所用一抗和二抗的最佳浓度，对不同来源的抗体，其特异性抗体的浓度都不相同。因此，对一抗进行滴定有助于确定最佳反应比例，预先滴定二抗对实验也有帮助，一旦确定最佳浓度，则每次印迹即可用同一批一抗、二抗来完成。多数情况下可采用商家提供的浓度进行检测。

材料

（1）PBS：称取 8g NaCl，0.2g KCl，1.44g Na_2HPO_4 和 0.24g KH_2PO_4，加蒸馏水 800mL，用 HCl 溶液调节 pH 值至 7.4，加水至 1L，在 1.034×10^5 Pa 高压下蒸汽灭菌 20min，室温保存。

（2）封闭缓冲液（见表2-5-3）。

表 2-5-3　常用封闭缓冲液

封闭缓冲液	组成	优点	缺点
5％脱脂奶粉	5％脱脂奶粉溶于 PBS 中（W/V）	便宜,背景清晰	易变质,可掩饰某些抗原,不易适合于亲和素/链霉亲和素技术
5％脱脂奶粉/吐温-20	5％脱脂奶粉溶于 0.2％吐温-20 PBS 中（W/V）	便宜,背景清晰	易变质,可掩饰某些抗原
0.2％吐温-20	0.2％吐温-20 溶于 PBS 中（V/V）	可以在抗原检测后进行染色,信号强	可能有一些残留的本底
3％ BSA	3％ BSA 溶于 PBS 中（W/V）	信号强	相对较贵

（3）1％ BSA/PBS。

（4）一抗试剂和碱性磷酸酶或辣根过氧化物酶标记的二抗试剂（通常是用辣根过氧化物酶标记的抗免疫球蛋白抗体）。

（5）碱性磷酸酶底物溶液：

1）NBT（氮蓝四唑）溶液：在 10mL 70％的二甲基甲酰胺中溶解 0.5g NBT。

2）BCIP（5-溴-4-氯-3-吲哚磷酸）溶液：在 10mL 70％的二甲基甲酰胺中溶解 0.5g BCIP。

3）碱性磷酸酶缓冲液：100mmol/L NaCl,5mmol/L $MgCl_2$,100mmol/L Tris-HCl（pH9.5）,置密闭容器中保存,此溶液稳定。

4）取 $66\mu L$ NBT 溶液与 10mL 碱性磷酸酶缓冲液混匀,加入 $33\mu L$ BCIP 溶液。

（6）辣根过氧化物酶底物溶液：在 9mL 0.01mol/L Tris-Cl（pH7.6）溶液中溶解 6mg 3-3′-二氨基联苯胺,加入 1mL 0.3％（W/V）$NiCl_2$ 或 $CoCl_2$。用 Whatman 1 号滤纸过滤以除去沉淀,加入 $10\mu L$ 30％ H_2O_2 混匀后立即使用。此溶液须在临用时配制。

方法

（1）用 PBS 漂洗印迹膜数次。

（2）加入一种封闭缓冲液。注意：不同的抗原和实验方法需用不同的封闭缓冲液。例如,BSA（V 部分）和牛奶都含有磷酸化的酪氨酸和生物素,用特异性抗磷酸化酪氨酸抗体进行实验时,这会给解释实验结果造成一定的混淆,也给亲合素/链霉亲合素检测的应用带来一些问题。某些牛奶制品可抑制碱性磷酸酶的活性。若无信号或检测背景较高,则需尝试不同的封闭缓冲液。

（3）室温下搅动孵育。一般孵育 20min～2h 或 4℃过夜较好。

（4）从封闭缓冲液中取出印迹膜,用 PBS 漂洗 3 次,每次 5min。

（5）加入工作浓度的一抗溶液。每张 15cm×15cm 的印迹膜用量为 10mL。所有的稀释液均用含有蛋白质的溶液,例如 1％ BSA/PBS。孵育可在浅盘或塑料袋中进行。在室温下将抗体和印迹膜搅动孵育至少 1h。有人认为 4℃孵育过夜（12～18h）可提高灵敏度。

（6）用 PBS 漂洗印迹膜 4 次,每次换液洗 5min。

（7）此时,印迹膜便可加入工作浓度的标记的二抗溶液。可在浅盘或塑料袋中室温孵育 1h。抗体用含有蛋白质的溶液进行稀释,例如 1％ BSA/PBS。商品化的酶标二抗应在

0.5~5μg/mL浓度之间使用(通常将商品试剂原液稀释成1∶200~1∶20000的应用液)。用辣根过氧化物酶标记的试剂须用不含叠氮钠的封闭缓冲液稀释。

(8)用PBS漂洗印迹膜4次,每次换液洗5min。

(9)将经漂洗的印迹膜移至另一干净浅盘中,按印迹膜面积加入0.1mL/cm² 的底物溶液(若使用碱性磷酸酶标记的二抗,则用碱性磷酸酶底物溶液;若用辣根过氧化物酶标记的二抗,则用辣根过氧化物酶底物溶液),于室温轻轻摇动,待蛋白条带的颜色深度达到要求(约2~20min),用水略为漂洗,放入PBS中。

(10)拍摄照片,留作永久实验记录(过氧化物酶染色的蛋白条带经日光照射数小时后颜色将褪去)。

注意事项

(1)一抗、二抗的稀释度、作用时间和温度对不同的蛋白质要经过预实验确定最佳条件。

(2)显色液必须新鲜配制使用,最后加入H_2O_2。

　　　　　　　　　　　　　　　　　　　　　　　　　　　　　　　　　(沈建根)

实验六 免疫细胞的分离与纯化

无论是体内还是体外的免疫学实验研究都需要从动物或人的血液或淋巴组织中分离出免疫细胞。实验的目的不同,对分离的免疫细胞的纯度要求亦不同。获得高纯度的目的免疫细胞是免疫实验的一个最基本的前提。本实验就免疫细胞的分离和纯化作详细介绍。

目的 通过本实验熟知分离、纯化免疫细胞的常用方法,领会不同方法之间的优缺点。

一、外周血液中白细胞的分离

人外周血液中红细胞与白细胞的比例约为(600~1000):1,根据两类细胞的比重不同其沉降速度也不同的特点,将它们加以分离。常用方法有两种:自然沉降法和高分子聚合物沉降法。自然沉降法所得白细胞活性损伤最小;高分子聚合物沉降法细胞得量较高,但其中的明胶沉降法会增加白细胞黏性,对实验产生一定影响。上述方法所得细胞悬液含较多粒细胞、单核细胞和血小板,淋巴细胞含量约为60%~70%。

(一)自然沉降法

原理 利用红细胞沉降率较快,使白细胞与之分离。

材料

1. 试管、毛细吸管、水平离心机等。

2. 抗凝剂,无钙、镁离子的Hank's溶液,细胞培养液等。

方法

1. 取受检者适量静脉抗凝血置入试管。

2. 将该试管直立置于室温或37℃30~60min,待红细胞自然沉降。可见血液分三层,上层为淡黄色血浆,底层为红细胞,在紧贴红细胞层的上面有一薄的白细胞与血小板层。

3. 用毛细吸管吸取白细胞层,移入另一试管中。

4. 加无钙、镁离子的Hank's溶液(或PBS)洗涤,水平离心(2000r/min)5min,弃上清。

5. 沉淀细胞反复洗涤、离心。

6. 将最后所得沉淀细胞用适量含10%灭活小牛血清的Hank's液、RPMI 1640培养液或其他培养液稀释后悬浮,取样计数白细胞,按要求配成所需浓度细胞悬液。

(二)高分子聚合物沉降法

原理 高分子聚合物能使红细胞凝聚成串钱状,加速其沉降,从而使白细胞与之分离。

材料

1. 试管、毛细吸管、离心机。

2. 明胶、生理盐水、右旋糖酐(dextran)、抗凝剂、Hank's溶液、细胞培养液等。

方法

1. 明胶沉降法

(1)选取优质明胶,配成3%明胶生理盐水溶液,置于沸水浴中加热溶解并适量分装,8磅/吋² 高压蒸汽灭菌15~20min。

（2）取抗凝静脉血与等量 3％明胶混合，或以 3∶1 比例混匀亦可。

（3）将试管直立静置室温或 37℃30～60min，使红细胞沉降。

（4）用毛细吸管吸取富含白细胞的乳白色上层液，移入另一试管。

（5）反复洗涤、离心同自然沉降法，配成所需浓度的白细胞悬液。

2. 右旋糖酐沉降法

（1）选择大分子量右旋糖酐（分子量为 70000～400000），配成 6％右旋糖酐生理盐水溶液，取适量抗凝血与等量右旋糖酐溶液混匀。

（2）室温或 37℃下直立静置试管 30～60min，沉降红细胞。

（3）用毛细吸管吸取富含白细胞的乳白上层液，移入另一试管。

（4）沉淀细胞反复洗涤、离心同自然沉降法，最终配成所需浓度的白细胞悬液。

注意事项

1. 为加速红细胞沉降，有的实验室用 3.3％聚乙烯吡咯烷酮（PVP，分子量为 25000）生理盐水溶液，或 1％甲基纤维素分别与适当比例抗凝血混合进行分离。

2. 上述诸法所得白细胞悬液，均含一定量的红细胞。如进一步纯化，可将细胞重新悬浮，加入 1mL 蒸馏水后轻振 20s，待红细胞低渗裂解以后，加入 1.8％氯化钠溶液调至等渗。随后加 Hank's 或 PBS 溶液混匀、离心，反复两次，最终配成所需浓度的白细胞悬液，亦可将含氯化铵的 Gey 溶液 1.0mL 加入沉淀细胞，轻振 2min，裂解红细胞后，再加入不含氯化铵的 Gey 溶液，离心后将沉淀细胞配成白细胞悬液。

二、外周血液中单个核细胞的分离——密度梯度离心法

外周血液中单个核细胞（peripheral mononuclear cells，PMNC）包括淋巴细胞和单核细胞，PMNC 是免疫学实验最常用的细胞，也是进行 T、B 细胞分离纯化过程的重要中间环节。因此，获取高纯度和活性的 PMNC 常常是许多免疫学实验的先决条件。

原理　PMNC 在其体积、形状和比重方面与外周血中其他细胞有差异。红细胞和多核白细胞的比重（1.092 左右）比 PMNC 的比重（1.075～1.090）大。因此，利用一种比重介于 1.075～1.092 之间的等渗溶液（分层液）作密度梯度离心，使不同比重的细胞按不同的密度梯度分布，从而可使 PMNC 从血细胞中分离出来。本法淋巴细胞的回收率约为 80％～90％，淋巴细胞的纯度为 90％左右。不同动物所用的细胞分离液的比重有所不同，如大鼠为 1.087 g/mL，而小鼠和豚鼠为 1.085g/mL。

材料

1. 聚蔗糖-泛影葡胺分层液　比重 1.077±0.001，商品名是淋巴细胞分离液。市场有售。亦可自行配制，其方法如下：

取聚蔗糖（polysucrose，商品名是 Ficoll，分子量为 400000）干粉加双蒸水配制 9％ Ficoll 液（比重为 1.020）。另用生理盐水配制 34％泛影葡胺溶液（比重为 1.200）。取 24 份 9％ Ficoll 液与 10 份 34％泛影葡胺溶液混匀成分层液。用比重称量瓶测定比重。先将 10mL 容量的比重称量瓶准确称重，再加入上述分层液后再称重。该分层液以下述公式计算其比重：

$$\text{分层液比重} = (\text{加分层液的比重称量瓶重量} - \text{空白比重称量瓶重量}) \div 10$$

如测出的分层液比重高于 1.078，加 9％ Ficoll 调其比重；若测出的分层液比重低于

1.076，则加 34％泛影葡胺溶液予以校正其比重，直至比重达 1.077±0.001。然后过滤除菌（0.02μm 孔径滤膜）或 10 磅/吋² 高压蒸汽灭菌。此无菌液，可避光保存于 2～4℃，保存期为3 个月左右。临用前需使其恢复至室温。

若需配制不同比重的分层液，可按下式计算：

$$d_m = \frac{V_1 d_1 + V_2 d_2}{V_1 + V_2}$$

式中，d_m：淋巴细胞分层液比重；d_1：9％ Ficoll 液比重；d_2：34％泛影葡胺溶液比重；V_1：9％ Ficoll 液体积；V_2：34％泛影葡胺溶液体积。

2. 抗凝剂　配制 200U/mL 注射用肝素溶液。

3. 台盼蓝染液　称取 4g 台盼蓝放置研钵中，加少量双蒸水，反复研磨，加双蒸水至100mL，离心（1500r/min，10min），吸出上层液，即为 4％水溶液，用前用生理盐水稀释成 0.4％。

方法

1. 抗凝血稀释　取静脉抗凝血，用 pH7.2～7.6 Hank's 溶液将抗凝血做 1：2 稀释。

2. 取分层液 4mL 或 15mL 置入 15mL 或 50mL 灭菌离心管内。

3. 用毛细吸管吸取稀释血液，在离分层液上 1cm 处，沿试管壁徐徐加入，使稀释血液重叠于分层液上。稀释血液与分层液体积比例为 2：1，即 8mL 或 30mL 稀释血重叠于 4mL 或15mL 分层液上（图 2-6-1A，离心前）。

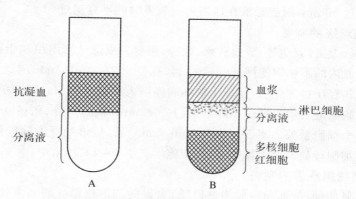

图 2-6-1　密度梯度离心法离心前后示意图

4. 用水平离心机离心（2000r/min，20～25min），离心后细胞分布如图 2-6-1B 所示，绝大多数 PMNC 悬浮于血浆与分层液的界面上，呈白膜状。用毛细吸管轻插至白膜层，沿试管壁周缘吸出界面层细胞，移入另一试管中。

5. 用 5 倍以上体积的 Hank's 液或 PBS 液（含 1％牛血清白蛋白，BSA）离心（1500r/min，5～10min）洗涤 3 次。

6. 最后将细胞重悬于淋巴细胞培养液中。

结果

1. 细胞计数　取细胞悬液 0.1mL，加等量 0.4％台盼蓝染液，混匀，吸取 1 滴，加入血细胞计数板内，使悬液充满计数室，按白细胞计数方法计数 4 大格内的活细胞（死细胞蓝染），按下式计算细胞浓度：

$$细胞浓度(细胞数/mL\ 原液)=\frac{4\ 大格内的细胞总数}{4}\times10000\times稀释倍数$$

$$所得\ PMNC\ 总数=细胞浓度\times细胞悬液体积$$

2. 细胞分离率计算

$$细胞分离率(\%)=\frac{所得细胞悬液中\ PMNC\ 总数}{血液中\ PMNC\ 总数}\times100\%$$

注意事项

1. 静脉抗凝血用 Hank's 溶液做 1:2 稀释,可取得更好的分离效果。

2. 稀释血液与分层液体积比例不应大于 2:1,过大会影响分离效果。

3. 加入血液时应沿管壁缓慢加入,使血液重叠于分层液之上。避免血液加入过快或过猛造成血液与分离液混合,严重影响细胞分离效果。

4. 吸取单个核细胞时,应避免吸出过多上清液或分层液而导致血小板污染。

5. 配制好的单个核细胞置室温或 0~4℃ 保存(后一条件较好,可减低细胞代谢活动)。注意不要迅速改变其所处的温度,以免造成"温度休克"。

三、淋巴组织中淋巴细胞的分离

从淋巴组织中分离淋巴细胞悬液需要注意的是,从杀死动物到将单个细胞悬液置入冰浴内的时间不宜超过 30min;细胞悬液在冰浴内的放置时间不宜超过 3h。

(一)脾细胞悬液的制备

将动物(小鼠、大鼠、家兔等)放血致死,取脾,用剪刀剔除结缔组织和脂肪并剪碎脾脏,将碎脾组织置于平皿内的不锈钢滤网(60~100 目,孔径 0.28~0.154mm)上,一手持网,另一手用注射器的针芯轻轻压挤脾组织,使单个核细胞经网入平皿内的 Hank's 液中。吸取 Hank's 液冲洗网。将细胞悬液再依次通过 150 目(孔径 0.1mm)和 600 目(孔径 0.02mm)的不锈钢滤网以便形成单个细胞悬液。离心(2000r/min,5min)后,低渗处理去除红细胞,再次离心洗涤,重悬细胞,做细胞计数。以上操作过程,细胞均置于 0~4℃ 冰浴中。

(二)淋巴结细胞悬液的制备

通常选用小鼠的颈、腋下和腹股沟淋巴结,大鼠的颈淋巴结。制备方法同上。淋巴结细胞悬液中,淋巴细胞占 90% 以上,红细胞极少。

(三)胸腺细胞悬液的制备

小鼠和大鼠的胸腺细胞悬液的制备同上。因胸腺细胞对有害的因素十分敏感,故洗涤细胞时用 0.5% 明胶 Hank's 液。制备人胸腺细胞悬液时亦可将过网后的细胞悬液再通过密度梯度离心法来获取 PMNC。混在 PMNC 中的胸腺上皮细胞、树突状细胞、巨噬细胞等其他细胞可通过黏附法或其他方法加以去除(参见淋巴细胞的分离纯化)。

破碎上述组织亦可用酶消化法,即将放在盛有 PBS 平皿中的组织剪成 1~2mm³ 大小,加入 30~50 倍组织体积的胰蛋白酶(0.25%,W/V)和 DNA 酶(20μg/mL),室温或 37℃ 环境中孵育消化 20~60min,再按上法离心洗涤。该法的优点是可去除死细胞和较少损伤树突状细胞,但可影响细胞的某些表面结构。

注意事项

1. 机械分散组织细胞的方法简单易行,但对组织细胞有一定的损伤作用,一般只能用于处理部分软组织,对一些硬组织和纤维性组织的分散效果不佳。

2. 酶消化法是把已剪成较小体积的组织用生化和化学的手段进一步分散组织细胞的方法。用此方法获得的细胞制成悬液可直接进行培养。消化作用可使组织松散、细胞分开,细胞容易生长,成活率高。在消化过程中要注意消化的温度和时间,温度过高、消化时间太长对细胞活性均有影响。如果采用4℃条件的冷消化,则要延长消化时间(可以长达12~24h)。

四、淋巴细胞的分离纯化

在PMNC中除包含大量淋巴细胞外,还混杂为数不等的其他单核细胞。有些实验需要用纯化的淋巴细胞,故需除去混杂的单核细胞。此外,淋巴细胞中除T淋巴细胞和B淋巴细胞这两大群体外,还有NK细胞等第三群淋巴细胞。因此,根据有些实验要求,还需进一步分离纯化T淋巴细胞或B淋巴细胞或第三群淋巴细胞。

(一)分离PMNC中的淋巴细胞和巨噬细胞

分离PMNC中的淋巴细胞实质就是去除其混杂的其他单核细胞组分。常用的方法有玻器黏附法、磁铁吸引法、羧基铁-乳胶分层液法、补体溶解法及葡聚糖凝胶过滤法等。

原理　利用单核细胞所具有的吞噬和黏附能力,去除PMNC中的单核细胞,从而获得纯淋巴细胞悬液。

材料

1. 细胞培养瓶、细胞橡皮刮子(disposable cell scraper,costa,USA)、试管、毛细吸管、玻璃纤维柱、玻璃平皿、1块马蹄形磁铁(两段间距为1.5cm)、1个小棒状磁铁、玻璃珠等。

2. 聚蔗糖-泛影葡胺分层液、Hank's溶液、右旋糖酐、羧基铁粉(atomergic chemetals)、乳胶、Sephadex G-10、尼龙棉等。

方法

1. 玻器黏附分离法　一般说来,通过密度梯度离心法获得的PMNC中淋巴细胞占80%~90%,而单核细胞占10%~20%。将分离的50mL细胞浓度为2×10^6/mL PMNC悬液置于250mL的培养瓶内或倾入大玻璃平皿或塑料平皿中;或将分离的PMNC调整细胞浓度为10^7/mL,每5mL PMNC悬液置于$75cm^2$的培养瓶中,37℃静置60~90min,待单核细胞黏附于玻璃(塑料)容器上,以毛细吸管轻吸未黏附之细胞悬液,此悬液即为除去单核细胞的淋巴细胞悬液。此法亦可用于单核细胞的制备,在已除去未黏附细胞的培养瓶或平皿中,加入温的Hank's溶液少许,轻摇后吹吸4~5次以去除未吸净之不吸附细胞。加入0.25%胰酶37℃孵育10min,再次加入冷的PBS溶液(不含血清),以毛细吸管吹吸或用细胞橡皮刮子轻刮亦可(刮除细胞需轻柔,以减少细胞损伤),收集脱落的黏附细胞,其中含有大量单核细胞。为了避免两次用胰酶处理或两次刮除,培养瓶可用1%明胶(不含内毒素,Sigma)包被后在4℃冰箱内过夜,然后再按上法操作。与明胶结合的巨噬细胞易于通过冷的PBS吹吸法从塑料平面上脱离下来。该法亦可用于含巨噬细胞的腹腔液或胸腔液中巨噬细胞的富集。可将上述液体加入适量的小牛血清(5%),然后按上法分离巨噬细胞。在分离巨噬细胞时需注意所用实验器皿及培养液均应不含细菌内毒素或脂多糖,以免巨噬细胞被激活。此外,培养基应加入 AB 血清,而不应加入胎牛血清,以防止巨噬细胞被胎牛血清中的异质成分所活化。

　　2. 磁铁吸引法

　　(1)羰基铁粉的预处理:10g 铁粉加入 100mL 生理盐水内,洗涤 4 次,去除有毒的物质(倒盐水时用磁铁吸住铁粉)。用 50mL 盐水混悬铁粉(0.2g 铁粉/mL 盐水),吸出 5mL(含 1g 铁粉)分装入 100mL 培养瓶内,高压灭菌。分散铁粉,待用。

　　(2)细胞分离:吸出盛有铁粉的培养瓶内的生理盐水,将已用 Hank's 溶液稀释一倍的人抗凝血 10mL 置入该瓶内,再添加 6% 右旋糖酐生理盐水溶液 3mL 及 3mm 大小玻璃珠 10粒。混匀后于 37℃ 孵育 45min,每 5min 旋转摇动 1 次。用磁铁放在瓶底将铁屑吸至瓶底,置 37℃ 20min 后,将上液移入另一试管中,以 Hank's 溶液洗涤此上液若干次,然后用聚蔗糖-泛影葡胺分层液分离,可得到已去除单核细胞的高纯度淋巴细胞。

　　3. 羰基铁-乳胶分层液法　　20mL 人抗凝血与 5% 右旋糖酐 4ml 混匀,室温孵育 30min,待红细胞沉降后,移取富含白细胞的血浆层,与 1% 羰基铁 Hank's 悬液等体积混合,加入一滴 0.6μm 大小的乳胶颗粒悬液,37℃ 保温摇动 1h,将此混合液用聚蔗糖-泛影葡胺分层液分离,由于吞噬铁末和乳胶的巨噬细胞比重增加而沉底,故可得纯度较高的淋巴细胞。

　　4. 葡聚糖凝胶过滤法

　　(1)葡聚糖凝胶 Sephadex G-10 的制备:将 2000mL 生理盐水放入 6L 烧瓶内,然后加入葡聚糖凝胶 G-10 250g,轻搅葡聚糖凝胶使其完全浸湿,4℃ 过夜,待葡聚糖凝胶充分膨胀。吸去盐水,加 3 倍于底层葡聚糖凝胶的生理盐水,摇动烧瓶混悬凝胶。待凝胶沉淀后,吸去上层盐水和未沉淀的小凝胶颗粒。重复操作 3 次,最后,加入相当于底层葡聚糖凝胶体积 30%～35% 的盐水。低速离心后,使 40～50mL 浆液中含有 30～35mL 聚集的凝胶。将 40～50mL 浆液分装入 50mL 的试管,高压灭菌,备用。

　　(2)将 50mL 注射器固定在支架上,取出注射器芯,将三通阀接在注射器的顶端,关闭阀门。将数个大玻璃珠(500～700μm)和一些小玻璃珠(250～350μm)放入注射器内,用吸管吸取凝胶液入柱内(40～50mL 浆液/50mL 注射器)。以含 20% 小牛血清的 RPMI 1640 培养液搅拌洗涤后,置于 37℃ 孵箱,使温度及 pH 平衡,随后加入用分层液密度梯度离心法分离的 PMNC 悬液,搅拌混匀后以含 20% 小牛血清的相同培养液洗脱。洗脱液中主要为淋巴细胞。

　　注意事项

　　1. 分离巨噬细胞时需注意所用实验器皿及培养液均应不含细菌内毒素或脂多糖,以免巨噬细胞被激活。此外,培养基应加入 AB 血清,而不应加入胎牛血清,以防止巨噬细胞被胎牛血清中的异质成分所活化。

　　2. 最初认为铁粉颗粒可为巨噬细胞所吞噬,但后来发现细胞是黏附在颗粒表面,尤其是当铁粉颗粒比细胞大得多的时候更是如此。因此,磁铁吸引法仅适于颗粒大于细胞的粗制铁粉。羰基铁-乳胶分层液法所得淋巴细胞纯度可达 94%～99%,葡聚糖凝胶法的回收率则约为 90%。

　　(二)T 细胞、B 细胞及 T 细胞亚群的分离纯化

　　T 细胞、B 细胞以及 T 细胞亚群的分离纯化技术基于这些细胞表面标志(表面受体或表面抗原)的差异性而建立。文献报道的技术方法颇多,在此,将国内外实验室常用技术介绍如下。

1. E 花结分离法

原理　人类 T 细胞表面上有能与绵羊红细胞相结合的受体(E 受体,CD2),据此特性可将人 T 淋巴细胞与其他淋巴细胞分离开来。人类 T 细胞与绵羊红细胞结合而形成 E 花结形成细胞。E 花结形成细胞较其他细胞体积和比重大,可通过速率沉降(rate sedimentation,即体积分离)或平衡沉降(equilibrium sedimentation,即密度分离)将 T 细胞与 B 细胞加以分离。正常外周血淋巴细胞所形成的 E 花结的热(37℃)稳定性较差,采用还原剂溴化二氨基异硫氢化物(2-amino ethyl-isothiournium bromide bydrobromide,AET)或神经氨酸酶(neuraminidase)预处理绵羊红细胞,可使 T 细胞形成大的花结,花环形成快速,花环形成率高且花环结合牢固。经分层液密度梯度离心后,E 花结形成细胞沉于管底,而 E 花结未形成细胞(B 细胞和巨噬细胞)则在分层液的界面。将 E 花结形成细胞用低渗溶液处理溶解绵羊红细胞,即可得纯的 T 细胞。

材料

(1)试管、毛细吸管、水浴箱、离心机等。

(2)阿氏液、新鲜绵羊抗凝血、PBS 溶液、神经氨酸酶、Tris-氯化铵溶液(1mol/L 氯化铵以 9:1 与 0.17mol/L Tris 溶液混合,调 pH 为 7.2,过滤消毒,4℃存放)、细胞培养液等。

方法

(1)制备神经氨酸酶处理的绵羊红细胞　用阿氏液将绵羊血 1:1 稀释。取此稀释绵羊血 20～30mL,用 PBS 洗涤 3 次(2000r/min,5min),每次将红细胞表面的白细胞吸出弃掉。最后一次洗涤后将绵羊红细胞重悬在 20mL 细胞培养液中,加入 0.5mL 神经氨酸酶(1 U/mL),然后将装有绵羊红细胞的试管置 37℃水浴箱孵育 30min。继用 PBS 洗涤 2 次。末次洗涤弃上清后,按 10%(V/V)加细胞培养液于试管内,置 4℃可存放两周左右。绵羊红细胞亦可用 AET 处理。称取 402mg AET,溶于双蒸水 10mL 中配成 0.14mol/L 溶液,加 4mol/L 氢氧化钠溶液调 pH 至 9.0。该液现用现配,不宜久放。取离心洗涤后的绵羊红细胞,每一份压积的绵羊红细胞加 4 份 0.14mol/L AET 溶液,充分混匀,37℃孵育 15min,每 5min 摇匀一次。用 PBS 或 Hank's 液洗涤 5 次,用 RPMI 1640 培养液配成 10%(V/V)细胞悬液。

(2)(3～4)×10^7 个淋巴细胞重悬在 4mL 细胞培养液中,加 1mL 10%(V/V)神经氨酸酶处理过的绵羊红细胞悬液。将上述 5mL 溶液叠加在 3mL 淋巴细胞分层液上作密度梯度离心分离(1500～2000r/min,20min)。吸出界面云雾状非 T 淋巴细胞群(未成 E 花环的细胞即 B 细胞),沉淀于管底的 E 花环阳性细胞为 T 细胞群体。用 0.5～1mL Tris-氯化铵液溶解管底细胞直至管底澄清,然后用 RPMI 1640(5%FCS)培养液洗涤 2 次,最终将 E 受体阳性细胞悬于细胞培养液内。如用 AET 处理绵羊红细胞悬液亦可用下法:取(2～3)×10^6/mL 淋巴细胞悬液与等体积的 1%AET 处理的绵羊红细胞悬液混合,37℃孵育 15～20min,每 5min 摇匀一次。低速离心(500r/min,5min),4℃孵育 40～45min。将该细胞悬液预温至 20℃,加于分层液上作密度梯度离心分离(1500～2000r/min,20min)。余步骤同上。

注意事项

(1)CD2 分子在第三群淋巴细胞即大颗粒淋巴细胞(LGL)中也有 10%～80% 的表达。因此,用此法分离的淋巴细胞难免混杂大颗粒淋巴细胞。必要时可用 Percoll 非连续性密度梯度离心将 T 细胞与大颗粒淋巴细胞加以分离。

(2)AET 处理的绵羊红细胞悬液 4℃可存放一周。绵羊红细胞悬液有溶血不宜用。

（3）小牛血清用绵羊红细胞吸收后使用可去除小牛血清中的凝集素，从而提高分离率。

2. Percoll 非连续性密度梯度离心分离法

原理   Percoll 是硅化聚乙酰胺吡咯烷酮的商品名，为一种无毒无刺激性的新型密度梯度离心分离剂。Percoll 在液体中颗粒大小不一，在一定离心场中可形成一定的密度梯度。在该密度梯度下，不同密度的细胞将分布在不同的密度层内，借此可将它们加以分离，如可将密度较大的静息淋巴细胞和密度较小的活化的淋巴细胞分离开来；又如，可将静息的 T 或 B 淋巴细胞与单核细胞或巨噬细胞加以分离。Percoll 溶液的密度为 1.130 ± 0.005g/mL，渗透压为 20mOs/kg H_2O，pH 约为 8.8。

材料   试管、毛细吸管、水平离心机、Percoll 溶液、淋巴细胞悬液等。

方法

（1）9 份 Percoll（PHARMACIA，Uppsala）加 1 份 PBS（10×）液配成 100% Percoll 溶液（密度 1.129g/mL）。

（2）用 PBS（1×）将 100% Percoll 液稀释成 55% Percoll 溶液（密度 1.073g/mL）、45% Percoll 溶液（密度 1.066g/mL）和 35% Percoll 溶液（密度 1.043g/mL）。

（3）按以下顺序将下列液体加入 10mL 离心管内：100% Percoll 液 1mL；55% Percoll 液 1.5mL；45% Percoll 液 1.5mL；35% Percoll 液 1.5mL；细胞悬液 3～4mL。

（4）水平离心 2000r/min，20min。

（5）用吸管吸取各梯度层中的细胞，离心洗涤。

结果   高密度的细胞分布在 57%～100% Percoll 液层，而低密度的大细胞分布在 50%～57% 或 30%～50% Percoll 液层。一般来说，60% Percoll 液层以上可获得 T 细胞；而在 45%～50% Percoll 液层可获得高浓度的 NK 细胞。

注意事项   亦可将 Percoll 液以 2.5% 的梯度差逐层叠起，如 50%，52.5%，55% 等。常用的某些哺乳动物在 Percoll 液中的漂浮密度（g/mL）如下，人类：红细胞 1.09～1.11，嗜酸粒细胞 1.09～1.095，中性粒细胞 1.08～1.85，T、B 细胞 1.062～1.077，活化的淋巴细胞 1.043～1.067，NK 细胞 1.05～1.07，单核细胞 1.05～1.066，血小板 1.03～1.06；小鼠：巨噬细胞 1.05～1.09，脾细胞 1.02～1.09。

3. 洗淘法（panning）

原理   用兔抗鼠或羊抗鼠抗体包被聚苯乙烯培养瓶或培养板，将免疫细胞（如淋巴细胞悬液）与相应抗体（如小鼠抗 CD4 单克隆抗体）孵育作用后，加至已包被好羊抗鼠（或兔抗鼠）抗体的培养瓶或培养板中。这样通过抗鼠抗体-CD4 McAb 的桥联结合反应使 $CD4^+$ 细胞结合固定在细胞培养板上，而非固定的淋巴细胞（$CD4^-$）可通过轻吸培养板孔或培养瓶内细胞悬液而获得。此种方法适用于 T 细胞与 B 细胞、T 细胞亚群 $CD4^+$ 或 $CD8^+$ 细胞及 $CD4^-$ $CD8^-$ 双阴性 T 细胞等细胞的分离。在此以 $CD4^+$ 细胞的分离纯化为例介绍此法。

材料

（1）6 孔平底细胞培养板、毛细吸管等。

（2）羊抗鼠抗体（IgG 和 IgM）、含 1% FCS 的 PBS 溶液、人 E^+ PMNC（E 花环阳性细胞）细胞悬液，CD8（抗 CD8）、LeuM5（抗单核细胞/巨噬细胞及 NK 细胞）等 McAb。

方法

（1）制备洗淘板：在 6 孔平底细胞培养板的每个孔中加 2.5mL 羊抗鼠（IgG 和 IgM）抗体

[每孔加 10～20μg 抗体,以 F(ab')$_2$ 羊抗鼠 IgG 和 IgM 为准]。然后置室温 4～6h 或 4℃过夜。将上清液吸出,把含 1% FCS 的 PBS 液 2.5mL 加于每孔,轻轻振摇,吸出所加液体,同上再重复两次。然后将 2.5mL PBS(含 1% FCS)加入孔内,室温封闭 30min。用前用 PBS 洗涤 2 次,末次洗涤后,吸尽孔中液体。

(2)CD4$^+$ T 淋巴细胞的分离:5×10^7 E$^+$ T 细胞重悬在 0.2mL 细胞培养液内,CD8 及 LeuM5 McAb 以 0.05～1μg/10 个细胞含量加在此 0.2mL 培养液中。将含此细胞悬液的试管置 4℃30min,然后用含 1% FCS 的 PBS 溶液洗涤两次,将细胞悬于 6mL 1% FCS PBS 溶液中。然后按 1mL 细胞悬液/孔加至已包被羊抗鼠抗体的 6 孔洗淘板中,置 4℃ 30～45min,轻吸孔内细胞悬液,此悬液即富含 CD4$^+$ T 淋巴细胞。

注意事项

(1)可通过免疫荧光染色来判定 CD4$^+$ T 淋巴细胞的纯度。

(2)上述方法是间接法,亦用直接法即可将抗 CD8 单抗直接包被在孔中。

(3)本方法只适用于待选择分离的细胞不会自发地黏附于塑料上。

(4)亦可用 25cm^2 或 28cm^2 的细胞培养瓶进行抗体包被,每瓶内加 2mL F(ab')$_2$ 羊抗鼠抗体(1mg/mL),在 4℃冰箱内可长期存放。用前可将抗体液移出至另一培养瓶内继续包被。这种抗体液可重复使用 10～15 次。用 PBS 洗涤后的已包被好的培养瓶需在 2～3h 内立即使用。

(5)用该法亦可获取黏附在包被塑料平面上的细胞,例如,黏附细胞为 CD8$^+$ T 淋巴细胞。取 1mL 利多卡因溶液加入孔中或取 2.3mL 盐酸利多卡因溶液(20mg/mL)加入培养瓶内,室温下静置 10～15min。用吸管吸该液反复吹打包被塑料平面以冲下黏附细胞,收集细胞,洗涤备用。值得注意的是这种抗体包被的细胞由于抗体的结合激活作用可导致细胞的活化。

(6)由于 B 细胞、巨噬细胞及某些少数 T 细胞表面上有 Fc 受体,这样羊抗鼠抗体最好用 F(ab')$_2$ 抗体,而不用带 Fc 段的抗体,以免使上述细胞通过抗体 Fc 段-Fc 受体的交联造成非特异性的吸附。

(7)有的实验室采用 pH9.6 碳酸盐缓冲液作为抗体的包被液,其目的在于使抗体能牢固地与包被板表面结合。

4. 补体细胞毒法

原理　免疫细胞表面某种抗原与相应抗体结合后,再加入补体,可产生补体介导的细胞毒性反应,以此来去除某种抗原阳性的细胞,而对该抗原阴性的细胞进行富集。现以 CD4$^+$ T 淋巴细胞的分离为例介绍该法。

材料

(1)试管、毛细吸管、离心机等。

(2)含 1% FCS 的 PBS 溶液、平衡盐溶液(BSS)、人 E$^+$ PMNC(E 花环阳性细胞)细胞悬液、CD8(抗 CD8)、LeuM5(抗单核细胞/巨噬细胞及 NK 细胞)等 McAb。

(3)一般用豚鼠或兔血清作为补体的来源,但使用前一定要吸收,以便消除天然抗体或毒性。一般用琼脂糖吸收。2～3 周龄的兔血清比成年兔血清的毒性要小。在三角烧瓶内将琼脂糖和血清混合(80mg 琼脂糖/mL 血清),冰浴孵育 1h,孵育时不时摇动。再加入与血清等体积冷的 BSS,再孵育 30min,离心(1500r/min,15min),吸出血清,过滤除菌,定量分装,置－70℃储存。使用前,应做毒性实验并进行滴定。

方法　$5 \times 10^7 E^+$ T 细胞重悬在 0.2mL 细胞培养液内，CD8 及 LeuM5 McAb 以 0.05～1μg 抗体/10 个细胞含量加在此 0.2mL 培养液中。将含此细胞悬液的试管置 4℃孵育 30min，每 5min 摇动一次。然后用含 1‰ FCS 的 PBS 溶液洗涤 2 次，加入豚鼠补体溶液 2mL（含 1‰ FCS PBS 溶液，选择最佳溶解效价，内含 1‰ DNA 酶）。然后置 37℃孵育 45min，每 5min 摇动一次，洗涤 1 次后，用聚蔗糖-泛影葡胺分层液作密度梯度离心去除补体溶解的细胞，收集活细胞。

注意事项

(1)上述方法去除细胞的效率不是很高，在实践中常常与洗淘法联合应用。

(2)可通过免疫荧光染色来判定 $CD4^+$ T 淋巴细胞的纯度。

5. 尼龙毛分离法

原理　巨噬细胞和 B 细胞可黏附于尼龙毛（nylon wool，聚酰胺纤维）的表面，以此可分离 T 细胞和 B 细胞。

材料

(1)试管、毛细吸管、离心机、尼龙毛（尼龙纤维）、10mL 注射器等。

(2)Hank's 液，人 PMNC 悬液，RPMI 1640 细胞培养液等。

方法

(1)尼龙毛柱的制备：将尼龙毛置入烧杯内，加双蒸水煮沸 10min，置入漏斗内滴干。重复上述过程 6 次。国产的尼龙毛事先需用 0.2mol/L 盐酸浸湿数小时，再用上述方法处理。称取尼龙毛，仔细将其撕开，梳整，使其松散均匀。装入注射器内，高压灭菌。根据过柱的细胞总数，来确定注射器的大小及尼龙毛的重量（表 2-6-1）。用前，将柱内尼龙毛用预温的细胞培养液浸润，关闭阀门。37℃静置 30min。用 Hank's 液和 RPMI 1640 细胞培养液各 5mL 洗柱，流速 2mL/10s。

(2)1×10^8 PMNC 重悬在 1～2mL 细胞培养液内，将细胞悬液装入柱中，关闭阀门，置 37℃孵育 60min。

(3)然后用预温的含 20% FCS 的 RPMI 1640 培养液洗脱 2 次，流速 1 滴/s。洗脱液中富含 T 细胞。

(4)然后用冷的 RPMI 1640 培养液洗脱 2 次，边洗边挤压，洗脱液中富含 B 细胞。

表 2-6-1　装尼龙毛柱所用注射器的大小和尼龙毛的重量

细胞数	注射器容量(mL)	尼龙毛重量/注射器	尼龙毛在注射器内体积刻度
1×10^8	10～12	0.6g	6mL
3×10^8	35	1.6g	18mL
4×10^8	35	2.4g	24mL

注意事项

(1)有报道有些 T 细胞亚群可滞留在柱内。

(2)尼龙毛可回收利用。用过的尼龙毛可用盐水漂洗，然后放入 0.1mol/L 盐酸内过夜，洗涤程序同前。

(3)可通过免疫荧光染色来判定 T 细胞和 B 细胞的纯度。

6. 磁性激活细胞分离器(magnetic activated cell sorter,MACS)

MACS 磁性分离细胞是 20 世纪 90 年代初兴起的一种新型细胞分离技术。应用该技术可获得高纯度和高活率的细胞群体(纯度 93%～99%,回收率在 90% 左右,活细胞率＞95%)。其分离效果可与流式细胞仪相媲美,并具有比流式细胞仪省时、费用低以及操作简单等优点。因此,这种方法近年来被广泛应用在细胞生物学、细胞免疫学、细胞血液学等各研究领域。

原理 MACS 磁性分离细胞的基本原理为针对某种细胞表面上的某种抗原(如 CD4)的特异性抗体(抗 CD4 抗体)上被交联上一种微小的磁性颗粒(商品名为微珠,microbead,平均直径小于 $1.5\mu m$),当抗 CD4 抗体-微珠复合物与某种细胞悬液(如 T 淋巴细胞悬液)反应时,在 $CD4^+$ 细胞表面形成 CD4 抗原-抗 CD4 抗体-微珠复合物。这样,微珠便借助抗原-抗体的结合而连接在这种细胞表面,而 $CD8^+$ 细胞因表面无 CD4 分子,故微珠不能在其表面结合。然后将 T 淋巴细胞悬液装入一个柱子内,并把该柱子放在一个高强度的磁场中。洗脱该柱,则与微珠结合的 $CD4^+$ 细胞由于磁场对微珠的磁性吸引而滞留在柱内,而 $CD8^+$ 细胞因其表面无微珠,则被洗脱下来(这被称为阴性分选,negative selection)。然后将柱子移出磁场,再洗脱柱子,则带有微珠的 $CD4^+$ 细胞被洗脱下来(这被称为阳性分选,positive selection)。上述原理是以直接法为例来介绍的。直接法是指微珠直接标记于细胞某种抗原的特异性抗体上(一般为小鼠抗人的单抗)。间接法是磁珠标记在绵羊抗小鼠 IgG 的抗体上(bead-anti mouse IgG)。这样,任何小鼠抗人或抗其他动物细胞表面抗原的单克隆抗体或多克隆抗体都可以与 bead-anti mouse IgG 配合使用。这使可分离细胞的种类大大增加。近来,研究人员又开发了生物素结合的单抗(biotin-conjugated Ab)-亲和素(avidin)/链霉亲和素(streptavidin)-生物素结合的微珠(biotin-conjugated microbead)实验体系。这种体系利用生物素-亲和素间的高亲和力和生物放大作用增强微珠与细胞的结合力,从而提高细胞分离的效率。为了分离后能迅速进行分离效果分析,研究者还将荧光素(如 FITC)标记在亲和素/链霉亲和素表面,使所分离的细胞在流式细胞仪上直接得到测定分析,从而省去了免疫荧光染色的时间。该技术目前已趋成熟。以下介绍生物素结合的单抗(biotin-conjugated Ab)-亲和素(avidin)/链霉亲和素(streptavidin)-生物素结合的微珠(biotin-conjugated microbead)实验体系。

材料

(1)试管、毛细吸管、水平离心机、磁性激活细胞分离器(MACS,Miltenyi Biotec,Inc,德国)、MACS 柱(C 型,容量:可结合 2×10^8 细胞)等。

(2)生物素标记 CD4(抗 CD4)和 CD8(抗 CD8)单抗,生物素标记的山羊抗小鼠 IgG F(ab')$_2$ 和 FITC 标记的亲和素,生物素标记的微珠,MACS 染色洗涤液和 MACS 过柱洗脱液(1% BSA PBS 溶液),MACS 过柱浸湿液(10% BSA PBS 溶液),儿童胸腺 PMNC 悬液,RPMI 1640 细胞培养液等。

方法

(1)MACS 柱的准备:新 MACS 柱需高压灭菌,60℃烘干后备用。使用前(至少 2h 前)MACS 柱应准备完毕。将 2～3 个 C 型 MACS 柱内分别用 10mL 注射器在柱下三通阀门加入 10mL MACS 过柱浸湿液,使液体至柱内铁丝基质平面上 2～3cm 处,注意敲除气泡,关闭柱下三通阀门,室温静置 30min。用前以 30mL MACS 过柱洗脱液洗脱,流速 14mL/min,待液体至柱内铁丝基质平面上 2～3cm 处,关闭柱下三通阀门待用。

（2）将儿童胸腺 PMNC 悬液（$2×10^8$ 细胞）离心，重悬于 0.15mL MACS 染色洗涤液中，加入生物素标记 CD4 和 CD8 单抗各 $25\mu L$（$0.05\mu g/10^6$ 细胞），冰浴孵育 25min。用 MACS 染色洗涤液洗涤两次后（1500r/min,5min）重悬于 0.15mL MACS 染色洗涤液中，加 $50\mu L$ 生物素标记的山羊抗小鼠 IgG F(ab')$_2$（$0.05\mu g/10^6$ 细胞），冰浴孵育 25min，用 MACS 染色洗涤液洗涤两次后（1500 r/min,5min）重悬于 0.15mL MACS 染色洗涤液中，加入 $50\mu L$ FITC 标记的亲和素（$0.08\mu g/10^6$ 细胞），冰浴孵育 15min，用 MACS 染色洗涤液洗涤两次后（1500 r/min×5min）重悬于 0.15mL MACS 染色洗涤液中，加入生物素标记的微珠（$5\mu L/10^6$ 细胞），冰浴孵育 5～10min。加 MACS 过柱洗脱液 3mL。

（3）将 MACS 柱放到 MACS 磁铁槽内，用 20mL MACS 过柱洗脱液洗脱 MACS 柱，待液体至柱内铁丝基质平面上 2～3cm 处，关闭三通阀门。将细胞悬液置入柱内。在柱下放一个 50mL 的试管，打开阀门，流速 3～5mL/min，边流边加 MACS 过柱洗脱液，每柱内至少加 30mL。洗脱液中为 CD4$^-$CD8$^-$ 胸腺细胞。离心洗涤细胞。MACS 柱移出磁场外，用 MACS 过柱洗脱液洗脱 MACS 柱（大流速），则该洗脱液中为 CD4$^+$、CD8$^+$ 或 CD4$^+$CD8$^+$ 胸腺细胞即磁性阳性分选细胞。离心洗涤细胞。再用另两个新柱子重复上述过柱过程。

结果 取出 0.5mL 该细胞悬液，在流式细胞仪上测定，FITC 阴性细胞（磁性阴性分选细胞）则为 CD4$^-$CD8$^-$ 胸腺细胞，而 FITC 阳性细胞为 CD4$^+$、CD8$^+$ 或 CD4$^+$CD8$^+$ 胸腺细胞。如 FITC 阳性细胞百分率高于 5%～10% 以上，则再进行 MACS 分离。细胞纯度一般为 95%～99%，细胞回收率在 90%～95%，而活细胞率为 99%～100%。做免疫细胞功能实验，最好用磁性阴性分选细胞。因为这些细胞基本处于正常状态。磁性阳性分选细胞或由于抗体导致的细胞活化或某些抗体亦可诱导细胞凋亡，从而使细胞处于非正常状态。如果要想获得纯度更高的细胞群体，可将磁性阴性分选细胞在流式细胞仪上再行分选。在这种情况下，可大大缩短在流式细胞仪上分离细胞的时间。

注意事项

（1）MACS 柱用毕即需用双蒸水冲洗干净（用 PBS 同柱体积量洗涤 20 次），再以 20 倍体积的无菌双蒸水和 5 倍体积的 95% 乙醇洗涤，37℃烘干，高压灭菌，储存待用。有各种不同细胞容量的 MACS 柱，可根据需要来选用。不要将组织块或大细胞团加到柱内，否则会造成柱子的堵塞，从而毁坏柱子。

（2）如果分选的细胞还要进行细胞培养，所用一切液体及器材均应无菌。MACS 分离在超净工作台内操作。

（3）洗脱时，流速越低其纯度越高。为了获得高纯度的阴性分选细胞群体，可 3 次过柱，其第一次过柱，流速可快些（流速 6mL/min），后两次过柱流速可慢些（流速 3.5～5mL/min）。如果仅为了富集细胞，流速可为 6mL/min。

（4）在 MACS 柱上加液注意不要产生气泡。在分离洗脱时，柱内液体不要低于柱内的铁丝基质平面层以下，即始终让铁丝基质内含液体，否则细胞分选将完全失败。

7. 流式细胞仪分离免疫细胞（flow cytometry，FCM）

流式细胞术自 20 世纪 70 年代中期至今一直是细胞生物学研究的重要技术。FCM 的主要功能之一是细胞分选。经流式细胞仪分离的细胞纯度可达 99%，且细胞仍可保持无菌、原有结构和生物活性。目前一般流式细胞仪分离细胞速度为（4～5）×10^6 个细胞/h。在免疫细胞分离时，人们常常先用其他分离方法富集所需的细胞群体，然后再在流式细胞仪上分离，这样可达到省时和降低费用的目的。有关流式细胞术的原理和方法详见第二篇实验八。

五、人外周血树突状细胞的分离与培养

树突状细胞(dentritic cell, Cell)是一种具有很高抗原呈递作用的细胞免疫细胞,在分化上,DC 源于粒细胞和单核细胞同一前体细胞。外周血中的 DC 前体细胞(CD14$^+$)在粒细胞单核细胞-集落刺激因子(GM-CSF)和白细胞介素-4(IL-4)诱导下可分化成具有典型细胞学和功能特征的成熟 DC。DC 在体内含量甚少,从组织中只能分离到极少量的 DC,通过体外诱导扩增培养可为研究 DC 的特性和功能提供一个重要的手段。

原理　外周血中的 DC 前体具有进一步分化的潜能。在外周血单个核细胞(含有 DC 前体细胞)体外培养中,添加一定量的 GM-CSF 和 IL-4,DC 前体细胞可分化成为成熟的树突状细胞。在仅有 GM-CSF 刺激培养下,DC 前体细胞则分化成为巨噬细胞,IL-4 具有抑制巨噬细胞生长的作用。

材料　无菌新鲜抗凝人外周血、淋巴细胞分离液、RPMI 1640 培养液、胎牛血清、Hank's 液、rhGM-CSF、rhIL-4、0.25%胰酶、离心机、二氧化碳培养箱、六孔细胞培养板等。

方法

1. 用密度梯度离心法常规分离外周血中 PMNC,用 Hank's 液洗涤一次,10%～15%胎牛血 RPMI 1640 培养液调节细胞浓度至$(2～3)\times10^6$/mL。

2. 取六孔细胞培养板,以 3mL/孔将上述细胞悬液加于板内,37℃ 5% CO_2 孵育 2h,轻轻吸弃非黏附细胞,用 Hank's 液洗涤 2～3 次,获得贴壁单个核细胞。

3. 每孔加 3mL 含有终浓度为 100ng/mL rhGM-CSF 和 50～100ng/mL rhIL-4 的 RPMI 1640 完全培养液,置 37℃ 5% CO_2 培养 7～10d,中途每隔 3d 更换一半培养液,添加等浓度的 rhGM-CSF 和 rhIL-4。

4. 一般培养 7d 以后即可诱导出成熟的 DC。用 0.25%胰酶消化细胞并收集,即可用于细胞表型等检测。如果用 2.5%戊二醛固定细胞,则可用于形态学观察等。

结果

1. 形态观察　培养板置于倒置显微镜下观察,树突状细胞形态呈多形性,有长突起伸出的贴壁细胞。

2. 表面标志的检查　树突状细胞表达高 CD86、CD40、HLA-DR 等相对特异性标志,表达成熟的 CD83 分子,不表达 CD14 分子。这些标志均可利用荧光免疫技术进行分析。

3. 同种异型混合淋巴细胞反应　DC 可诱导同种异型 T 细胞产生明显的增殖反应,但诱导自体 T 细胞的增殖反应作用则很弱。一般可将 DC 去除增殖活性(如用丝裂霉素处理),与同种异型或自体 T 细胞混合培养,观察其增殖反应程度以判断 DC 的活性。

注意事项

1. 在更换培养液时要添加同浓度的 rhGM-CSF 和 rhIL-4。

2. 严格无菌操作。

3. TNF-α(2.5ng/mL)具有促进 DC 成熟的作用,可根据实际情况在培养体系中加入该因子。

4. 培养至 7d 已有大量的成熟 DC 出现,7～15d DC 增殖最明显。

(陈玮琳)

实验七　细胞免疫功能测定

机体免疫系统在接受外来抗原或自身抗原的刺激后,通过细胞免疫和体液免疫以及相关系统的相互协同,对抗原产生免疫,或消除抗原,或产生超敏反应,或产生免疫耐受。在免疫应答过程中,有多种细胞参与,其中巨噬细胞、B 淋巴细胞和 T 淋巴细胞是最主要的细胞,这些免疫细胞的功能状态反映了机体免疫的状态,通过免疫细胞功能测定不仅能为临床疾病的发生、发展及转归作出一定的预测,同时还可为基础研究提供一定的实验依据。

目的　通过本节实验熟知测定细胞免疫功能的常用方法及原理,领会不同方法之间的优缺点。

一、E 玫瑰花环试验

原理　人外周血 T 淋巴细胞表面具有绵羊红细胞(SRBC)受体,在体外一定条件下,当 T 细胞与 SRBC 混合时,可形成以 T 细胞为中心,四周环绕 SRBC 的花环。E 花环的形成是 T 细胞独特的标志。E 花环形成试验最常用的是总 E 花环试验和活性 E 花环试验。总 E 花环试验代表被检标本中 T 淋巴细胞的总数和百分率;而活性 E 花环试验反映的是对 SRBC 具有高度亲和力的 T 细胞亚群,该亚群 T 细胞与 T 细胞的体内外功能活性有密切关系,在一定程度上反映机体细胞免疫功能的状态。

材料

1. 肝素,淋巴细胞分离液,无 Ca^{2+}、Mg^{2+} Hank's 液,SRBC 悬液,0.8% 戊二醛(生理盐水配制),瑞氏染液。

2. 离心机,水浴箱,显微镜,吸管,试管等。

方法

1. 淋巴细胞分离　按第二篇实验六方法进行。

2. 将 Alsever 液保存的新鲜 SRBC 吸去上清后取沉淀细胞,用 Hank's 液离心洗 3 次,每次 1500r/min,10min,将压积 SRBC 用 Hank's 液配成 1% SRBC 悬液。

3. 总 E 花环试验　分别将淋巴细胞悬液 0.1mL、1% SRBC 0.1mL 和吸收小牛血清 0.05mL 混匀,置 37℃ 水浴 10min。500r/min 离心 5min,移置 4℃ 冰箱 2h 或过夜,再吸去部分上清,轻轻摇匀,加 0.8% 戊二醛 1 滴固定,数分钟后取 1 滴涂片,待自然干燥,瑞氏染色,高倍镜下观察。

4. 活性 E 花环试验　分别将淋巴细胞悬液 0.1mL、0.5% SRBC 悬液 0.1mL 和吸收小牛血清 0.05mL 混匀,37℃ 水浴 5min,500r/min 离心 5min,弃部分上清,轻轻摇匀后加美蓝 1 滴,直接滴于玻片上,加盖玻片计数。亦可加 0.8% 戊二醛 1 滴,数分钟后取 1 滴涂片,干燥后做瑞氏染色,计数 200 个淋巴细胞,凡淋巴细胞周围吸附 3 个或 3 个以上 SRBC 者即 E 花环阳性细胞。

结果

$$E \text{ 花环形成率} = \frac{\text{形成 E 花环细胞数}}{\text{形成 E 花环细胞数} + \text{未形成花环细胞数}} \times 100\%$$

正常值：一般总 E 花环试验为 $60\%\sim80\%$，活性 E 花环试验为 $25\%\sim40\%$。

注意事项

1. 影响 E 玫瑰花环试验最主要的因素是淋巴细胞和红细胞的新鲜程度，被检血样必须新鲜，采血后要求在 $3\sim4h$ 内进行试验，否则由于淋巴细胞的死亡，受体脱落，影响检查结果。红细胞用阿氏液保存最多不要超过 3 周，且不应溶血。

2. 反应温度、时间等条件对玫瑰花环形成率有较大影响。选 37℃ 作用 10min，低速离心 5min，置 4℃ $2\sim4h$，其结果稳定性较好，结合率较高。如在 37℃ 作用时间较长，可见玫瑰花环发生变形，结合部位松弛、拉开，甚至解离。

3. 加小牛血清能增强玫瑰花环形成细胞的稳定性和牢固性。

4. Hank's 液的 pH 以 $7.2\sim7.4$ 为宜。

5. 未加戊二醛固定前避免剧烈摇动，防止已经结合在淋巴细胞膜上的绵羊红细胞脱落，降低花环形成率。

6. 0.8% 戊二醛必须用生理盐水配制，不然红细胞会因低渗而溶解，造成实验失败。

7. 镜下观察结果应采用随机原则，不能带有主观因素。

8. 不同种类的红细胞与玫瑰花环的形成率有关。如马淋巴细胞与豚鼠红细胞结合较好，而驴则与绵羊红血球结合较好。据 Melinda 报道，人、马、牛、猪、狗、猫、鼠的淋巴细胞与豚鼠红细胞的结合率都高于绵羊红细胞的结合率。

二、淋巴细胞转化试验

T 淋巴细胞与植物血凝素（phytohemagglutinin，PHA）或刀豆蛋白 A（concanavalin，ConA）等非特异性有丝分裂原，或与结核菌纯化蛋白衍生物（PPD）等特异性抗原，在体外共同培养时，细胞内核酸和蛋白质合成增加，同时细胞形态转化为原始母细胞。依其细胞的转化程度，可测定 T 细胞的应答功能，常用的方法有形态计数法和同位素掺入法。

（一）形态学检查法

原理 将人外周血或分离的淋巴细胞与 PHA 共同培养一定时间后，取培养细胞涂片染色，镜下计数转化的淋巴母细胞数，计算其转化率，转化率高低可反映人体细胞免疫功能的水平。

材料

1. 淋巴细胞培养液：$50\mu g/mL$ PHA 10% FCS RPMI 1640 完全培养液。

2. 离心机、CO_2 培养箱、显微镜等。

方法

1. 采用全血微量法时，无菌取肝素抗凝血 1mL，注入 3mL 淋巴细胞培养液中。若用分离的淋巴细胞，则将淋巴细胞数调整为 3×10^6 个/mL 的细胞悬液，同时设对照组。

2. 转化培养 37℃ 培养 72h，每天摇匀 1 次。

3. 将细胞悬液离心，取沉淀细胞制成推片；亦可经低渗破坏红细胞，即培养后 1000r/min 离心 10min，弃上清，加蒸馏水 2mL/管，1min，加高渗盐水恢复为等渗，再离心。弃上清后将细胞打匀，取悬液制成涂片。姬姆萨染色，油镜下观察计数。

结果 根据细胞大小、核和胞浆特征等进行判别。转化过程中，常见的细胞类型有以下几种:淋巴母细胞、过渡型淋巴细胞、核分裂相细胞、成熟淋巴细胞等。转化和未转化的淋巴细胞特征见表 2-7-1 所示。

表 2-7-1　转化和未转化的淋巴细胞形态特征

细胞		转化的淋巴细胞		未转化的淋巴细胞
		母细胞	过渡型细胞	
细胞体积(直径 μm)		12～20 或更大	12～16	6～8
胞核	大小、位置	增大、多偏一侧	增大位于中央或稍偏	不增大、多位于中央
	染色质	疏松	较疏松	致密团聚
	核仁	清晰,1～4	有或无	无
	有丝分裂	有时可见	无	无
胞浆	量	丰富	较多	较少
	嗜碱性	++++	+++～++	+++～++
	空泡	常可见	+或-	-
	伪足	常可见	+或-	-

淋巴母细胞:体积明显增大,为成熟淋巴细胞的 3～4 倍。核膜清晰,核染色质疏松,呈细网状。核内见明显核仁 1～4。胞浆丰富,嗜碱性,有伪足样突出。胞浆内有时可见小空泡。

过渡型淋巴细胞:具有上述淋巴母细胞的某些特征。核质疏松,可见核仁,胞浆增多,嗜碱性强,体积比小淋巴细胞大。

核分裂相细胞:核呈有丝分裂,可见许多对成堆或散在的染色体。

计算时,上述三种形态的细胞均可作为转化细胞,一般计数 200 个淋巴细胞,转化率按下列公式计算:

$$转化率 = \frac{转化的淋巴细胞数}{转化的淋巴细胞数 + 未转化的淋巴细胞数} \times 100\%$$

淋巴细胞转化率正常值为 60%～80%,若 50%～60% 为偏低,50% 以下则为降低。

注意事项

1. 培养基成分对转化率影响较大,注意其有效期。

2. 小牛血清用前需灭活。

3. 培养时要保证有足够的气体。

4. PHA 的剂量要合适,过大对细胞有毒性,太低又不足以刺激淋巴细胞转化,且不同批次、不同厂家的 PHA 质量也有所不同,因此应先做预试验来决定 PHA 的最适剂量。

5. 镜下计数淋巴细胞转化率应采用随机原则,不能带有主观因素。

(二)³H-TdR 掺入法

原理　T 淋巴细胞受 PHA 刺激后,进入细胞周期行有丝分裂,当细胞进入 S 期时,细胞合成 DNA 量明显增加,此时,在培养基中加入 ³H 标记的 DNA 前身物质胸腺嘧啶核苷(TdR),则 ³H-TdR 被作为合成 DNA 的原料被摄入细胞,掺入到新合成的 DNA 中。根据同位素掺入量可推测淋巴细胞的转化程度。

材料

1. RPMI 1640 完全培养液（10％小牛血清 RPMI 1640 培养液）。

2. PHA。

3. 脂溶性闪烁液：称取 2,5-二苯基噁唑（PPO）5g，1,4-双-[5-苯基噁唑基-2]-苯（POPOP）300mg 溶于 1000mL 甲苯中。

4. 49 型玻璃纤维滤纸。

5. 96 孔细胞培养板。

6. 多头细胞收集器、抽气泵、闪烁瓶、β-液体闪烁仪。

方法

1. 无菌分离淋巴细胞，用 RPMI 1640 完全培养液配成 1×10^6/mL 细胞浓度，加入 96 孔培养板，每孔 $100\mu L$。

2. 每孔加入 PHA（$100\mu g$/mL）$100\mu L$，每个样品加 3 孔。另 3 孔加 RPMI 1640 完全培养液 $100\mu L$/孔作对照，5％ CO_2 37℃培养。

3. 培养 48h 后，每孔加入 $1\mu Ci$/mL ^{3}H-TdR，继续培养至 72h。

4. 培养 72h 以后，用多头细胞收集器将每孔培养物分别吸于玻璃纤维滤纸上，依次用生理盐水、5％三氯乙酸和无水乙醇通过滤纸。

5. 将滤纸 80℃烘干 1h 后，分别将每片滤纸浸于盛有 5mL 闪烁液的闪烁瓶中，在 β-液体闪烁仪上测定每瓶的 cpm 值。

结果 将 PHA 刺激组和对照组各自的平均 cpm 值，代入公式计算 PHA 刺激指数（SI）：

$$SI = \frac{PHA\ 刺激管的\ cpm\ 值}{对照管的\ cpm\ 值}$$

注意事项

1. 应预先摸索出 PHA 最佳刺激浓度，一般为 $50 \sim 200\mu g$/mL。

2. 在操作时应注意无菌操作，避免细菌污染，导致实验失败。

3. 细胞操作要轻柔、迅速，以免细胞损伤影响实验结果。

4. 同位素掺入法测定时，注意防止污染环境。

5. 如果没有 CO_2 培养箱，也可在普通培养箱中进行，只是将细胞悬液的量提高 10 倍，即将 1mL 悬液放入干净灭菌青霉素小瓶中，胶盖封闭培养。PHA 和 ^{3}H-TdR 量也相应增加。

三、NK 细胞活性的检测

自然杀伤细胞（natural killer cell，NK 细胞）是一类杀伤靶细胞时既不需要特异性抗体参与，也不需要抗原预先致敏的淋巴细胞。该细胞对多种肿瘤细胞有迅速杀伤和溶解作用，在抗肿瘤免疫中发挥重要作用。检测机体 NK 细胞活性，可以了解机体抗肿瘤免疫的功能，同时为临床肿瘤病人的预后和转归提供依据。实验室中主要采用细胞毒试验来测定 NK 细胞的活性。实验方法可分为酶释放法、同位素法、荧光法、流式细胞仪分析等。测定人的 NK 细胞活性一般用 K562 细胞株作为靶细胞，小鼠的 NK 细胞活性则以 YAC-1 细胞株作为靶细胞。

（一）乳酸脱氢酶（LDH）法检测人外周血 NK 细胞活性

原理 先从外周血中分离出淋巴细胞，这些淋巴细胞包括 T 细胞、B 细胞和 NK 细胞，然后将这些淋巴细胞与对 NK 细胞敏感的靶细胞混合培养，NK 细胞与靶细胞接触后，通过释放穿孔素和颗粒酶等的作用，引起靶细胞膜损伤和 DNA 节段化。由于靶细胞膜破裂，细胞浆中的乳酸脱氢酶释放到细胞外，这种酶能使 LDH 底物变色，其颜色的深浅与乳酸脱氢酶的含量成正比，通过比色测定，可计算出 NK 细胞毒活性。

酶释放法具有操作简便、无同位素污染、测定仪器要求不高等优点，现已在实验室中广泛应用。

材料

1. 靶细胞：K562 细胞(细胞活性应在 95％以上)。

2. RPMI 1640 完全培养液、淋巴细胞分离液、Hank's 液。

3. LDH 底物液：取硝基氯四氮唑蓝(NBT)4.0mg、氧化型辅酶 I (NAD$^+$)10mg、吩嗪二甲酯硫酸盐 1.0mg，加 0.1mol/L PBS(pH7.4) 2.0mL 溶解，再加 1.0mol/L 乳酸钠溶液 0.5mL，然后加 PBS 至 12.5mL。

4. 1％ NP-40 裂解缓冲液。

5. 终止液：取柠檬酸 4.2g，加蒸馏水 200mL。

6. 细胞培养板、CO$_2$ 培养箱、显微镜、离心机、移液器、试管、吸管和酶标仪等。

方法

1. 分离淋巴细胞　见第二篇实验六。

2. 将淋巴细胞悬液用 Hank's 液离心洗涤 2 次，每次 1000r/min、5min，计数后，用 RPMI 1640 完全培养液调整细胞浓度至 5×10^6/mL 备用。

3. 取生长旺盛的 K562 细胞，用 Hank's 液离心洗涤 2 次，每次 1000r/min、5min，计数，用 RPMI 1640 完全培养液调整细胞浓度至 1×10^5/mL。

4. 按表 2-7-2 将细胞加于细胞培养板内，每个标本做一复孔。

表 2-7-2　乳酸脱氢酶法测 NK 细胞活性各组成分

	靶细胞	效应细胞	10％ FCS RPMI 1640 培养液	NP-40
效应细胞酶自然释放组	—	100μL	100μL	—
靶细胞酶自然释放组	100μL	—	100μL	—
靶细胞酶最大释放组	100μL	—	—	100μL
杀伤检测组	100μL	100μL	—	—
空白对照组	—	—	200μL	—

5. 轻轻混匀细胞，置 37℃二氧化碳培养箱 2h。

6. 取出细胞培养板，将细胞混匀后，1000r/min 离心 5min，吸取 50μL 上清液置于酶标板内。

7. 加新鲜配制的酶底物工作液 50μL/孔，置 37℃ 10min，每孔加 50μL 终止液。

8. 在酶标仪上测 OD_{490} 数值，计算每组(复孔)的平均值。

结果　根据 OD 值按下列公式计算 NK 细胞杀伤活性百分率：

$$NK\ 细胞杀伤活性百分率(\%)=\frac{E-KS-PS}{KM-KS}\times100\%$$

式中:E 为杀伤检测孔 OD 值,KS 和 PS 分别为靶细胞、效应细胞自然释放孔 OD 值,KM 为靶细胞最大释放孔 OD 值。

正常值:25%±5%。

注意事项

1. 被检血样必须新鲜,采血后要求在 3～4h 内进行试验,否则会降低 NK 细胞的活性。

2. 靶细胞(K562)应处于良好的生长状态,以保证 LDH 酶自然释放在最低水平。细胞使用前需用 RPMI 1640 培养液洗涤。如果 LDH 酶自然释放过高,将明显影响实验结果,一般要求靶细胞的自然释放率<10%～15%。

3. 不同的效靶比,NK 细胞的杀伤率不尽相同,一般最优效靶比为 50:1。最佳孵育时间为 2h。

4. 在加底物显色过程中,尽可能控制显色的准确时间,以减少同批实验中杀伤率的差异。在夏季实验中要控制室温,避免室内温度过高而引起显色过快,尽可能将显色时间控制在 5～7min 内,尤其在同一批样品检测中,控制显色温度及时间,对减少实验误差很有效。

5. 由于小牛血清中 LDH 酶的含量不同,同一批实验最好采用同一批号小牛血清,以减少 NK 细胞杀伤率的差异。

6. 吸取培养上清时,应尽可能不吸动沉淀的细胞。

(二)同位素法检测小鼠脾脏 NK 细胞活性

原理　^{3}H-TdR 与靶细胞(YAC-1)共孵育,由于靶细胞增殖,^{3}H-TdR 掺入到细胞的 DNA 中,掺入 ^{3}H-TdR 的靶细胞与一定比例的小鼠脾脏淋巴细胞共同孵育 4～6h 后,靶细胞被杀伤,用 DNA 酶及胰酶处理细胞使细胞碎片充分裂解,用细胞收集器收集完整的活细胞,检测其细胞的 cpm 值,即通过活细胞内 ^{3}H-TdR 在 DNA 中的掺入程度,可计算出 NK 细胞杀伤活性。

材料

1. CO_2 培养箱、β-液体闪烁仪,离心机,细胞收集器。

2. ^{3}H-TdR(100μCi/mL),pH7.2 PBS,Tris-NH_4Cl 缓冲液,RPMI 1640 完全培养液(同前),DNase(16U/mL),胰酶(8mg/mL),靶细胞(YAC-1)。

方法

1. 靶细胞标记　将新传代 12～24h 的 YAC-1 细胞用 RPMI 1640 完全培养液调成 $2×10^5$/mL 浓度,加入 20μCi ^{3}H-TdR,经 37℃ 5% CO_2 培养 4h,每半小时振荡 1 次,标记终止后用 PBS 离心洗涤 3 次,去除游离的同位素,用 RPMI 1640 完全培养液将细胞调成浓度为 $1×10^5$/mL 待用。

2. 小鼠脾细胞悬液制备　脱颈椎处死小鼠,用酒精浸泡消毒,无菌取出脾脏,用 PBS 冲洗一次,然后将其研碎,并悬浮于 RPMI 1640 培养液中,静置 10min 使大块组织沉降后,将上清过 120 目网,1500r/min 离心 10min,弃上清,加入 Tris-NH_4Cl 缓冲液 5mL,混匀后室温置 5min,加等量 RPMI 1640 培养液,离心弃上清,再用 RPMI 1640 培养液洗 3 次,然后用 RPMI 1640 完全培养液配成 $5×10^6$/mL 浓度的细胞悬液待用。

3. NK 细胞活性检测　取 96 孔圆底细胞培养板,每孔加 ^{3}H-TdR 标记的 YAC-1 细胞悬液 100μL,待测组加脾细胞悬液 100μL,对照组加 RPMI 1640 完全培养液 100μL,37℃ 5% CO_2 培养箱中孵育 18h,取出培养板,吸弃上清液 100μL,每孔加入胰酶和 DNA 酶各 100μL,

37℃温箱孵育 30min,然后用多头细胞收集器将细胞收集于 49 型玻璃纤维滤膜上,80℃干燥后以液闪仪测定 cpm 值。NK 细胞活性以特异性杀伤率表示。

结果 根据 cpm 值按下述公式计算 NK 细胞杀伤活性:

$$NK\ 细胞杀伤活性(\%)=(1-\frac{待测组（效＋靶）cpm}{靶细胞对照组\ cpm})\times100\%$$

注意事项

1. 严格无菌操作,以防本标污染。

2. 脾细胞必须新鲜。在夏季及气温偏高情况下,脾细胞悬液在处理过程中,应置于冰浴以保证 NK 细胞活性。

3. 含有同位素的废物、废水要妥善处理,不要污染环境。

(三)MTT 比色法检测小鼠脾脏 NK 细胞活性

原理 以 MTT[3-(4,5-二甲基噻唑-2)-2,5-二苯基四氮唑溴盐]为底物,利用活细胞线粒体中具有活性的琥珀酸脱氢酶使外源性黄色的 MTT 还原成蓝紫色的难溶性结晶物(Formazan),并沉积在细胞内,而死细胞无此功能。将靶细胞与效应细胞一起孵育受到杀伤,琥珀酸脱氢酶失去活性,不能还原 MTT。经酶标仪比色后,即可计算出 NK 细胞活性。

材料

1. 酶标仪,CO_2 培养箱,离心机,96 孔平底培养板。

2. YAC-1 细胞(使用前用台盼蓝染色,活细胞数在 95％以上),RPMI 1640 完全培养液(同前),Hank's 液,MTT(5mg/mL 无菌 pH7.2 PBS 溶液,遮光保存),二甲亚砜(DMSO)等。

方法

1. 靶细胞制备 取新传代 12～24h 的 YAC-1 细胞,用 Hank's 液离心洗涤两次,每次 1000r/min、5min,计数,用 RPMI 1640 完全培养液调整细胞浓度至 2×10^5/mL。

2. 效应细胞制备 脱颈椎处死小鼠,用酒精浸泡消毒,无菌取出脾脏,用 PBS 冲洗一次,然后将其研碎,并悬浮于 RPMI 1640 培养液中,静置 10min 使大块组织沉降后,将上清过 120 目滤网,1500r/min 离心 10min,弃上清,加入 Tris-NH_4Cl 缓冲液 5mL,混匀后室温置 5min,加等量 RPMI 1640 培养液,离心弃上清,再用 RPMI 1640 培养液洗 3 次,然后用 RPMI 1640 完全培养液配成 2×10^6/mL 浓度的细胞悬液待用。

3. 细胞毒试验 按表 2-7-3 将各成分加入 96 孔平底细胞培养板中,每一标本做三个复孔。效靶比为 10∶1。

4. 将培养板置于 37℃ 5％ CO_2 培养箱中孵育 4h 后,每孔加入 $10\mu L$ MTT,继续培养 4h。

5. 轻轻吸弃培养上清液,加二甲亚砜 $150\mu L$,充分振荡 10min,置酶标仪于波长 570nm 处测定 *OD* 值。

表 2-7-3 **MTT 法测 NK 细胞活性试验各组成分**

	实验组	靶细胞对照组	效应细胞对照组
靶细胞	$100\mu L$	$100\mu L$	—
效应细胞	$100\mu L$		$100\mu L$
RPMI 1640 完全培养液	—	$100\mu L$	$100\mu L$

结果 按下述公式换算成 NK 细胞活性百分率：

$$NK\ 细胞活性百分率(\%)=(1-\frac{实验组\ OD\ 值-效应细胞对照组\ OD\ 值}{靶细胞对照组\ OD\ 值})\times100\%$$

注意事项

1. 此法简便、快速、灵敏，且避免了使用同位素所造成的不便。但如效靶比不合适，会对实验结果影响较大。根据我们的实验结果，效靶比以 10：1 为好。

2. MTT 应用液配制后需 4℃ 避光保存，且不能超过一个月。

3. 效应细胞和靶细胞在加样时力求准确，减少各孔之间的差异。

4. 吸弃培养上清时，不能吸弃沉淀的细胞，否则对实验结果有明显的影响。

四、LAK 细胞的制备及其细胞毒活性检测

外周血淋巴细胞或脾细胞在体外用较高浓度的 IL-2 培养刺激后，可使非特异性杀伤肿瘤细胞的活性大大增强，这种具有杀伤活性的淋巴细胞称为淋巴因子激活的杀伤细胞(lymphokine activated killer cells，LAK cells)，简称 LAK 细胞。与 NK 细胞相比，LAK 细胞的细胞毒活性较高，杀伤肿瘤细胞的范围较广。LAK 细胞已在临床上试用于治疗肿瘤。

原理 人的外周血淋巴细胞在体外用含 IL-2 等细胞因子刺激培养后，细胞发生活化和增殖，而成为 LAK 细胞(效应细胞)，当与靶细胞(Raji 细胞)接触后，LAK 细胞产生细胞毒效应，杀伤靶细胞。通过细胞毒试验可测定 LAK 细胞的活性。

材料 正常人或肿瘤病人抗凝外周血，肝素，PBS 洗液，RPMI 1640 培养液，小牛血清(FCS)，淋巴细胞分离液，靶细胞(Raji 细胞)，倒置显微镜，台盼蓝，无菌注射器，无菌试管，rIL-2，24 孔细胞培养板，CO_2 培养箱，超净工作台。

方法

1. 外周血单个核细胞分离参见第二篇实验六。

2. LAK 细胞的体外诱导 用含 10% FCS、500～1000U/mL rIL-2 的 RPMI 1640 培养液将新鲜分离的单个核细胞配成 5×10^5/mL 细胞悬液，按每孔 1mL 加入 24 孔细胞培养板上，37℃ 5% CO_2 条件下培养 3d，吸出上清液，更换 1mL 新鲜配制的含 500～1000U/mL rII-2 的细胞培养液继续培养 3d 后，无菌收集细胞即为 LAK 细胞。它可以用于杀瘤活性、表型测定和过继免疫治疗等。

3. LAK 细胞细胞毒活性检测 用 Raji 细胞作为靶细胞，其余方法和步骤与 NK 细胞毒活性检测相同。

注意事项

1. 整个实验必须严格无菌操作。

2. rIL-2 细胞培养液必须现配现用。

3. 分离的淋巴细胞活力必须大于 90%。

4. 换培养液时，应尽可能不吸动沉淀的细胞。

五、肿瘤浸润淋巴细胞的制备

除个别肿瘤外，多数实体肿瘤组织内或肿瘤周围组织中均可见有单个核细胞的炎症性浸

润;这些实体肿瘤组织内或周围的浸润单个核细胞被称为肿瘤浸润淋巴细胞(TIL)。TIL中以 T 淋巴细胞为主,亦含一定数量的 NK 等细胞。TIL 中大多数的 T 淋巴细胞表达 CD45RO 分子,其比例显著高于外周血 T 淋巴细胞中 CD45RO$^+$ T 细胞的百分率,表明上述细胞已被活化。TIL 中 CD8$^+$ T 细胞的数量明显多于 CD4$^+$ T 细胞,这是可识别肿瘤细胞的 CD8$^+$ T 细胞被活化增殖的结果,活化的 CD8$^+$ T 细胞表现出对肿瘤细胞的 CTL 的细胞毒活性;其中的 CD4$^+$ T 细胞及其分泌的各种细胞因子,对于 CD8$^+$ T 细胞的活化、增殖以及提高抗肿瘤免疫反应的强度也是十分重要的,某些细胞因子也直接参与了对肿瘤细胞的杀伤。正是由于体外培养的 TIL 表现出高于 LAK 细胞近 100 倍的肿瘤杀伤活性,使其得以应用于临床,并成为继 LAK 细胞后又一种重要的肿瘤过继免疫治疗手段。TIL 的研究无论对肿瘤免疫理论还是对临床肿瘤免疫治疗均具有重要意义。下面对 TIL 分离及培养方法作一介绍。

原理　采用机械破碎、酶消化处理肿瘤组织将其制成单细胞悬液,再用密度梯度离心、免疫磁性分离或流式细胞仪分离获得所需要的 TIL,在 IL-2 等细胞因子刺激下体外扩增后可以用于杀瘤活性测定、表型分析及过继免疫治疗。

材料　实体肿瘤,胰酶,V 型透明质酸酶,Ⅰ型 DNA 酶,Ⅳ型胶原酶,RPMI 1640 培养基,PBS 洗液,淋巴细胞分离液,Percoll 液,免疫磁珠(Dyna M-450),羊抗鼠 IgG 抗体,T 细胞特异性单克隆抗体(Anti-CD3、Anti-CD4),荧光激活细胞分类器(FACS),荧光标记的 T 细胞特异性单克隆抗体,正常人外周血,小牛血清,IL-2,24 孔塑料培养板,CO$_2$ 培养箱,超净工作台,温控搅拌器,水平离心机。

方法

(一)TIL 的分离

1. 机械及酶消化分离

(1)将切除的肿瘤组织在无菌条件下去除坏死组织和结缔组织后剪碎,用 PBS 冲洗 3 次。

(2)将碎块移入含 20mL RPMI 1640 培养液的烧杯内,其中含 0.25% 胰酶、0.01% V 型透明质酸酶、0.002% Ⅰ型 DNA 酶、0.1% Ⅳ型胶原酶,室温下搅拌过夜。

(3)用 200 目细胞筛过滤消化后的细胞悬液,再用 RPMI 1640 培养液离心洗涤 3 次,每次 1000r/min,5min。

(4)将其配成 $1×10^7$/mL 细胞悬液,轻缓地加到淋巴细胞分离液上,2000r/min 离心 20min。

(5)轻轻吸出淋巴细胞分离液上层的细胞,以 RPMI 1640 培养液洗涤 3 次。这层细胞主要是淋巴细胞和肿瘤细胞。

(6)将上述分离液上层细胞用 RPMI 1640 培养液配成 $1×10^7$/mL 细胞悬液,缓慢地加到 10%~12.5% 和 20%~22% 的双层 Percoll 密度梯度液上 500r/min 离心 10min。

(7)轻轻吸出双层 Percoll 分界面之间的细胞,以 RPMI 1640 培养液洗涤 3 次,然后用含 10% FCS 的 RPMI 1640 培养液将其配成 $1×10^6$/mL。

(8)取出 0.1mL 细胞,加入 0.04% 台盼蓝染色,显微镜下计数死、活细胞数,推算细胞活性。一般细胞活力应大于 90%。其余冻存或培养。

2. 免疫磁性分离

(1)步骤(1)、(2)同上。

(2)用 200 目细胞筛过滤消化后的细胞悬液,再用 RPMI 1640 培养液洗涤 3 次,将其配成

$1×10^6$/mL 细胞悬液。

(3)先用羊抗鼠 IgG 抗体包被 Dyna M-450 珠,再以 T 细胞特异性抗体包被 Dyna M-450珠,这样装备的 Dyna M-450 珠可以作为免疫磁珠。

(4)将制备的 Dyna M-450 珠与上述细胞悬液按 1∶(2～10)的比例混合,连续温和搅拌,0℃下孵育 30min。

(5)用磁棒吸附与免疫磁珠形成玫瑰花环的 T 细胞,冲洗去除残存的肿瘤细胞,然后再洗涤制成 TIL。

(6)用含 10% FCS 的 RPMI 1640 培养液将其配成 $1×10^6$/mL 细胞悬液。取出 0.1mL细胞,加入 0.04%台盼蓝染色,显微镜下计数死、活细胞数,推算细胞活性。其余样品冻存或培养。

3. 流式细胞仪分离

(1)步骤(1)、(2)同上。

(2)用 200 目细胞筛过滤消化后的细胞悬液,再用 RPMI 1640 培养液洗涤 3 次,将其配成$1×10^6$/mL 细胞悬液,然后进行荧光染色。

(3)取 1mL 细胞悬液加入 Ep 管内,1000r/min 离心 5min,弃上清,加入荧光标记的 T 细胞特异性单克隆抗体(抗 CD3)$100\mu L$,悬浮细胞,4℃静置 30min。

(4)用含 0.02% BSA、0.1%叠氮钠的 PBS 洗液 1000r/min 离心 5min,洗涤 2 次。

(5)加入 0.5mL PBS 悬浮细胞,上机进行 FACS 分离,然后收集分离所得的细胞,以无血清的 RPMI 1640 培养液离心洗涤 3 次(1500r/min,5min)。经 0.04%台盼蓝染色后,显微镜下计数死、活细胞数,推算细胞活性。

(二) TIL 的体外培养

1. RPMI 1640 完全培养液的配制(略)

2. 条件培养液(LAK 细胞培养上清)的制备

(1)无菌抽取正常人外周血 100mL(肝素抗凝),以 PBS 缓冲液稀释 2～4 倍。

(2)将稀释的外周血等体积轻缓地加到淋巴细胞分离液上,2000r/min 离心 15～20min。

(3)将淋巴细胞分离液上层的淋巴细胞轻轻吸出,用无血清的 RPMI 1640 培养液离心洗涤 3 次(1500～2000r/min,10min)。

(4)用含 10% FCS、1000U/mL IL-2 的 RPMI 1640 培养液将细胞配成 $1×10^6$/mL。

(5)用 100mL 无菌培养瓶分瓶培养,置 37℃ 5% CO_2 培养箱内连续培养 72～96h,2000r/min离心 10min,去沉淀收集上清。

(6)上述上清液即为条件培养液(LAK 细胞培养上清),置 4℃备用或分装贮存于 -20℃。有报道亦可将外周血单个核细胞在 $1\mu g$/mL PHA 存在下 37℃体外培养 48h,收集其上清。在 TIL 分离扩增培养时,加入该上清液 20%于培养液中。

3. 分离扩增 TIL

(1)将 RPMI 1640 完全培养液与条件培养液按 4∶1 的比例混合,即为 TIL 培养液。

(2)加 IL-2 于 TIL 培养液至终浓度为 1000U/mL,用这种培养液将分离获得的 TIL 配成$(0.5～1)×10^6$/mL,按每孔 1mL 加入 24 孔培养板内,置 37℃ 5% CO_2 培养箱内培养。

(3)4～6d 传代一次,细胞数维持在 $5×10^6$/mL 左右,同时补加 IL-2(1000U/mL)。细胞

数增加到一定量后,可移入 $75cm^2$、$175cm^2$ 的塑料培养瓶中继续培养。

注意事项

1. 所用器皿均需要无菌处理,所有操作必须严格遵守无菌观念。

2. 分离 TIL 时尽可能多冲洗肿瘤组织,一定要去除其中的坏死组织尤其是化脓的坏死部分,因为这些组织最容易造成污染。

3. TIL 的培养时间尽可能延长,这样残存的肿瘤细胞会逐渐消失,一般需要 2～3 周。

4. 分离 TIL 应该低温操作,酶消化步骤除外。

六、CTL 细胞毒活性检测

被肿瘤细胞或同种异体细胞致敏的细胞毒性 T 淋巴细胞,在与带有相应抗原的细胞(靶细胞)共同培养时表现出对靶细胞的杀伤作用。这种作用有如下特点:①有抗原特异性;②效应细胞需经抗原致敏;③效应细胞与靶细胞共同孵育一定时间才表现出杀伤活性。检测 CTL 细胞毒活性的方法有 ^{51}Cr 释放法、MTT 法、^{3}H-TdR 掺入法及形态学检查法。这里只介绍形态学检查法,其他方法参见上述各部分。

原理　体外贴壁生长的靶细胞在受到细胞毒性 T 细胞的作用后发生损伤,丧失贴壁能力。因此可根据贴壁细胞数减少的程度判断待测 CTL 的杀伤能力。

材料

1. 倒置显微镜,CO_2 培养箱。

2. 靶细胞(选用在对数生长期的人或动物的贴壁生长的肿瘤细胞),0.125% 胰酶溶液(用无钙镁的 Hank's 液配制),RPMI 1640 完全培养液(同前),瑞氏染液。

3. 效应细胞:肿瘤病人或荷瘤小鼠的 $CD8^+$ T 细胞。

方法

1. 靶细胞在 30mL 培养瓶内生长成单层后,吸出培养液,用 3mL 胰酶溶液洗 2 次,以去除死细胞。

2. 向培养瓶内加 0.125% 胰酶溶液消化细胞数分钟,在消化过程中把培养瓶放在倒置显微镜台上观察,待细胞胞质回缩,细胞间隙增大后立即停止消化。

3. 吸去消化液,加入 RPMI 1640 完全培养液,用吸管伸入培养瓶内吸取培养液,反复轻轻吹打瓶壁细胞,使其脱离,形成单细胞悬液。

4. 用培养液把靶细胞浓度调到 1×10^3/mL,在平底细胞培养板内每孔加 $100\mu L$ 细胞悬液,加盖,置 37℃ 5% CO_2 培养箱内培养 8～24h,使细胞贴壁。

5. 弃去孔内培养液,实验孔加 1×10^5/mL 效应细胞 $200\mu L$,对照孔加培养液 $200\mu L$,培养 48h。

6. 用 Hank's 液洗去孔中的淋巴细胞及脱落的靶细胞,甩干。用瑞氏染液染色,干燥。

7. 镜检残留的贴壁细胞,进行结果计算。

$$杀伤百分率(\%)=\frac{对照孔细胞数-实验孔细胞数}{对照孔细胞数}\times100\%$$

注意事项

1. 在消化过程中应掌握好时间,消化过头很容易使细胞脱落,这时必须通过离心收集细胞,然后用 Hank's 液洗涤,再用 RPMI 1640 完全培养液调整细胞浓度至所需范围。

2. 用 Hank's 液洗去孔中淋巴细胞及脱落的靶细胞时,不能用力过猛,以免将正常生长的靶细胞洗落。

3. 在操作时应注意无菌操作,避免细菌污染,导致实验失败。

七、抗体介导的淋巴细胞毒试验

原理　K 细胞借助 ADCC 作用能杀伤靶细胞,故体外用 ADCC 试验可检测 K 细胞数目,作为反映机体细胞免疫功能的一个指标。本实验采用溶血空斑形成法测定 K 细胞数目。将鸡红细胞在多聚-L-赖氨酸(poly-L-lysine)处理过的玻片上形成单层细胞,加入抗鸡红细胞抗体和淋巴细胞,经一定时间作用后,K 细胞周围的鸡红细胞被溶解只剩下细胞核,在低倍镜下计数有空斑和无空斑的淋巴细胞数,即可算出 K 细胞数量的百分率。

材料

1. 淋巴细胞悬液,2.5％鸡红细胞悬液,兔抗鸡红细胞血清(1：1000 稀释),Tris-Hank's 液,多聚-L-赖氨酸($20\mu g/mL$)。

2. CO_2 培养箱,显微镜,平皿,盖玻片,吸管等。

方法

1. 单层鸡红细胞平板的制备:取用酒精浸泡过的盖玻片放在平皿内。滴加多聚-L-赖氨酸溶液 0.5mL,均匀铺于盖玻片上。室温放置 45min,吸去玻片上的液体。用 Tris-Hank's 液 0.5mL 洗玻片 2 次(注意不要将平皿底弄湿)。将 2.5％鸡红细胞悬液 0.5mL 均匀铺于盖玻片上,室温放置 45min,向平皿内缓慢加入 Tris-Hank's 液,再用吸管吸去,如此反复洗涤几次,以去除未吸附于盖玻片上的鸡红细胞。最后在平皿内留少许液体。若当时不用可置于 4℃保存 3~4d。

2. 在低倍镜下检查单层红细胞的盖片,分布不均匀者弃去。将平皿内多余的液体吸净。取 0.5mL 淋巴细胞悬液($4\times10^6/mL$)与 0.5mL 灭活的兔抗鸡红细胞血清混匀平铺于平皿中。另取一平皿用于正常兔血清作对照。将上述平皿放于 37℃ 5％ CO_2 培养箱内培养 20h。

3. 取出平皿,滴加 2.5％戊二醛 1mL,30s 后吸去全部液体,再沿平皿壁缓缓加入 2.5％戊二醛 2mL,固定 5~8min 后,用蒸馏水漂洗 2 次,姬姆萨染色后用显微镜观察。

结果　凡有 5 个以上被溶去细胞膜只剩胞核的鸡血球集中在一起为一个空斑,即一个 K 细胞。计数 $1cm^2$ 红细胞单层上的空斑数(a),量出平皿的总面积(b),加入平皿的淋巴细胞总数(c)。用下列公式计算 K 细胞百分率:

$$K\text{ 细胞百分率}(\%)=\frac{a\times b}{c}\times100\%$$

本法测定正常人外周血淋巴细胞中的 K 细胞为 2.5％~3.5％。

注意事项

1. 从外周血分离单个核细胞,并用吸附的方法除去大单个核细胞,得到较纯的淋巴细胞,用 10％小牛血清 RPMI 1640 培养液配成 $4\times10^6/mL$ 的细胞悬液。

2. 兔抗鸡红细胞血清 56℃ 30min 灭活补体,并用 RPMI 1640 培养液作 1：10^3 稀释。

3. Tris-Hank's 液配制:2.65g Tris 溶于 100mL 双蒸水中与 Hank's 液等量混合即成。

4. 多聚-L-赖氨酸溶液配制：用 Tris-Hank's 液将多聚-L-赖氨酸配成 10mg/mL 的母液，冷冻保存，临用前取母液 0.1mL，加 Tris-Hank's 液 49.9mL，使成 20μg/mL 的浓度。

八、混合淋巴细胞培养试验

原理　两个不同遗传个体的淋巴细胞在体外共同培养时，由于它们表面的组织相容性抗原不同，从而互相刺激，导致对方淋巴细胞分裂增殖和转化。根据淋巴细胞反应的强度，可评价同种组织相容性抗原的差异程度，这种试验称为混合淋巴细胞培养（mixed lymphocyte culture，MLC）。MLC 现已用作组织器官移植配型的一种检测方法。常用的方法有同位素法和 MTT 法。

（一）同位素法

材料

1. 培养液　RPMI 1640 完全培养液（含青霉素 100～200U/mL，链霉素 100～200U/mL，2mmol/L 谷氨酰胺，25mmol/L Hepes，20％混合人血清或小牛血清）。

2. 淋巴细胞分离液，闪烁液，^{3}H-TdR，1％AET（溴化 2-氨基乙基异硫脲）。

3. 肝素，丝裂霉素 C，姬姆萨-瑞氏染料。

4. 水平离心机，CO_2 培养箱，平底细胞培养板，玻璃纤维滤纸，多头细胞收集器，液体闪烁检测仪。

5. 移液器，试管，吸管等。

方法　MLC 有两种方法。（1）双向反应：将 A 和 B 两个个体淋巴细胞混合培养，A 个体淋巴细胞与 B 个体淋巴细胞膜表面的组织相容性抗原互相刺激，使双方淋巴细胞均产生增殖反应。（2）单向反应：先用丝裂霉素 C 或 X 线照射处理细胞，使 A 或 B 个体细胞的 DNA 合成中断，不能进行增殖分裂，但仍保留抗原刺激能力，引起对方细胞增殖分裂。

1. 分离单个核细胞　在无菌条件下分别抽取供者和受者静脉血各 10mL 左右，立即置于含肝素（40U/mL）的容器中充分混匀。如为严重贫血患者，可酌情抽取 10～20mL 血液（主要依据配型所需组别多少来决定取血量）。用淋巴细胞分离液分离单个核细胞，用含 20％人混合血清的 RPMI 1640 培养液配制成 $1×10^6$/mL 浓度的细胞悬液。

2. 细胞处理　先将丝裂霉素 C 配制成 25μg/0.1mL 溶液，然后按 10^6 单个核细胞加 25μg 丝裂霉素 C，分别处理供者和受者的淋巴细胞，放置 37℃ 水浴温育 30min 后，500r/min 离心 10min，再用 RPMI 1640 培养液洗涤 1 次，倾去上层液，用培养液调节为 10^6/mL 细胞数。如用 X 线处理细胞，则每 10mL 含 $2×10^7$ 单个核细胞，用 2.000rad 剂量照射。

3. 实验分组　按表 2-7-4 组合进行分组。供者、受者双方以 1：1 细胞比例配组，在 96 孔细胞培养板内进行培养。

4. 细胞培养　将细胞置 37℃ 5％ CO_2 培养箱培养 6d，终止前 18～20h 加 ^{3}H-TdR 0.1μCi/孔，培养物用多头细胞收集器，将细胞收集在玻璃纤维滤纸上，用液体闪烁仪测定 cpm 值。

结果

1. 形态学计数　终止培养时，经 300r/min 离心 10min，弃去上清液，将沉淀细胞打匀，取样涂片，用姬姆萨-瑞氏染料染色，在油镜下计数 500～1000 个淋巴细胞中淋巴母细胞（包括过渡型细胞)数目,求出转化细胞的百分率。如肾移植,一般认为活体供肾,转化率小于10％即可采用。

表 2-7-4　混合淋巴细胞培养试验分组

组　别	孔　数
A＋B	4
A＋Bm	4
A＋Am	4
B＋Bm	4

　　注:1. A 为受者淋巴细胞,B 为供者淋巴细胞。2. Am、Bm 为经丝裂霉素 C 处理的相应淋巴细胞。3. 4 孔中 3 个复孔测同位素,一个孔用于形态观察。

　　2. 同位素计数　根据所得数值(cpm),可以在同一批实验组别中比较不同供者对同一受者反应的大小,以选择刺激程度小的供者。目前有人主张采用相对反应(relative response, RR)来表示,可按下列公式表示:

$$RR = \frac{T-C}{r-C} \times 100\%$$

式中:T 为实验组 cpm,C 为自身对照组 cpm。r 为参考值,代表某一反应者与无关刺激者的反应,通常以 10 名以上随机供者的有效混合细胞所组成,因此在 RR 中 r 是作为比较稳定的对照组,利用 r 值,可使 RR 成为最可靠的指标。由于无关供者血源较难得到,一般多用 cpm 值作为指标。

(二)MTT 法

材料　丝裂霉素 C,Hank's 液,二甲亚砜,MTT(5mg/mL),酒精,细胞培养板,离心机,小鼠,尖刀,镊子,滤网,移液器,酶标仪及培养箱等。

方法

1. 制备反应 T 细胞　拉颈处死 A 小鼠,用酒精浸泡消毒,在无菌条件下,取出脾脏,用针芯将其研碎,过滤网,用 Hank's 液离心洗涤 2 次,制成 $1 \times 10^6/\text{mL}$ 的单个脾细胞悬液。

2. 制备刺激细胞　用同样的方法制备 B 小鼠的单个脾细胞悬液,加丝裂霉素 C 至终浓度为 $25\mu\text{g/mL}$,37℃孵育 30min,用培养液离心洗涤 3 次去除丝裂霉素 C。

3. 铺板培养　将细胞培养板分成三组,每组三孔。第一组每孔加 $100\mu\text{L}$ 反应 T 细胞和 $100\mu\text{L}$ 培养液,为反应细胞对照组;第二组每孔加 $100\mu\text{L}$ 刺激细胞和 $100\mu\text{L}$ 培养液,为刺激细胞对照组;第三组每孔加 $100\mu\text{L}$ 反应 T 细胞和 $100\mu\text{L}$ 刺激细胞,为试验组。37℃培养 5～7d,在培养结束前 6h 加入 $10\mu\text{L}$ MTT。

4. 显色　轻轻吸去上清液,加入 $150\mu\text{L}$ 二甲亚砜,充分混匀,37℃放置 20min。用酶标仪于波长 570nm 处测定 OD 值。

结果　根据各组 OD 值,按下列公式计算结果:

$$增殖指数 = \frac{试验值\ OD\ 值 - 刺激细胞对照组\ OD\ 值}{反应细胞对照组\ OD\ 值}$$

通常情况下,若增殖指数大于或等于 1.3,则表明反应 T 细胞与刺激细胞之间组织相容性抗原差异程度较大;反之,若增殖指数小于 1.3,则表明反应 T 细胞与刺激细胞之间组织相容性抗原差异程度较小。

注意事项

1. 注意无菌操作。

2. 刺激细胞接受处理的剂量要准确,使细胞暂时存活,但失去增殖的能力。

3. 吸弃培养上清时,不能吸弃沉淀的细胞,否则对实验结果有很大的影响。

九、白细胞移动抑制试验

原理　致敏 T 淋巴细胞再次接受相应抗原刺激后,可产生移动抑制因子(MIF)。MIF 能抑制单核-巨噬细胞和白细胞的移动。若将致敏的淋巴细胞和白细胞装入毛细管,放入含有相应抗原的培养液中培养 24h,则致敏淋巴细胞释放的白细胞移动抑制因子,使白细胞移动受到抑制,其抑制程度可反映受检者的细胞免疫功能。

材料

1. 抗原(1/100 稀释的卡介苗菌液)、细胞培养液、玻璃毛细吸管、平底玻璃小皿(直径2cm、高 0.5cm)。

2. 水平离心机。

方法

1. 取受检者肝素抗凝血 2mL,置 37℃待其自然沉降,约 30min,吸出白细胞层,加细胞培养液,使白细胞浓度约 8×10^7/mL。

2. 将白细胞悬液吸入 8～10 根毛细吸管中,在酒精灯上封熔空的一端,将封端向下,置于试管中 2000r/min 离心 10min,在上清液与细胞层界面处折断或切断毛细吸管,将封端粘少许凡士林,平放于平底玻璃小皿底部,每只放 2 根毛细吸管,试验组和对照组各 2 根。

3. 分别将含有特异性抗原和不含有抗原的细胞培养液注满小皿,加灭菌盖密封置湿盒37℃培养 18～24h 后观察结果。

结果　观察和记录细胞移动范围,求出平均面积,按下列公式计算白细胞移动指数(MI):

$$MI = \frac{试验组移动面积平均值}{对照组移动面积平均值}$$

MI<0.8 为阳性,说明加入的抗原有特异性细胞免疫作用。MI>0.8 为阴性,说明该抗原无特异性细胞免疫作用。

注意事项

1. 采血、离心和培养过程等均需无菌操作,无菌是本试验成功的关键。

2. 毛细管内径的大小一致是保证本试验准确性的一个重要因素。

3. 移出的细胞主要是多形核白细胞和单核细胞。多形核白细胞移行得最远,靠近毛细管的主要是单核细胞,而淋巴细胞则很少移出。

　　　　　　　　　　　　　　　　　　　　　　　　　　　　　　　　(陈　玮)

实验八　流式细胞测定技术

　　流式细胞测定技术是分析细胞学中最先进的技术之一。流式细胞仪是一种把流体喷射技术、激光技术、空气技术、单克隆抗体技术、γ射线能谱术、显微荧光技术及计算机技术结合在一起的高精度仪器。它由流式细胞仪主机（Cytometer）、流式细胞仪工作站（Workstation）及电源箱（Power Supply）三个部分组成。在计算机控制下，能准确、快速而灵敏地对大量样品进行多信息分析与测定。流式细胞仪除精度高、速度快、使用方便外，还具有应用广等特点。目前广泛应用于细胞生物学、免疫学、血液学、肿瘤学等领域，如对细胞膜表面、细胞浆内及核膜的抗原成分的定量分析，细胞周期分析，DNA含量测定及活细胞分选等研究。

　　目的　通过本节实验熟悉流式细胞测定技术的原理、方法及其在临床与科研中的应用。

　　原理　以检测$CD4^+$ T细胞为例。取单个分散的细胞样品悬液，经抗CD4荧光抗体染色后，在正压或负压作用下，细胞进入流动室，流动室内充满鞘液，在鞘液的约束下，细胞排成单列由流动室的喷嘴喷出，成为细胞液柱，喷射的速度可达每分钟5000～10000个细胞。通过测量区的荧光抗体染色阳性细胞，在激光或紫外线照射下，产生荧光，然后经显微荧光分光光度计测量和计算机的处理，就能将$CD4^+$ T细胞的数量测定出来。当需要把该群体的细胞从中分选出来时，只要将细胞液柱充电，使这群细胞带上不同的电荷，在高压静电场的作用下，按所带电荷的不同，细胞向左或向右偏转，落入不同的收集管内，完成细胞分类收集的过程。

　　材料和方法

　　1. 制备单个分散细胞悬液。为防止堵塞流动室喷嘴，流式细胞仪分析样品要求细胞悬液中不能含有组织团块。实体组织样品，如脾脏、胸腺以及一些肿瘤组织等，一般先通过剪刀剪切、研磨和吸管反复吹打等机械方法分散组织细胞，然后根据细胞的大小，选用一定目数的筛网，过滤细胞悬液，制成适合流式细胞仪分析的单个细胞。对一些间质较少的软组织，如上皮、肝、肾、胚胎等也可用胰蛋白酶消化的方式分散组织细胞，其操作过程是：先将组织剪成$1～2mm^3$的小块，然后放入三角烧瓶内，再加入30～50倍量已预温至37℃的胰蛋白酶，在磁力搅拌器上搅拌消化20～60min，也可放入水浴或温箱中，每隔5～10min摇动一次，消化完毕后，将细胞悬液过120目孔径的筛网，去掉未充分消化的大块组织，最后离心去除胰蛋白酶。传代的贴壁细胞也可用胰蛋白酶消化的方式使其悬浮分散。但像血液、骨髓这类本身就是单个细胞的样品，则不需要这个过程。流式细胞仪分析样品的细胞密度一般为每毫升50～100万个细胞。

　　2. 选择性分离浓缩细胞亚群。为了使流式细胞仪分析的细胞成分能更真实反映研究对象中的实际组成情况，有必要选择性地分离浓缩细胞亚群。对于实体组织材料中的血细胞、包膜组织及其他间质应尽可能在细胞分离步骤前去除；血液、骨髓等材料可通过自然沉降、密度梯度离心、氯化铵溶液、甲酸溶液或低渗溶液破红细胞等方法分离细胞；也可用样品处理机分离白细胞；只要将要分离的血液样品放入样品处理机内，关上机门后，仪器能自动完成加甲酸溶血，加碳酸氢钠中和混匀以及加多聚甲醛固定三个分离细胞的过程。

　　3. 细胞荧光化学染色（DNA染色或荧光抗体染色）。用于DNA染色的染料有很多种，可根据实验要求加以选用。荧光抗体染色，按其说明进行。

4. 流式细胞仪操作。开机前分别将鞘液盒、清洁液盒加满。然后开启计算机(计算机将自动进入开机程序,启动流式细胞仪)。打开电源门,检查每个系统,预热 30min。把要测定的样品管放入仪器内,仪器自动完成测试,并将结果打印出来。

结果　根据细胞结果图,可得到该样品细胞的数量、细胞周期、DNA 含量及细胞有无凋亡等结果。

注意事项　流式细胞仪是高精度大型仪器设备,不同厂家的分析软件有所不同,因此需专人使用与保管。

(翁莉霞)

实验九　细胞因子及其受体的检测

细胞因子（cytokine，CK）是由活化的免疫细胞以及某些基质细胞分泌的一类生物活性物质，多属分子量为 6000～60000 的多肽或糖蛋白。通常包括白细胞介素（interleukin，IL）、干扰素（interferon，IFN）、肿瘤坏死因子（tumor necrosis factor，TNF）、造血因子、趋化因子、各种细胞生长因子等。细胞因子在体内广泛参与免疫应答及调节、促进组织修复、刺激造血功能、刺激细胞的增殖与分化、参与细胞凋亡等重要生理活动；某些因素可导致一些细胞因子的异常表达或功能异常，从而参与炎症反应、免疫性疾病、肿瘤性疾病等病理过程的发生与发展。细胞因子必须通过与靶细胞膜表面特异性受体（即细胞因子受体，cytokine receptor，CKR）相结合才能发挥其广泛的生物学效应。因此，细胞因子及其受体的检测，无论是对基础免疫学研究，还是对阐明某些疾病的发病机制、疾病诊断、疗效监测及预后判断等临床研究都具有重要意义。

细胞因子及其受体的检测一般可分为生物活性检测法、免疫学检测法、分子生物学检测法三大类。

目的　通过本节实验熟悉检测细胞因子及其受体的常用方法、原理及其在科研中的应用。

一、细胞因子的生物活性检测法

不同的细胞因子有其特有的生物学活性。细胞因子的生物活性检测法是利用细胞因子对特定细胞株（靶细胞或反应细胞）的生物学效应来评估样本中相应细胞因子的含量和/或活性。其测定方法可分为促进细胞增殖和增殖抑制法、抗病毒活性测定法、集落形成法、趋化作用测定法及细胞因子诱导产物测定法等。

生物活性检测法敏感性往往高于细胞因子的免疫学检测法，且不需要各种标记的特异性抗体，可直接反映待测细胞因子的活性水平。但本法易受多种因素的干扰（如某些细胞因子抑制物、其他细胞因子、反应条件等），且不能区分样本中某些具有相似或相反生物学效应的细胞因子；同时，因大多数细胞因子在体液中含量甚少，难以直接测定，一般均需要先进行体外诱导细胞因子产生，才能进行上述细胞因子活性检测。

（一）IL-1 的生物活性检测法

IL-1 主要由活化的单核/巨噬细胞产生，具有广泛的生物学活性。IL-1 包括 IL-1α 和 IL-1β，两者分子量相近，且均能与 IL-1R 结合，故具有相似的生物学活性。常用的 IL-1 生物活性检测法对两者均适用，主要有小鼠胸腺细胞增殖法、L929 细胞增殖法等。由于体液中 IL-1 含量极少，难以直接测定，故通常是通过检测体外诱生的 IL-1 来反映体内 IL-1 活性水平。

1. IL-1 的体外诱生

原理　脂多糖（LPS）是 IL-1α 与 IL-1β 的诱生物，能在体外诱导单核/巨噬细胞产生 IL-1α 与 IL-1β。

材料

(1)BALB/c 或 C57BL/6 小鼠:6～10 周龄,雌雄均可。

(2)75%酒精。

(3)LPS:用 10% FCS RPMI 1640 培养液配制成 $10\mu g/mL$。

(4)5% FCS Hank's 液,10% FCS RPMI 1640 培养液。

(5)带 9 号针头的无菌注射器(5mL 以上),刻度吸管,毛细吸管,刻度离心管,加样器,24 孔细胞培养板,温浴箱,细胞计数板,倒置显微镜,离心机,超净工作台,CO_2 培养箱等,$0.22\mu m$ 滤膜及滤器。

方法与结果

(1)将 BALB/c 或 C57BL/6 小鼠拉颈处死后,浸泡入 75%酒精中 3～5min,消毒处理。

(2)用带 9 号针头的无菌注射器向小鼠腹腔内注入 5mL 冷的 5% FCS Hank's 液,用消毒镊子柄轻揉腹部数次后,吸回腹腔液体(内含腹腔细胞及巨噬细胞),反复抽吸几次。

(3)置刻度离心管中,以 1500r/min 离心 8min,并用 5% FCS Hank's 液洗涤细胞 2 次。

(4)将腹腔细胞用 10% FCS RPMI 1640 培养液调细胞浓度为 $2\times10^6/mL$。

(5)将上述细胞悬液加至 24 孔平底培养板中,1mL/孔,置 37℃ 5% CO_2 培养箱中孵育 2h。

(6)用 5% FCS Hank's 液洗板 3 次,弃去未黏附细胞,贴壁细胞为巨噬细胞单层。

(7)将 LPS($10\mu g/mL$)加入巨噬细胞单层,1mL/孔,置 37℃ 5% CO_2 培养箱中培养 4h。

(8)再加入 10% FCS RPMI 1640 培养液,1mL/孔,置 37℃ 5% CO_2 培养箱中培养至 48h。

(9)收集细胞培养上清液,即为含 IL-1 的待测样品,用 $0.22\mu m$ 滤膜过滤除菌后,分装后置-20℃或-70℃冰箱中,待测 IL-1 活性。

注意事项

(1)一般一只小鼠腹腔液可获腹腔细胞 $3\times10^6\sim5\times10^6$ 个,能满足诱生 IL-1 所需细胞数,所获细胞存活率应>95%。

(2)若要测定人 IL-1 的生物活性,则分离出外周血单核巨噬细胞,用 LPS 刺激即可。

(3)IL-1 诱生剂的浓度、细胞浓度和培养条件对结果有明显影响,应进行预试验,以确定最佳诱生条件。操作时接触细胞的试剂或器皿应无致热原,例如使用的耐热器皿可以通过160℃干烤 2h 以上。

(4)操作过程均应无菌,否则会影响 IL-1 诱生及活性测定。

(5)所获细胞培养上清液在分装冻存前宜过滤除菌及杂质。

(6)培养材料:24 孔培养板培养细胞存活率高,但生长稍慢;玻璃瓶培养有时会因玻璃质量和清洗不净而导致培养细胞死亡,故应采取相应措施。大容量培养时用大容量瓶比较方便,可减少操作过程中的污染。

2. IL-1 的生物活性检测

(1)L929 细胞增殖 MTT 比色法

原理　利用成纤维细胞在 IL-1 的刺激下发生增殖作用来检测 IL-1 的生物活性。实验通常用 L929 细胞株(小鼠成纤维细胞瘤细胞)作为检测 IL-1 生物活性的靶细胞或反应细胞。MTT 比色法的原理是利用四甲基偶氮唑盐[3-(4,5-dimethylthiazol-2-yl)-2,5-diphenyl tetrazolium bromide，MTT]在活细胞线粒体的琥珀酸脱氢酶作用下，由淡黄色被还原成蓝紫色或蓝黑色的 MTT-甲䐶(Formazan)，形成的量与活细胞代谢率及细胞增殖程度成正相关。故通过反应细胞形成的 MTT-甲䐶量，即可测定 IL-1 对 L929 细胞促增殖作用程度，从而间接测定 IL-1 的生物活性。

材料

1)已诱生的 IL-1 待检样品：倍比稀释成不同浓度。

2)IL-1 标准品：倍比稀释成不同浓度。

3)L929 细胞：作为靶细胞或反应细胞，存活率应>95%。

4)0.25% 胰蛋白酶。

5)10% FCS RPMI 1640 完全培养液。

6)MTT：用 PBS 稀释成 5mg/mL，用 0.22μm 膜过滤除菌及杂质，4℃避光保存。

7)酸化异丙醇(含 0.04mol/L HCl 的异丙醇)：100mL 异丙醇中加入 0.4mL 的 36% HCl 溶液即可。

8)96 孔细胞培养板，刻度吸管，毛细吸管，加样器，刻度离心管，离心机，细胞计数板，倒置显微镜，5% CO_2 培养箱，超净工作台，酶标测定仪，570nm 与 630nm 滤光片。

方法

1)将生长状况良好的 L929 细胞用 0.25% 胰蛋白酶消化 2～3min。

2)将 L929 细胞用 10% FCS RPMI 1640 培养液洗涤 2 次，以去除消化液及原生长培养液。

3)用 10% FCS RPMI 1640 培养液调整 L929 细胞浓度至 2×10^5/mL。

4)将 L929 细胞悬液加至 96 孔细胞培养板，100μL/孔。

5)分别加入不同倍比稀释度的 IL-1 标准品和待测样品于 96 孔细胞培养板中，100μL/孔，各设 3 个复孔，同时设立培养液空白对照。

6)置 37℃ 5% CO_2 培养箱中培养 56h。

7)将 96 孔培养板取出，各孔加入 MTT，10μL/孔。

8)置 37℃ 5% CO_2 培养箱中继续培养 4h。

9)取出培养板，先从各孔中轻轻吸出 100μL 上清液弃去，再加入酸化异丙醇或 DMSO，100μL/孔，置室温 10～20min，吹打振荡，充分混匀，使 MTT-甲䐶产物充分溶解。

10)用酶标仪以 570nm 波长，参考波长 630nm，分别测定各孔 OD 值(测定应在酸化异丙醇加入后 1h 内完成)。

结果

1)每孔 OD 值应为 $OD_{570nm} - OD_{630nm}$，再减去培养液对照 OD 值，最终每孔 OD 值应取 3 复孔的平均值。

2)以 $\log_2$[稀释度]为 X 轴(横坐标)，各稀释度对应的 OD 值为 Y 轴(纵坐标)，在普通坐标纸上，分别绘制出 IL-1 标准品与待测样品两条回归曲线(图 2-9-1)。

3)经标准品最大 OD 值一半处(即标准品 50% 最大 OD 值处)的 A 点画一条平行于 X 轴的横线，由此产生关于待测样品回归曲线的 B 点。

4)A 点与 B 点所对应的横坐标上的值为 X，因 $X = \log_2$[稀释度]，则 A 点与 B 点对应的稀释度值为 2^X，求得稀释度。

待测样品 IL-1 活性单位计算公式：

$$待测样品 \text{IL-1} 活性(\text{U/mL}) = \frac{B 点对应的样品稀释度}{A 点对应的标准品稀释度} \times 标准品 \text{IL-1} 活性(\text{U/mL})$$

或者采用下列公式计算：

$$待测样品 \text{IL-1} 活性(\text{U/mL}) = \frac{达标准品 50\% 最大 OD 值对应的样品稀释度}{达标准品 50\% 最大 OD 值对应的标准品稀释度} \times 标准品 \text{IL-1} 活性(\text{U/mL})$$

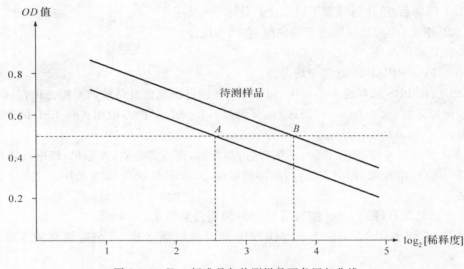

图 2-9-1　IL-1 标准品与待测样品两条回归曲线

注意事项

1)L929 细胞存活率应＞95％,L929 细胞在培养条件不良时,可呈圆形漂浮状,此时更换培养液可使其恢复为正常的梭形贴壁细胞。

2)应充分洗涤后加入培养板中,且应均匀分散于各孔中,否则可能造成某个部位细胞过密而某个部位细胞过稀,影响细胞单层形成。

3)标准品及待测样品应从 1∶2 开始至少 6 个倍比稀释度。

4)加样时,应从低浓度到高浓度顺序加入,不可共用加样头。

5)加入酸化异丙醇后,应在 1h 内进行 OD 值测定。

6)还可按正态概率纸法或概率单位法计算 IL-1 的活性单位。

(2)小鼠胸腺细胞增殖[3]H-TdR 掺入法

原理　IL-1 可协同有丝分裂原(如 ConA 或 PHA)刺激的 T 细胞或胸腺细胞发生增殖反应,通过[3]H-TdR DNA 掺入法,即可测定 IL-1 生物活性。此法是目前测定 IL-1 活性常用而简便的方法,其敏感度达 10~50pg/mL。但本法缺乏特异性,因为 IL-1 亦可刺激 T 细胞或胸腺细胞产生一些细胞因子(如 IL-2 等),同样可协同有丝分裂原刺激细胞增殖,且在细胞增殖过程中还可受到样品中 T 细胞增殖抑制因子的干扰。

材料

1)小鼠:BALB/c 或 C57BL/6 小鼠,6~10 周龄,雌雄均可。

2)75％酒精。

3)5％ FCS RPMI 1640 完全培养液与 RPMI 1640 培养液。

4)ConA 或 PHA(用完全培养液配制)。

5)IL-1 标准品:倍比稀释成至少 6 个不同浓度值。

6)IL-1 待测样品:倍比稀释成至少 6 个不同浓度值。

7)^{3}H-TdR、β-液闪计数仪、微量细胞收集仪。

8)解剖刀、剪、单皿、研磨工具(玻璃匀浆器、不锈钢细胞筛)。

9)96 孔细胞培养板。

10)刻度吸管,毛细吸管,刻度离心管,离心机,细胞计数板,倒置显微镜,加样器,5% CO_2 培养箱,超净工作台。

ConA 或 PHA 亚适剂量的确定

测定样品前必须作 ConA 或 PHA 的剂量曲线,观察其对小鼠胸腺细胞增殖的影响,选择一个既能够激活胸腺细胞,但又不引起其明显增殖的合适剂量,即亚适剂量。

1)在 96 孔培养板各孔中加入小鼠胸腺细胞,100μL/孔。

2)加入不同浓度的 ConA(或 PHA),100μL/孔,使其终浓度分别为 0.5μg/mL,1μg/mL,2μg/mL,5μg/mL,10μg/mL,各设三复孔,以不加 ConA 的培养液作对照。

3)置 37℃ 5% CO_2 培养箱中培养 72h,收获前 12h 加入 ^{3}H-TdR 0.5μCi/50μL/孔。

4)用微量细胞收集仪收集细胞于玻璃纤维纸上,用 β-液闪计数仪测定各孔 cpm 值;数据(cpm)以三个复孔平均值±标准差表示。

5)绘制 ConA 剂量曲线,据此选择亚适剂量,通常为 0.2~2.0μg/mL(终浓度)。

方法

1)拉颈处死小鼠,浸泡于 75% 酒精中 3~5min,消毒处理。

2)无菌操作取出小鼠胸腺,放入含有 RPMI 1640 培养液的平皿中。

3)将胸腺剪碎(或研磨),无菌过滤网,制成单个胸腺细胞悬液。

4)用 RPMI 1640 培养液离心(1500r/min,10min)洗涤上述细胞 2 次,然后用 5% FCS RPMI 1640 完全培养液调细胞浓度至 1.5×10^7/mL。

5)在 96 孔培养板每孔加入小鼠胸腺细胞 100μL。

6)将倍比稀释后的标准品与待测样品加到上述各孔中,100μL/孔,各设 3 个复孔及培养液对照和有丝分裂原对照。

7)将预先确定的亚适剂量的 ConA(终浓度为约 0.2~2.0μg/mL)或 PHA(终浓度为约 0.5~4.0μg/mL)加入 96 孔培养板中,100μL/孔。

8)置 37℃ 5% CO_2 培养箱中培养 72h,收集前 10~12h 加入 ^{3}H-TdR 0.5μCi/50μL/孔。

9)用微量细胞收集仪收集细胞于玻璃纤维纸上,用 β-液闪计数仪测定各孔 ^{3}H-TdR 掺入量(cpm 值)。

结果

1)各孔 cpm 值为 3 复孔平均值减去培养液对照与 ConA 对照(或 PHA 对照)3 复孔平均值。

2)待测样品 IL-1 活性单位计算方法参见前述 L929 细胞增殖 MTT 比色法检测待测样品 IL-1 生物活性部分。

注意事项

1）所制备的小鼠胸腺细胞存活率应＞95％。

2）标准品及待测样品应以1∶2开始至少6个倍比稀释度。

3）加样时，应以低浓度到高浓度顺序加入，且不可共用加样头。

4）由于受其他细胞因子的影响，本法特异性受到一定限制。

（二）IL-2的生物活性检测法

IL-2主要由活化的$CD4^+$ T细胞产生，其主要功能是促进T淋巴细胞的增殖与分化。IL-2是机体免疫网络中最重要的细胞因子，因此IL-2的检测已成为评价机体免疫功能状态的重要指标之一。但由于IL-2是通过自分泌或旁分泌方式发挥其生物学效应的，在生理性免疫应答过程中，IL-2不出现于血液等体液中，故体液中IL-2含量极少，难以直接测定，通常是通过检测体外诱生的IL-2来反映体内IL-2活性水平。IL-2可用免疫学方法来检测其含量，但更多是用生物活性检测法来检测其活性单位。

1. IL-2的体外诱生

原理 PHA或ConA是IL-2的诱生物，能在体外诱导人外周血单个核细胞和组织细胞（如人脾脏、淋巴结）、小鼠和大鼠脾脏细胞等产生IL-2，由此可用于检测IL-2的生物活性。

（1）人外周血单个核细胞诱生IL-2

材料

1）常规分离的外周血单个核细胞（PBMC）。

2）RPMI 1640培养液，含10％ FCS的RPMI 1640完全培养液。

3）PHA（初浓度为2mg/mL）。

4）刻度吸管，毛细吸管，加样器，刻度离心管，离心机，细胞计数板，倒置显微镜，24孔细胞培养板，超净工作台，CO_2培养箱，$0.22\mu m$滤膜及滤器。

方法

1）常规分离PBMC（见本篇实验六）。

2）用RPMI 1640培养液将PBMC洗涤2次，1000r/min离心10min，然后用10％ FCS RPMI 1640完全培养液调细胞浓度为1×10^6/mL。

3）将上述细胞悬液加入24孔培养板中，1mL/孔，同时加入PHA，使PHA的终浓度为$100\mu g$/mL。

4）置37℃ 5％ CO_2培养箱中培养48h。

5）将培养的细胞充分混匀后，转移至离心管中，2000r/min离心20min。

6）收集细胞培养上清液，即获得IL-2待测样品，用$0.22\mu m$或$0.45\mu m$滤膜滤除杂质，分装保存于-20℃或-70℃冰箱待测IL-2活性。

（2）小鼠脾脏细胞诱生IL-2

材料

1）BALB/c或C57BL/6小鼠：6～10周龄，雌雄均可。

2）75％酒精。

3）蒸馏水或0.83％氯化铵溶液（破红细胞用）。

4）ConA。

5）2％ FCS Hank's液，10％ FCS RPMI 1640完全培养液。

6)解剖刀、剪、无菌平皿、100目钢网、研磨工具(玻璃匀浆器、不诱钢网等)、刻度吸管、毛细吸管、刻度离心管、离心机、细胞计数板、倒置显微镜、加样器、24孔培养板、超净工作台、CO_2培养箱、$0.22\mu m$滤膜及滤器等。

方法

1)拉颈处死小鼠,浸泡于75%酒精中3~5min,消毒处理。

2)无菌操作取出脾脏,仔细剪碎或研磨,加适量2% FCS Hank's液混悬细胞,经100目钢网过滤,即获得单个脾细胞悬液。

3)将获得的单个脾细胞用蒸馏水或0.83%氯化铵裂解红细胞。

4)用2% FCS Hank's液洗涤细胞2次,1000r/min离心10min,然后用含10% FCS RPMI 1640完全培养液调细胞浓度为5×10^6/mL。

5)将上述脾细胞悬液加入24孔培养板,1mL/孔,再加入ConA,使其终浓度为5~10μg/mL。

6)置37℃5% CO_2培养箱中培养24~48h(视细胞转化情况而定)。

7)将培养的细胞充分振荡混匀后,移至离心管中,2000r/min离心20min。

8)收集上清液,即获IL-2待测样品。用$0.22\mu m$或$0.45\mu m$滤膜滤除杂质,分装保存于－20℃或－70℃冰箱,待测IL-2的生物活性。

注意事项

1)IL-2诱生剂浓度、细胞浓度、培养条件和诱生时间对IL-2诱生结果均有明显影响,应进行预试验确定最佳实验条件。

2)细胞悬液的均匀程度及细胞存活率对结果亦有影响。

3)研磨条件:可用玻璃匀浆器、不锈钢网等研磨脾脏。

4)培养器皿:24孔培养板培养细胞存活率较高,但生长稍慢。玻璃瓶培养有时会因玻璃质量和清洗不净引起细胞死亡。

5)本试验系统均应无菌操作,防止可能出现的污染。

2. IL-2的生物活性检测法

原理　IL-2的生物活性检测法是检测IL-2对靶细胞(反应细胞)的促增殖作用的能力。靶细胞(反应细胞)增殖程度可以通过测定^{3}H-TdR DNA掺入量或MTT比色法OD值,并与标准品对照,间接测定IL-2的生物活性单位。以下三类细胞可作为IL-2检测的靶细胞(或反应细胞):①IL-2依赖细胞株,如CTLL-2;②有丝分裂原活化的T淋巴母细胞;③小鼠胸腺细胞。下面主要介绍以CTLL-2细胞作为靶细胞(反应细胞)检测IL-2的生物学活性。

(1)MTT比色法

材料

1)CTLL-2细胞株:靶细胞(反应细胞)。

2)待测样品:从1:2开始作倍比稀释,至少6个稀释度。

3)IL-2标准品:同上作倍比稀释,至少6个不同稀释度。

4)10% FCS RPMI 1640完全培养液。

5)MTT:用PBS配成浓度为5mg/mL的MTT溶液,用$0.22\mu m$滤膜过滤除菌及杂质,4℃避光保存。

6)酸化异丙醇:100mL异丙醇中加入0.4mL 36% HCl溶液即可成为含0.04mol/L HCl

的异丙醇。

7)96 孔细胞培养板,刻度吸管,毛细吸管,加样器,刻度离心管,离心机,细胞计数板,倒置显微镜,超净工作台,CO_2 培养箱,酶标测定仪,570nm 和 630nm 滤光片。

方法

1)用 10% FCS RPMI 1640 完全培养液洗涤 CTLL-2 细胞 2 次,1000r/min 离心 5min,以去除原生长培养液(含有 IL-2)。

2)用 10% FCS RPMI 1640 完全培养液调细胞浓度为 $1×10^5$/mL。

3)将不同倍比稀释度的 IL-2 标准品及待测样品分别加入 96 孔培养板中,100μL/孔,各设 3 复孔,并同时设培养液对照。

4)各孔内均加入 CTLL-2 细胞悬液,100μL/孔。

5)置 37℃ 5% CO_2 培养箱中培养 18~24h。

6)细胞培养至 18~24h 时,各孔加 MTT 溶液,10μL/孔,继续培养 4h。

7)取出培养板,先从各孔中轻轻吸出 100μL 上清液弃去。再加入酶化异丙醇或 DMSO,100μL/孔,置室温 10~20min,吹打振荡,充分混匀,使 MTT-甲臜产物充分溶解。

8)用酶标仪的检测波长 570nm,参考波长 630nm,分别测定各孔 OD 值,测定应在加入酸化异丙醇后 1h 内完成。

结果

1)每一稀释度的 OD 值应取 3 复孔的平均值,最终 OD 值应为 $OD_{570nm}-OD_{630nm}$,再减去培养液对照孔 OD 值。

2)按概率单位分析法计算 IL-2 活性单位(参见 IL-1 的生物活性检测法部分):样品 IL-2 活性单位采用下列公式计算:

$$样品\ IL\text{-}2\ 活性单位(U/mL)=\frac{标准品最大\ OD\ 值\ 50\%\ 的样品稀释度}{达最大\ OD\ 值\ 50\%\ 对应的标准品稀释度}×标准品\ IL\text{-}2\ 活性(U/mL)$$

注意事项

1)CTLL-2 细胞存活率应>95%(细胞折光性好,形态饱满),洗涤时操作不要太猛烈,因 CTLL-2 细胞膜极脆,容易破碎而影响检测结果。

2)CTLL-2 细胞要充分洗涤,因原生长培养液中含有 IL-2。

3)CTLL-2 细胞对鼠 IL-4 亦有增殖反应,若样品中含有鼠 IL-4,将影响检测结果准确性,此时可用抗鼠 IL-4 McAb 处理待测样品后再进行检测。但 CTLL-2 细胞对人 IL-4 无增殖反应。

4)CTLL-2 细胞的最佳终浓度宜为 $1×10^4$/孔,且应均匀分布。

5)CTLL-2 细胞冻存后复苏较为困难,而长期培养又易产生变异而干扰 IL-2 活性测定,应加以注意。

6)IL-2 标准品及待测样品从 1:2 开始至少 6 个倍比稀释度,加样时应从低浓度到高浓度顺序加入,且不可共用加样头。

7)加入 MTT 的最佳时间应为培养液对照(无 IL-2)孔细胞全部死亡时,一般时间是细胞培养至 18~24h 时。

8)加入酶化异丙醇后,应在 1h 内进行 OD 测定。如果 1h 内无法测定,可将未加酸化异丙醇的 96 孔培养板暂时放入 4℃ 冰箱保存。测定前,取出置室温下数分钟,再加入酶化异丙醇进行 OD 值测定。

9)因 RPMI-1640 培养液中含有的酚红可干扰 OD 值测定,而加入酸化后的异丙醇,可使培养液中的酚红在酸性条件下由红色变成黄色,从而可排除红色对测定 OD 值的干扰;此外,设立培养液对照,可进一步排除培养液对测定 OD 值的影响。

10)IL-2 活性单位计算方法有多种,除在 IL-1 活性单位计算法中所述的方法外,还可通过正态概率法、概率单位法计算 IL-2 活性单位,亦可对结果进行计算机处理,得出 IL-2 活性单位。

（2）^{3}H-TdR 掺入法

材料

1)CTLL-2 细胞株:靶细胞(反应细胞),存活率应＞95%。

2)IL-2 标准品:倍比稀释为不同浓度。

3)待测样品:倍比稀释为不同浓度。

4)10% FCS RPMI 1640 完全培养液。

5)^{3}H-TdR。

6)96 孔培养板,刻度吸管,毛细吸管,刻度离心管,离心机,加样器,细胞计数板,倒置显微镜,超净工作台,CO_2 培养箱,微量细胞收集仪,玻璃纤维滤纸,β-液闪计数仪。

方法

1)用 10% FCS RPMI 1640 完全培养液洗涤 CTLL-2 细胞 2 次,1000r/min 离心 5min,以去除原生长培养液(含 IL-2)。

2)用 10% FCS RPMI 1640 完全培养液调细胞浓度为 1×10^5/mL。

3)将不同倍比稀释度的 IL-2 标准品和待测样品分别加入 96 孔细胞培养板,100μL/孔,各设 3 复孔,同时设培养液对照。

4)各孔均加入 CTLL-2 细胞悬液,100μL/孔。

5)置 37℃ 5% CO_2 培养箱中培养 24h。

6)每孔均加入 ^{3}H-TdR 0.5μCi/孔,继续培养 4~6h。

7)用微量细胞收集仪收集细胞于玻璃纤维纸上,用 β-液闪计数仪测定各孔 cpm 值。测定 cpm 值的最佳时间应是培养液对照(无 IL-2)细胞全部或大部分死亡而加有 IL-2 细胞生长旺盛时。

结果

1)每一稀释度 cpm 值为复孔的平均值减去培养液对照,即为最终 cpm 值。

2)计算 IL-2 活性单位(参见 IL-1、IL-2 的 MTT 比色检测法)可按下式计算:

$$样品\ IL\text{-}2\ 活性单位(U/mL)=\frac{达\ 50\%最大增殖\ ^3H\text{-}TdR\ 掺入值的样品稀释度}{达\ 50\%最大增殖\ ^3H\text{-}TdR\ 掺入值的标准品稀释度}\times 标准品\ IL\text{-}2\ 活性(U/mL)$$

注意事项

1)可用 ^{125}I-UdR 代替 ^{3}H-TdR 进行 IL-2 活性检测。其优点是不需 β-液体闪烁测定所需的试剂和设备,只需一台小型 γ 计数仪即可,并可节省时间和减少 β-液体闪烁操作中出现的误差。其缺点是 ^{125}I-UdR 半衰期较短,需要定期供应。基本方法同 ^{3}H-TdR 掺入法,只是用 ^{125}I-UdR 代替 ^{3}H-TdR,0.2μCi/孔,然后再加入 1mmol/L 5-氟尿嘧啶 5μL,继续培养 24h,收集细胞用 γ 计数仪测定 cpm 值。

2)其余注意事项可参见 MTT 法检测 IL-2 活性部分。

(三)TNF 的生物活性检测法

TNF 包括 TNF-α 与 TNF-β 两型,它们具有极其相似的生物学活性,在体内外可对一些肿瘤细胞或细胞系起杀伤作用,而对正常细胞则无细胞毒效应。根据这一特点,可利用 TNF 对敏感靶细胞的细胞毒效应,在体外检测 TNF 的活性水平,既可检测分泌型 TNF(sTNF),也可检测膜结合型 TNF(mTNF)。最常用的方法是体外检测 TNF 对小鼠成纤维瘤细胞(L929 细胞)的细胞毒效应。

原理　　TNF 对 L929 细胞有细胞毒作用,如同时加用转录抑制剂放线菌素 D,则可提高 L929 细胞对 TNF 的敏感性 10～100 倍。利用染料结晶紫或 MTT 可使活细胞染色,再用脱色液将染料脱出,测定其 OD 值,即可反映细胞的存活状态或 TNF 对 L929 细胞的杀伤率,通过计算细胞死亡率,并与 sTNF 标准品对照,即可检测待测样品 sTNF 活性单位。

材料

(1)L929 细胞株(存活率应＞95％)。

(2)TNF 标准品:作倍比稀释(0.1～100U/mL)。

(3)待测样品:作倍比稀释至少 6 个不同稀释度。

(4)0.25％胰蛋白酶。

(5)10％ FCS RPMI 1640 完全培养液及 PBS。

(6)0.25％结晶紫(溶于 20％甲醇中),或者 5mg/mL MTT(溶于 PBS 中)。

(7)放线菌素 D(贮存液浓度为 100μg/mL)。

(8)柠檬酸钠缓冲液(0.9％柠檬酸钠,0.02mol/L 盐酸,47.5％乙醇,为脱色液);酸化异丙醇(0.04mol/L HCl 异丙醇)。

(9)96 孔细胞培养板,刻度吸管,毛细吸管,加样器,刻度离心管,离心机,细胞计数板,倒置显微镜,超净工作台,CO_2 培养箱。

(10)酶标测定仪,570nm 滤光片,630nm 滤光片。

方法

1. 结晶紫法

(1)取对数生长期的 L929 细胞,用 0.25％胰蛋白酶消化 2～3min,然后洗涤细胞 2 次,以去除消化液及原生长培养液。

(2)用 10％ FCS RPMI 1640 完全培养液调 L929 细胞浓度为 2×10^5/mL。

(3)将上述细胞悬液加至 96 孔培养板,100μL/孔。

(4)置 37℃ 5％ CO_2 培养箱中培养 24h。

(5)吸去细胞培养上清液后,各孔分别加入倍比稀释的标准品和待测样品,100μL/孔,各设双复孔,并设培养液阴性对照及空白对照(即 L929 细胞、标准品及待测样品均不加入,仅加培养液)。

(6)同时向各孔均加入 10μL 放线菌素 D(0.5～1μg/孔)。

(7)置 37℃ 5％ CO_2 培养箱中培养 12～14h。

(8)甩弃上清,并用 RPMI 1640 培养液洗细胞 1 次;

(9)每孔均加入 0.25％结晶紫,100μL/孔,室温下染色 10min。

(10)甩弃上清,再用 PBS 洗板 3 次。

（11）室温下晾干，加入柠檬酸钠缓冲液脱色，$100\mu L$/孔。

（12）充分混匀后，用酶标仪以检测波长 570nm，参考波长 630nm 分别测各孔 OD 值。

2. MTT 比色法

（1）～（7）同上述结晶紫法。

（8）直接于每孔中加入 MTT 溶液，$10\mu L$/孔，37℃孵育 4h。

（9）从每孔中轻轻吸出培养上清液 $100\mu L$/孔，弃去，再于每孔中加入酸化异丙醇或 DMSO，$100\mu L$/孔，混匀，置室温 10min。

（10）用酶标仪以检测波长 570nm，参考波长 630nm 分别测各孔 OD 值。

结果

（1）取双复孔平均值，各孔 OD 值为 $OD_{570nm}-OD_{630nm}$，再减去空白对照 OD 值。

（2）根据各孔 OD 值，分别计算出各稀释度的标准品和待测样品对应的 L929 细胞死亡率。

可按下式计算：

$$各孔细胞死亡率=\frac{阴性对照孔\,OD\,值-含\,TNF\,孔\,OD\,值}{阴性对照孔\,OD\,值}\times100\%$$

（3）以 $\log_2$［稀释度］为横坐标（X），以细胞死亡率（%）为纵坐标（Y），分别绘制标准曲线和待测样品曲线，根据导致 50% 细胞死亡的标准品和待测样品稀释度，按下式计算样本 TNF 的活性单位：

$$TNF\,的活性单位(U/mL)=\frac{导致\,50\%\,细胞死亡的待测样品稀释度}{导致\,50\%\,细胞死亡的标准品稀释度}\times标准品\,IL\text{-}2\,活性(U/mL)$$

（4）亦可根据正态概率纸法和概率单位法求得待测样品 TNF 活性单位。

注意事项

（1）L929 细胞要充分洗涤，以去除原培养液，同时应均匀分布于各孔中，以免影响检测结果。

（2）L929 细胞不宜生长过密，只要孔内长成单层即可使用。

（3）L929 细胞存活率应＞95%。

（4）L929 细胞随着传代或受其他因素影响，对放线菌素 D 的敏感性会有差异，应先做预试验确定其使用浓度。

（5）倍比稀释 TNF 标准品和待测样品时，应以 1：2 开始至少 6 个稀释度。

（6）MTT 染色，其着色深浅不但与细胞数有关，还与细胞激活有关。如某种因素激活细胞后，其代谢率将增强，线粒体琥珀酸脱氢酶活性亦增强，着色也将加深。因此 MTT 染色时，应考虑待测样品中是否含有能激活靶细胞的因素存在。

（7）加入酸化异丙醇后，应在 1h 内测定各孔 OD 值。

（8）本法亦可用于待测细胞 mTNF 的检测。

二、细胞因子及其受体的免疫学检测法

细胞因子及其受体的免疫学检测法的基本原理是以细胞因子或细胞因子受体作为抗原，应用标记的特异性抗体，利用抗原抗体特异性反应对待测样品中的细胞因子或细胞因子受体

进行特异性检测。可检测体液或细胞培养上清液、细胞膜表面的细胞因子或细胞因子受体，也可检测细胞内(胞浆)的细胞因子。常用的检测方法有 EIA 法(如 ELISA)、RIA 法、FIA 法、FCM 术(如 FACS)等。其中以 ELISA 法最为常用，它具有特异、敏感、简便、快速、干扰因素影响较小等特点。但免疫学检测法需要获得标记的特异性抗体，且所获结果与细胞因子或细胞因子受体的生物学活性并不一定平行，其灵敏度也往往低于生物活性检测法。由于细胞因子众多，本节仅以 TNF 和 IL-2R 的免疫学检测为例，介绍其主要检测方法。

(一)TNF 的免疫学检测法

肿瘤坏死因子(tumor necrosis factor，TNF)是一类能直接导致某些肿瘤细胞坏死的细胞因子，有 TNF-α 与 TNF-β 两种类型。TNF-α 主要来源于活化的单核/巨噬细胞，TNF-β 主要来源于活化的 T 淋巴细胞。虽然两型 TNF 的细胞来源不同，结构也不同，但均能与不同的受体结合，故具有极其相似的生物学活性。TNF 可进入体液成为分泌型(或可溶性)TNF (sTNF)，也可与细胞膜结合成为跨膜型(或膜结合型)TNF(mTNF)。应用标记的抗 TNF 特异性抗体，利用抗原抗体反应检测 TNF 即为 TNF 的免疫学检测法。可检测待测样品中 sTNF 的精确含量，也可检测 mTNF，还可区分 TNF-α 与 TNF-β 两种类型。主要方法有 ELISA 法、RIA 法、FIA、FCM 或 FACS 法等。

1. 双抗体夹心 ELISA 法检测待测样品 sTNF-α 含量

原理　选用两株针对 TNF-α 分子不同表位的单克隆抗体，即 $McAb_1$(包被抗体)与 $McAb_2$(酶标抗体)。先用 $McAb_1$ 包被固相载体，使待测 sTNF-α 与之特异性结合，然后再加入辣根过氧化物酶(HRP)标记的 $McAb_2$，则形成 $McAb_1$-sTNF-α-HRP 标记 $McAb_2$ 复合物，再加入 HRP 底物，则酶催化底物显色，测定样品与标准品光密度值(即 OD 值)，绘制标准曲线，即可从标准曲线中查得待测样品中 sTNF-α 含量。

材料

(1)包被抗体 $McAb_1$：使用时用包被液作适当稀释(如 1∶100)。

(2)酶标抗体 $McAb_2$：以辣根过氧化物酶(HRP)标记。使用时用稀释液作适当稀释，其稀释度根据预试验结果而定。

(3)rhuTNF-α 标准品：已知含量的 rhuTNF-α(10ng/mL)，使用时用稀释液作倍比稀释成 7 个浓度：5ng/mL，2.5ng/mL，1.25ng/mL，625pg/mL，312pg/mL，156pg/mL，78pg/mL。

(4)待测样品：如血清、血浆、尿液、细胞培养上清液等均可用于 sTNF-α，后者应作适当稀释。

(5)阴性对照品：未免疫小鼠 IgG。

(6)PBS(0.01mol/L，pH7.4 磷酸盐缓冲液)

(7)包被液(0.05mol/L，pH9.6 碳酸盐缓冲液)

(8)洗涤液(0.05% Tween-20-PBS)

(9)稀释液(含 2% PEG 的洗涤液或含 1%BSA 的 PBS)：稀释液主要用来稀释酶标 $McAb_2$ 和标准品 rhuTNF-α。2% PEG 洗涤液的配制：2.9g NaCl，2.0g PEG(分子量 6000)，0.6mL 鸡蛋清溶于 100mL PBS 中。

(10)底物缓冲液(0.1mol/L，pH5.0 柠檬酸盐缓冲液)：称取 1.79g $Na_2HPO_4 \cdot 12H_2O$ 和 1.29g 柠檬酸，溶解至 100mL 双蒸水。

(11)底物液(显色液)：将 10mg OPD 或 5mg TMB 溶于 10mL 底物缓冲液中，加入 20μL

30％ H_2O_2（临用前配制）。

（12）终止液（2mol/L H_2SO_4）：量取 20mL 98％ H_2SO_4，缓缓加至 80mL 双蒸水中即可。

（13）96 孔酶标板，酶标测定仪，490nm 滤光片。

（14）其他：4℃冰箱，水浴箱，刻度吸管，毛细吸管，加样器等。

方法

（1）包被：将用包被液稀释好的 $McAb_1$ 加入 96 孔酶标板内，100μL/孔，置 37℃温育 2h 或 4℃过夜。

（2）洗涤：将 96 孔酶标板倾去包被液，用洗涤液加满各孔，置室温 3min，然后倾去。反复洗涤 3 次。

（3）加样（均设双复孔）。

①将已知含量 rhuTNF-α 标准品用稀释液作倍比稀释后，分别加入 1～7 孔，100μL/孔，按浓度从低到高的顺序依次加样；②第 8 孔加入待测样品，100μL；③第 9 孔加阴性对照血清（未免疫小鼠 IgG），100μL；④第 10 孔为空白对照（稀释液），100μL。

（4）加样后，置 37℃孵育 1～2h。洗涤 3 次，方法同前。

（5）各孔加入 HRP 标记的 $McAb_2$（用稀释液作适当稀释，其稀释度根据预试验结果而定），100μL/孔。

（6）置 37℃孵育 1～2h。

（7）洗涤 3 次，方法同前。

（8）显色：各孔加新鲜配制的 OPD-H_2O_2 显色液（或 TMB-H_2O_2 显色液），100μL/孔，置室温或 37℃下避光反应 15～30min。

（9）终止反应：各孔加入终止液 2mol/L H_2SO_4，50μL/孔。

（10）测定 OD 值：用酶标测定仪，以波长 490nm（TMB 为底物时用波长 450nm 比色），测定各孔 OD 值。

结果

（1）空白对照及阴性对照孔应无色，各阳性孔呈现棕黄色，且 rhuTNF-α 标准品各孔呈明显颜色由浅到深梯度。

（2）绘制标准曲线：以标准品各稀释度 rhuTNF-α 含量为横坐标（X），相应的 OD 值为纵坐标（Y），在普通坐标纸上绘制标准曲线。

（3）根据待测样品孔所测得的 OD 值，在标准曲线上查得样品中 sTNF-α 含量。

注意事项

（1）血清或血浆中残存的凝块或红细胞须经离心去除，勿用溶血或血脂过多的血清检测 TNF-α 含量。

（2）待测样品在 2～8℃可放置 3d，超过 3d 应放入－20℃或－70℃冰箱，且应避免反复冻融，宜分装保存。

（3）TNF-α 标准品的质量直接影响待测样品结果的准确性，应注意商品试剂盒中的标准品可随时间延长而效价降低。

（4）分别用加样头吸取各份标本，避免相互交叉使用。

（5）叠氮钠（NaN_3）对辣根过氧化物酶有灭活作用，在本实验系统中应避免使用。

（6）底物显色液应在临用前配制，置 4℃避光保存。H_2O_2 应置 2～8℃，保存 6 个月以内。

加入底物显色 15～30min 后应立即测定 OD 值。

（7）应避免反应孔中有气泡，以免影响所测 OD 值的准确性。

（8）不同来源的样品、不同实验室，所测得的 TNF-α 含量不同，正常值标准也难于统一。可进行大样本测定，以 $\bar{X} \pm 2SD$ 确定自己实验室各种来源检测样品的 TNT-α 正常值范围。一般 ELISA 法测定血清标本时，TNF-α 参考值范围为 $4.3 \pm 2.8\mu g/L$（或 $4.3 \pm 2.8ng/mL$）。

2. 间接放射免疫法检测待测样品 mTNF

原理 选用两种抗体，一抗为抗 TNF 抗体，可与细胞膜表面的 mTNF 特异性结合；二抗为抗一抗抗体，且标记放射性同位数 ^{125}I，可与一抗特异性结合，通过测定其放射活性，并与标准品对照，即可间接测定细胞膜表面的 TNF。

材料

（1）1% 多聚甲醛。

（2）含 3% 牛血清白蛋白的 PBS（3% BSA-PBS）及 PBS。

（3）一抗：兔抗 TNF 的抗体。

（4）二抗：^{125}I 标记的羊抗兔 IgG。

（5）未免疫兔血清。

（6）制备好的巨噬细胞悬液（细胞浓度为 1×10^6/mL）。

（7）96 孔 PVC 板（聚苯乙烯板）。

（8）γ 计数仪，温浴箱，刻度吸管，毛细吸管，加样器。

方法

（1）将准备好的巨噬细胞悬液加入 PVC 板各孔中，0.1mL/孔，再用 1% 多聚甲醛固定于 PVC 板中，然后用 PBS 洗去多余的多聚甲醛。

（2）设立不同倍比稀释度的 TNF 标准品。

（3）加入 3% BSA-PBS，每孔 0.1mL，37℃ 孵育 1h，以封闭抗体非特异性结合位点。

（4）弃上清，每孔加入 1：50 稀释度的兔抗 TNF 血清（一抗）。以未免疫兔血清作为阴性对照，37℃ 孵育 45min。

（5）用 PBS 洗 3 次，以去除未结合的一抗。

（6）加入 ^{125}I 标记的羊抗兔 IgG（二抗，2000cpm/孔），37℃ 孵育 45min。

（7）用 PBS 充分洗板后，用 γ 计数仪测量放射活性。

（8）从标准曲线中即可求得待测细胞 mTNF 含量。

3. FACS 法检测样品 mTNF

原理 利用荧光标记的抗 TNF McAb 的免疫荧光技术，并通过 FACS（荧光激活流式细胞分离术），即可对膜表面结合有 TNF 的单核/巨噬细胞进行定性或定量分析与分离。

材料

（1）制备好的单核/巨噬细胞悬液。

（2）含 2% 人血清、0.1% 叠氮钠的 PBS 及 PBS。

（3）FITC（异硫氰酸荧光素）标记的抗 TNF McAb。

（4）兔抗 TNF 多克隆抗体。

（5）FITC 标记的羊抗兔 IgG。

（6）圆底 96 孔细胞培养板，离心机，温浴箱，刻度吸管，毛细吸管，加样器，CO_2 培养箱，流式细胞液,细胞计数板。

方法

(1)将单核/巨噬细胞加或不加激活剂,37℃ 5% CO_2 培养箱中培养一定时间。

(2)将单核/巨噬细胞悬液以 2000r/min 离心 10min,弃上清。

(3)用含 2% 人血清、0.1% 叠氮钠的 PBS 重新悬液细胞,$1×10^6$/mL。

(4)将细胞悬液加入圆底 96 孔细胞培养板中,100μL/孔或者 $1×10^5$/孔。

(5)再加入 FITC 标记的抗 TNF McAb,置冰上 20min。

(6)用 PBS 洗板 4 次后,用流式细胞仪分析荧光阳性细胞(即 mTNF 阳性细胞)的百分率及平均荧光强度,并可进行分离。

注意事项

上述介绍的为直接法,要求具备 FITC 标记的抗 TNF McAb,如无 FITC 标记的抗 TNF McAb,则可采用间接法,操作步骤如下:

(1)~(4)步同上。

(5)加入 1:500 稀释度的兔抗 TNF 多克隆抗体,置冰上 20min。

(6)用 PBS 洗板 1 次,以去除未结合的抗体。

(7)再加入 1:500 稀释度的 FITC 标记的羊抗兔 IgG,置冰上 20min。

(8)用 PBS 洗板 4 次后,用流式细胞仪分析荧光阳性细胞(即 mTNF 阳性细胞)的百分率及平均荧光强度,并可进行分离。

(二)IL-2R 的免疫学检测法

白介素 2 受体(interleukin 2 receptor,IL-2R)是能与 IL-2 特异性结合的细胞受体。IL-2R 由 α、β、γ 链组成。IL-2R 存在形式包括膜结合型 IL-2R(membrane-bound IL-2R,mIL-2R)与可溶性 IL-2R(solubble IL-2R,sIL-2R)。sIL-2R 是由于某种因素(如位点特异性蛋白酶裂解作用)使 mIL-2Rα 链(P55,CD25,Tac 抗原)脱落进入体液而形成(是 mIL-2R 的清除形式之一)。体液中 sIL-2Rα 升高是抗原强烈刺激的标志以及 T 淋巴细胞活化的标志。sIL-2R 由 mIL-2R$^+$ T 细胞释放,可存在于血清、尿液及淋巴细胞培养上清液中。应用标记的抗 IL-2R 特异性抗体和抗原抗体反应可检测待测样品中 sIL-2R 含量,也可检测 mIL-2R。目前多以双抗体夹心 ELISA 法或 ELISA 抗原竞争法检测 sIL-2R 含量,以间接免疫荧光法或放射免疫法检测 mIL-2R。

1. 双抗体夹心 ELISA 法检测待测样品 sIL-2R 含量

原理　选用两株针对 sIL-2R 分子不同表位的单克隆抗体,即 McAb$_1$(包被抗体)与 McAb$_2$(酶标抗体)。先用 McAb$_1$ 包被固相载体,使待测 sIL-2R 与之特异性结合,然后再加入辣根过氧化物酶(HRP)标记的 McAb$_2$,则形成 McAb$_1$-sIL-2R-HRP 标记 McAb$_2$ 复合物,再加入 HRP 底物(邻苯二胺或四甲基联苯胺),则酶催化底物而显色,测定样品与标准品 OD 值,绘制标准曲线,即可从标准曲线中查得待测样品中 sIL-2R 含量。该法敏感性高,且特异、简便、快速、取材容易,故较为常用。

材料

(1)包被抗体(McAb$_1$):使用时用包被液作适当稀释(如 1:100)。

(2)酶标抗体(McAb$_2$):以辣根过氧化物酶(HRP)标记。使用时用稀释液作适当稀释,其稀释度根据预试验结果而定。

(3)sIL-2R 标准品:已知含量的 sIL-2R,使用时用稀释液作倍比稀释成 7 个浓度:1600 U/mL,800U/mL,400U/mL,200U/mL,100U/mL,50U/mL,25U/mL。

(4)待测样品:如血清、血浆、尿液、细胞培养上清液等均可用于检测 sIL-2R。

(5)阴性对照品:未免疫小鼠 IgG。

(6)PBS(0.01mol/L,pH7.4 磷酸盐缓冲液)。

(7)包被液(0.05mol/L,pH9.6 磷酸盐缓冲液)。

(8)稀释液(含 10% BSA 的 PBS)。

(9)洗涤液(0.05% Tween-20-PBS)。

(10)底物缓冲液(0.1mol/L,pH5.0 柠檬酸-磷酸氢二钠缓冲液)。

(11)HRP 底物:邻苯二胺(OPD)。

(12)30% H_2O_2。

(13)底物显色液(OPD-H_2O_2):临用前配制,4℃避光保存。

(14)终止液(2mol/L H_2SO_4)。

(15)96 孔酶标板,酶标测定仪,495nm 滤光片。

(16)其他:4℃冰箱,水浴箱,刻度吸管,毛细吸管,加样器及吸头。

方法

(1)包被:将用包被液稀释好的 $McAb_1$(5~10μg/mL)加入 96 孔酶标板,100μL/孔,置 37℃ 2h 后移置 4℃过夜(16~72h)。

(2)洗涤:将 96 孔酶标板包被液倾去,用洗涤液加满各孔,置 3min,然后弃去,反复洗涤 3 次。

(3)加样(均设双复孔):

①将已知含量的 sIL-2R 标准品用稀释液作倍比稀释后,分别加入 1~7 孔,100μL/孔,按浓度从低到高的顺序依次加样;②第 8 孔加入待测样品,100μL;③第 9 孔加阴性对照血清(未免疫小鼠 IgG),100μL;④第 10 孔为空白对照(稀释液),100μL。

(4)加样后,置室温孵育 1~2h。

(5)洗涤 3 次,方法同前。

(6)各孔加入 HRP 标记的 $McAb_2$(根据预试验结果确定其适当稀释度),100μL/孔。

(7)置 37℃孵育 1~2h。

(8)洗涤 3 次,方法同前。

(9)显色:各孔加新鲜配制的 OPD-H_2O_2 显色液,100μL/孔,置室温或 37℃下避光反应 15~30min。

(10)终止反应:各孔加 2mol/L H_2SO_4,50μL/孔。

(11)测定 OD 值:用酶标测定仪以波长 490nm 测定各孔 OD 值。

结果

(1)空白对照及阴性对照孔应无色,各阳性孔呈现棕黄色,且 sIL-2R 标准品各孔呈明显颜色由浅到深梯度改变。

(2)绘制标准曲线:以标准品各稀释度 sIL-2R 含量为横坐标(X),相应的 OD 值为纵坐标(Y),在普通坐标纸上绘制标准曲线。

(3)根据待测样品孔的 OD 值,在标准曲线上查得待测样品 sIL-2R 含量。

注意事项

(1)血清或血浆中残存的凝块或红细胞须离心去除,勿用溶血或血脂过高的血清检测 sIL-2R。

(2)待测样品在 4℃可放置一周,如不立即检测应置于−20℃或−70℃冰箱中,且应避免反复冻融,宜分装保存。

(3)sIL-2R 标准品质量直接影响检测结果的准确性,应注意商品试剂盒中的 sIL-2R 标准品可随时间延长而降低效价。

(4)叠氮钠(NaN₃)对辣根过氧化物酶有灭活作用,在本实验系统中应避免使用。

(5)底物显色液应在临用前配制,4℃避光保存。H_2O_2 应置 2～8℃,保存 6 个月以内。加入底物显色 15～30min 后应立即测定 OD 值。

(6)分别用加样器头吸取各份标本,避免相互交叉使用。

(7)避免孔中有气泡,以免影响所测 OD 值的准确性。

(8)因不同来源的样品,不同实验室所测得的 sIL-2R 含量不同,故 sIL-2R 正常标准难以统一。可进行大样本测定,以 $\overline{X} \pm 2SD$ 确定自己实验室各种来源检测样品的参考值范围。在临床观察中,一般以 sIL-2R 水平升高有意义,故可设立 $\overline{X} \pm 2SD$ 为正常值上限。一般用 ELISA 法测定血清时,sIL-2R 水平<200～300U/mL。

2. ELISA 抗原竞争法检测样品中 sIL-2R 含量

原理 本法是用纯化或重组的 IL-2R(α 链,P55,CD25,Tac 抗原)蛋白包被 96 孔酶标反应板,同时加入已知量的抗 IL-2R McAb,再分别加入 sIL-2R 标准品与待测样品。则待测 sIL-2R 或者 sIL-2R 标准品与包被的纯化或重组的 IL-2R 蛋白竞争与抗 IL-2R McAb 结合。通过与标准品对照,从抗 IL-2R McAb 与包被的纯化或重组的 IL-2R 蛋白结合受抑制程度来求得待测样品中 sIL-2R 含量。

材料

(1)纯化或重组的 IL-2R 蛋白(α 链,P55,CD25,Tae 抗原)(40U/mL)。

(2)FITC 标记的抗 IL-2R McAb(0.2μg/mL):FITC 为异硫氰酸荧光素,这里仅作为半抗原使用,而不作为荧光素标记。

(3)碱性磷酸酶标记的兔抗 FITC 抗体(酶标抗体)。

(4)对硝基苯磷酸盐底物液:用 pH9.8 的二乙醇胺缓冲液溶解,配成浓度为 1mg/mL。

(5)1%牛血清白蛋白-PBS(1% BSA-PBS):为封闭液和稀释液。

(6)不同倍比稀释度的 sIL-2R 标准品:以 1% BSA-PBS 稀释。

(7)洗涤液(0.05% Tween-20-PBS)。

(8)待测 sIL-2R 样品。

(9)96 孔酶标板(聚苯乙烯板),酶标仪,波长 465nm 滤光片。

(10)刻度吸管,毛细吸管,加样器,4℃冰箱。

方法

(1)以一定浓度的纯化或重组的 IL-2R(P55)蛋白包被 96 孔酶标板,100μL/孔,4℃过夜(16～72h)。

(2)弃包被液,用 1% BSA-PBS 封闭非特异性结合位点,200μL/孔,置室温 2h。

(3)用洗涤液加满各孔置 3min,然后倾去,反复洗涤 3 次。

(4)分别加入不同稀释度的 sIL-2R 标准品及待测样品,50μL/孔。

(5)各孔均加入 FITC 标记的 IL-2R McAb,50μL/孔,充分混匀后置室温 2h。

(6)同上洗涤 3 次。

(7)各孔均加入碱性磷酸酶标记的兔抗 FITC 抗体,100μL/孔,置室温 1h。

(8)同上洗涤 3 次。

(9)各孔均加入底物液,100μL/孔,置室温 15~30min。

(10)用酶标仪以波长 405nm 测各孔 OD 值。

结果

(1)以 sIL-2R 标准品各稀释度对应的浓度值为横坐标(X),相应的 OD 值为纵坐标(Y),在普通坐标纸上绘制竞争抑制标准曲线,OD 值随标准品 sIL-2R 浓度升高而降低。

(2)根据待测样品所测得的 OD 值,在标准曲线上查得样品 sIL-2R 含量。

(3)本方法测定 sIL-2R 含量时,不需要计算抑制百分率。

注意事项

(1)本方法的敏感度低,大约为 5000U/mL,大大低于双抗体夹心 ELISA 法(10U/mL)。因此不适合检测正常人标本中 sIL-2R 含量,仅适用于检测 sIL-2R 含量极度增高的样品,如接受抗 IL-2R 抗体治疗等患者标本,或作为监测移植排斥反应的一个指标。

(2)若无纯化或重组的 IL-2R 蛋白,可用 PHA 刺激的外周血单个核细胞包被 96 孔酶标板,吹干,固定,再用 1% H_2O_2 处理以抑制内源性过氧化物酶后即可使用。

(3)其余见双抗夹心 ELISA 法测定 sIL-2R 含量部分。

(4)试剂配制参见 TNF-α 的免疫学检测部分。

3. 间接免疫荧光法检测样品中 mIL-2Rα^+ 阳性细胞

原理　利用抗 IL-2Rα McAb(一抗)与细胞膜表面的 mIL-2R 特异性结合,再选用 FITC 标记的羊(或兔)抗小鼠 IgG(二抗)与一抗特异性结合,即可借助荧光显微镜直接观察或利用流式细胞术(如 FACS)分检细胞群体中的 mIL-2Rα^+ 细胞比例。下面叙述以检测人 PBMC 表面的 mIL-2Rα 为例。

材料

(1)一抗:任意一株抗 IL-2Rα McAb,例如测定人源细胞 mIL-2Rα 时,多选用抗 Tac McAb(Tac 即为 IL-2Rα 链,P55,CD25)。

(2)二抗:FITC 标记的羊(或兔)抗小鼠 IgG,使用时作适当稀释(如 1:8 或 1:16),稀释液为 1% BSA-PBS。

(3)待测细胞(如 PHA 刺激的人外周血淋巴细胞):用 5% FCS-Hank's 液调浓度为 1×10^7/mL,细胞存活率应>95%。

(4)人 Ig(封闭非特异性结合位点)。

(5)5% FCS-Hank's 液,1% BSA-PBS 液。

(6)1% 多聚甲醛。

(7)小试管(10mm×75mm),刻度吸管,毛细吸管,加样器,细胞计数板,倒置显微镜,4℃冰箱,载玻片,盖玻片,离心机。

(8)荧光显微镜或流式细胞仪。

方法

（1）将待测细胞（PHA 刺激的人 PBMC）加入小试管中，100μL/管，即 $1×10^6$/管。

（2）向试管内加入人 Ig，100μL/管，孵育 15min 以去除抗体的 Fc 段非特异性结合（此步可省去）。

（3）加入抗 Tac McAb（一抗），100μL/管，4℃ 孵育 30～60min。

（4）加入 2mL 冷的 5% FCS-Hank's 液洗涤 2～3 次，1500r/min 离心 5min。

（5）加入适量稀释的 FITC 标记的羊（或兔）抗小鼠 IgG（二抗），100μL/管，4℃ 孵育 30min。

（6）加入 2mL 的 5% FCS-Hank's 液洗涤 2～3 次，1500r/min 离心 5min。

（7）进行 FACS 分析，分析荧光阳性细胞百分比及平均荧光强度。

（8）或者：用 1% 多聚甲醛固定细胞后，用毛细吸管吸取固定后的细胞滴加于载玻片上，用荧光显微镜计数荧光阳性细胞，计数荧光阳性细胞百分比。

结果

（1）FACS 不仅可分析荧光阳性细胞的（mIL-2Rα$^+$ 细胞）百分比，还可进行细胞分离。

（2）用荧光显微镜计数时，先在普通光源下计数视野中淋巴细胞总数，每份标本应至少计数 200 个淋巴细胞，然后再在荧光光源下计数荧光阳性细胞（mIL-2Rα$^+$ 细胞）数，最后计算出 mIL-2Rα$^+$ 细胞数百分比。

（3）荧光阳性细胞的特点是：在细胞膜上可见明亮的黄绿色斑点状或半月形（帽状）荧光，有时亦可见到整个细胞膜周围呈环状荧光，均为荧光阳性细胞（即 mIL-2Rα$^+$ 细胞）。

注意事项

（1）待测细胞活性应＞95%。

（2）应去除样品中的红细胞，以免影响结果。

（3）混杂的多形核细胞亦可呈现片状或均匀的荧光染色，应在普通光源下加以区分与排除。

（4）计数细胞时应使用高倍镜头观察。

（5）还可用放射性同位数（^{125}I）标记的抗 IL-2Rα McAb 进行放射免疫分析检测待测细胞膜表面的 mIL-2Rα。

（三）细胞内细胞因子的免疫学检测法

原理　应用荧光素标记的特异性抗细胞因子单克隆抗体，借助 FCM 免疫荧光技术（如 FACS）即可从单细胞水平检测不同细胞内的细胞因子，并由此可判断产生特定细胞因子的细胞种类、细胞定位、分布密度及细胞因子与组织病变的关系等。也可将细胞裂解后，应用 ELISA、RIA 等技术检测细胞与细胞因子水平。现以 FCM 免疫荧光法检测人 PBMC 内的细胞因子为例加以简单介绍。

方法与结果

1. 人 PMBC：常规分离人 PBMC，用含 10% 小牛血清、50μmol/L 2-巯基乙醇、1mmol/L 丙酮酸钠的 RPMI 1640 完全培养液将 PBMC 浓度调为 $2×10^6$/mL。

2. 细胞培养与收集：取 6 孔细胞培养板，加上述细胞悬液，2mL/孔，并加入 2μmol/L 莫能菌素（monensin，抑制细胞分泌细胞因子）、1μmol/L 艾罗霉素（ionomycin）和 20ng/mL 佛波酯（PMA）刺激细胞产生细胞因子。在 37℃ 5% CO_2 培养箱中培养适当时间，根据实验需要,可用不同方法刺激细胞诱导细胞产生细胞因子。用 4℃ PBS 洗涤细胞 1 次,留下少许液体用于悬浮细胞,使细胞完全分散于离心管中。

3. 细胞固定(可固定细胞内的细胞因子):于每管中加入 4% 多聚甲醛(用 PBS 配制,置 37℃预温)3mL,充分混悬细胞,固定 5min。再加入 0.1% BSA-PBS 12mL,混匀以终止反应。1500r/min 离心 10min,去上清液后进行封闭和染色;亦可用 1mL 含 10% DMSO(二甲亚砜)的 PBS 悬浮细胞,分装保存于−80℃冰箱备用。

4. 封闭非特异性结合位点:取上述固定的细胞(或复苏冻存的细胞,用 0.1% BSA-PBS 洗涤细胞 2 次),用悬浮液(含 5% 脱脂奶粉的 PBS-Ca-Mg:1mmol/L Ca^{2+}、1mmol/L Mg^{2+}、0.1%皂角苷和 0.1% BSA 的 PBS)悬浮细胞至 $10^6/100\mu L$。室温下作用 1h,封闭非特异性结合位点,并增加细胞膜的通透性,以利于荧光素标记的抗细胞因子单克隆抗体能进入细胞内与胞浆中的细胞因子特异性结合。取 96 孔塑料软板或"V"形底离心管,每孔(管)加入上述细胞悬液 20μL,离心去上清。用悬浮液稀释不含特异性抗体的同种抗体 0.1mg/mL 以封闭非特异性结合位点;同样将未标记的荧光素的抗细胞因子单克隆抗体稀释至 0.1mg/mL。分别于每孔(管)中加入 50μL 同种抗体(为染色试验管)、未标记荧光素的单抗或含 100～1000 倍量细胞因子的悬浮液(未标记荧光素的单抗或过量的细胞因子可以封闭特异性结合位点,作为阴性对照)。置室温 1h。

5. 染色与分析:再加入荧光素标记的抗细胞因子单抗于各管中,4℃下作用 30min,用 PBS-Ca-Mg 洗涤细胞 3 次(增加细胞通透性),将细胞悬浮于 0.1% BSA-PBS 中,即可进行 FCM 分析。

三、细胞因子的分子生物学检测法

细胞因子基因的检测包括对其 DNA 的检测和 mRNA 表达水平的检测。特定细胞因子 mRNA 表达水平的检测有助于判断细胞表达该细胞因子的水平;而细胞因子 DNA 的检测可以判断该细胞因子基因存在与否及其变异情况。常用的方法有 Southern 印迹、斑点印迹、PCR、原位杂交及原位 PCR、Northern 印迹及 RT-PCR。这里简要介绍常见细胞因子 mRNA 表达水平的检测。

(一)斑点杂交法测定培养细胞 IL-2 mRNA 的含量

本法可用于基因组中特定基因及其表达产物的定性及半定量分析。该法先将 RNA 变性后直接点样于硝酸纤维膜上,可用手工操作点样,也可用斑点式点样器点样,再与特异性探针进行杂交。由于其操作比 Northern 印迹简单、迅速、所需样品量少,且可在同一张膜上同时进行多个样品的检测,故很适合于临床应用,亦可用于 DNA 的检测;但其缺点是不能鉴定所测基因的分子量。

下面以检测培养细胞的 IL-2 mRNA 含量为例,说明斑点杂交法的操作过程。

1. IL-2 质粒 DNA 探针的制备

材料

(1)含 IL-2 DNA 探针的质粒以及宿主菌。

(2)STE 溶液:0.1mol/L NaCl。

(3)Tris-HCl(pH8.0):10mmol/L、1mmol/L。

(4)溶液 I：

50mmol/L	葡萄糖
25mmol/L	Tris-HCl(pH 8.0)
10mmol/L	EDTA(pH 8.0)

可配 100mL,高压灭菌 15min,贮存于 4℃。

(5)溶液 II：

0.2mol/L	NaOH(临用前用 10mol/L 贮存液稀释)
1% SDS	(配 20%贮存液)

盖紧瓶盖,颠倒离心瓶数次,以充分混匀内容物,于室温放置 5～10min。

(6)溶液 III：

5mol/L 乙酸钾	60mL
冰醋酸	11.5mL
水	28.5mL

所配成的溶液对钾是 3mol/L,对乙酸根是 5mol/L。

(7)含相应抗生素的 LB 增养基。

(8)氯霉素(0.25g/2mL)→终浓度 170μg/mL。

(9)溶菌酶(10mg/mL,溶于 10mmol/L pH8.0 Tris-HCl)1mL。

(10)无水乙醇(部分－20℃预冷),异丙醇,75%乙醇(部分 4℃预冷)。

(11)TE 缓冲液(pH8.0)。

(12)5mol/L LiCl 溶液 1.5mL。

(13)RNA 酶。

(14)3mol/L NaAc 溶液。

(15)饱和酚。

(16)氯仿：异戊醇(24：1)。

(17)质粒提取试剂盒(Promega：Wizard Minipreps DNA,NO117)。

(18)低温高速离心机。

(19)恒温摇床。

方法

(1)含 IL-2 质粒 DNA 探针的提取：

取含 IL-2 质粒 DNA 的单个菌落置两个 25mL LB 培养基(含 100μg/mL Amp)

  ↓37℃ 220r/min 振摇过夜(约 16h)

取 10mL 菌液加 200mL LB 培养液(含 100μg/mL Amp)

  ↓37℃ 150r/min 振摇 4h

加氯霉素(终浓度 170μg/mL)

  ↓37℃ 220r/min 振摇 3h

菌液倒入 300mL 离心管中离心

  ↓4℃ 5000r/min 离心 10min,弃上清,除去残液(吸水纸无菌)

每管加 40mL STE 溶液(冰预冷)悬浮细菌后,用移液管转入到 50mL 离心管中

  ↓4℃ 5000r/min 离心 15min

弃上清,加 5mL 溶液 I (冰预冷)悬浮细菌,加 1mL 新配制(pH8.0)的溶菌酶(10mg/mL)

　　↓ 轻摇,室温静置 5min

加 10mL 溶液 II,盖上盖子,将离心管小心颠倒数次混合液体,不要用旋涡振荡器

　　↓ 冰浴 10min,且勿摇动

加 7.5mL 溶液 III(冰预冷),振荡离心管数次使之混合

　　↓ 冰浴 20～30min,使沉淀完全,4℃ 12000r/min 离心 20min

取上清到另一 50mL 离心管中,加 0.6 体积异丙醇,混匀,室温静置 15min

　　↓ 室温 5000r/min 离心 15min,弃上清

用 75%乙醇洗涤沉淀一次(不将沉淀悬浮),将乙醇倒置吸水纸上,使乙醇挥发

　　↓

用 1.5mL TE(pH8.0)将沉淀溶解,加等体积冰预冷的 5mol/L LiCl,混匀后置冰浴 10min

　　↓ 4℃ 12000r/min 离心 10min

取上清至新 EP 管,加等体积的异丙醇(约 3mL)充分混合,室温静置 15min

　　↓ 室温 12000r/min 离心 10min(回收沉淀的核酸)

小心去上清,将管倒置以使最后残留的液滴流尽,用 75%乙醇洗涤沉淀,流尽乙醇,用吸纸吸去附于管壁的液滴,将管倒置在纸巾上数分钟,以使最后残余的痕量乙醇蒸发

　　↓ 加入 RNA 酶(终浓度 100μg/mL)500μL 溶解沉淀 DNA,移至新 EP 管中

　　↓ 37℃水浴 30min

加等体积(500μL)含 13%(W/V)PEG(800)的 1.6mol/L NaCl,充分混合

　　↓ 4℃ 12000r/min 离心 5min

吸去上清,用 400μL TE(pH8.0)溶解质粒 DNA 沉淀

　　↓

加等体积饱和酚(400μL)混合

　　↓ 12000r/min 离心 10min

吸上层水相移至另一离心管,加入等体积酚:氯仿:异戊醇(25:24:1),剧烈混匀至乳白状

　　↓ 12000r/min 离心 10min

吸上层水相移至另一 EP 管,加等体积氯仿:异戊醇(24:1)混匀

　　↓ 12000r/min 离心 10min

吸上层水相移至新 EP 管(硅化),加入 0.1 体积的 3mol/L NaAc(pH5.2)和 2 体积的 -20℃预冷的无水乙醇,混匀(可见沉淀出现),置-20℃ 2h 或 0℃ 20min。

　　↓ 4℃ 12000r/min 离心 15min

弃上清,加 75%乙醇(4℃预冷)200μL,稍加振荡,离心洗涤 2 次

　　↓ 4℃ 12000r/min 离心 5min,去上清

敞开管口,将管置于实验桌上直到最后可见的痕量乙醇挥发

　　↓

溶沉淀于 11μL TE 溶液中

　　↓　　　　　　　　↓

取 1μL 电泳　　　其余进行酶切

（2）经 0.7％琼脂凝胶电泳,确定有质粒 DNA 后,用 XhoI 进行酶切:

酶切反应体系:10μL 质粒 DNA,6μL 内切酶 XhoI,6μL 10×酶切缓冲液,38μL 蒸馏水,总体积为 60μL;37℃消化过夜。

（3）IL-2 DNA 片段的回收和纯化:

可以使用任何一种回收与纯化 DNA 片段的方法,下面介绍的是用 Wizard^{TN}PCR 纯化试剂盒回收 IL-2 DNA 片段:

1）将 60μL 酶切反应体系经 1％琼脂糖凝胶电泳。

2）紫外灯下切下 IL-2 DNA 片段,挑出凝胶到 EP 管中,加 1mL Resin,使凝胶深化。

3）用 5mL 一次性注射器将 Resin/DNAmix 转移到 Wizard Minicolumn 中。

4）用 2mL 80％异丙醇洗涤 Minicolumn。

5）12000r/min 离心 20min。

6）将 Minicolumn 转移至新 EP 管中,加 50μL 三蒸水到 Minicolumn 中,12000r/min 离心 20s,收集 DNA。

2. IL-2 DNA 探针的标记

地高辛是一种仅存在于洋地黄植物花叶中的类固醇半抗原,又称异羟基洋地黄毒甙配基。地高辛可以通过一个 11 个碳原子的连接臂与尿嘧啶核甙酸嘧啶环上的第 5 组碳原子相连接形成地高辛标记的尿嘧啶甙酸。Boehringer Mannheim 公司出售的地高辛标记核苷酸有 dig-UTP、dig-dUTP 和 dig-ddUTP,它们分别适用于 RNA 探针、DNA 探针和寡核苷酸探针的标记。地高辛标记核甙酸主要通过酶反应标记核酸探针,用标记探针做原位杂交,杂交体用特异性抗地高辛抗体通过免疫组化技术检测。在适宜的标记反应条件下,一般在 20～25 个核苷酸中带有一个标记的核苷酸。这一标记密度最有利于半抗原与碱性磷酸酶标记的抗地高辛之间的反应,因为一个标记抗体大约覆盖 20 个核苷酸。Boehringer Mannheim 公司生产的地高辛 DNA 标记试剂盒和地高辛检测试剂盒在分子杂交中的应用愈来愈广泛。

材料

（1）地高辛标记和检测试剂盒（Boehringer Mannheim,No:1093657）:其中包括六聚核苷混合物、dNTP 混合物、Klenow 聚合酶等。

（2）乙醇,LiCl,TE 缓冲液等。

（3）台式高速离心机,水浴箱。

方法

（1）将 DNA（1～3μg）加热 95℃（或 100℃）10min,随即在冰浴中骤冷。DNA 充分变性对探针标记十分重要。5μL DNA 作为对照。

（2）将离心管置于冰上,按顺序加入下列试剂:①1～3μg 新鲜变性 DNA;②2μL 六聚核苷混合物;③2μL dNTP 混合物,加入蒸馏水使总体积达到 19μL,再加入 1μL Klenow 聚合酶。

（3）离心片刻后,将离心管置 37℃恒温箱内孵育 60min。延长孵育时间可长达 20h,可使标记量增加。

（4）加入 2μL 0.2mol/L EDTA（pH8.0）,终止酶反应。

（5）加入 2.5μL 4mol/L LiCl 和 75μL 乙醇（−20℃预冷）,混匀置−70℃ 30min 或−20℃ 2h 使标记探针沉淀。

（6）离心（16500r/min）,弃上清液,用 50μL 70％冷乙醇轻洗沉淀物。

(7)将沉淀物置于真空干燥仪内干燥后,溶解于 $50\mu L$ TE 缓冲液,置 $-20^{\circ}C$ 冰箱保存。

注意事项

(1)随机引物标记前必须将探针变性:$100^{\circ}C$ 沸水浴 10min 后,迅速插入冰中,缺口平移则不需变性。

(2)DNA 片段必须小于 10kb。大于 10kb 的 DNA 序列则需要酶切。最小能为随机法标记的片段是 52bp,一般探针长度以大于 100bp 为好。

(3)随机法标记过夜能够获得较高的标记产量。

3. 培养细胞 RNA 的提取(采用 Trizol 试剂盒提取 RNA)

材料

(1)RNA 提取试剂:Trizol 试剂(Gibco,No:15596-026)。

(2)DEPC 处理的双蒸水,乙醇。

(3)RPMI 1640 培养液,胎牛血清(FCS),ConA(刀豆蛋白 A)。

(4)CO_2 培养箱。

(5)无菌操作台和离心机等。

方法

(1)收集培养细胞,用 RPMI 1640 培养液离心洗涤 3 次,第二次离心洗涤时用 RPMI 1640 培养液调整细胞数至 $5\times10^6\sim1\times10^7$/mL 细胞。

(2)最后一次洗涤时吸 1mL 细胞悬液至 1.5mL EP 管中,用台式离心机离心,弃上清加入 1mL Trizol 试剂,用移液器轻轻吹打细胞数次,充分混匀,室温($15\sim30^{\circ}C$)静置 5min 后加入 0.2mL 氯仿,快速摇动 15s,室温静置 $2\sim3$min。

(3)于 $2\sim8^{\circ}C$ 14600r/min 离心 15min,上层无色水相(RNA 溶于此层中)约占整个细胞匀浆液的 60%。

(4)小心吸取其中 $400\mu L$ 移至另一 EP 管中,加入 0.5mL 异丙醇轻柔混匀,室温静置 $5\sim10$min。

(5)于 $2\sim8^{\circ}C$ 14600r/min 离心 10min,在管壁下底处可见一乳白色小沉淀块,即为 RNA。弃上清。

(6)用冰冷 75% 乙醇 1mL 洗 RNA 沉淀(不用吹打沉淀),然后于 $2\sim8^{\circ}C$ 11500r/min 离心 5min,去除上层乙醇后于无菌环境(或真空)风干 RNA 沉淀,但不要使沉淀过于干燥,以免影响 RNA 的溶解,用 $20\mu L$ DEPC 处理的双蒸水溶解 RNA 沉淀,置 $-80^{\circ}C$ 冰箱备用。

4. RNA 的斑点杂交

(1)将样本 RNA 点膜

材料

1)$20\times$SSC(标准柠檬酸盐缓冲液)(pH7.0)

NaCl	175.3g
柠檬酸钠	88.2g
加 H_2O 至	1000mL

用 10mol/L NaOH 溶液或 10mol/L HCl 溶液调 pH 至 7.0,高压灭菌。

2)37% 甲醛。

3)甲酰胺。

4)2×Denhardt 液。

5)硝酸纤维素膜。

6)多孔过滤加样器和真空泵。

7)恒温水浴摇床。

8)加样器和吸头等。

方法

1)样本 RNA 变性：

20μL	RNA 溶液（2μg RNA）
4μL	20×SSC
14μL	37％甲醛
40μL	100％甲酰胺

将上述溶液混匀，置 60℃温育 30min，冰浴冷却样品，使样本 RNA 变性。在上述 RNA 液体中每 100μL 液中加 210μL 20×SSC（共 310μL），作为点样溶液，点样时每孔加 150μL。

2)纤维素膜处理：硝酸纤维素膜（0.45μm）水中浸泡 5min，再用 20×SSC 室温浸泡 1h。

3)滤器的处理及点样：用 0.1mol/L NaOH 溶液浸泡（洗）多孔过滤加样器，再用灭菌水彻底冲洗。将纤维素膜压在多孔加样器的上层板的上面，再压在下层板上，赶去气泡，然后两部分夹紧，点样前，先用 20×SSC（200μL）洗一遍每个孔，真空抽吸干净后，再分别点样。如有未点样孔须用 150μL 的 20×SSC 封住其孔，然后用真空泵抽吸干净，再用 20×SSC 清洗一次，待液体滤过纤维膜后，继续抽吸 5min 以干燥滤膜。

4)取出膜，80℃烤 2～3h，膜保存于 −20℃。

（2）杂交

材料

1)预杂交液：5×SSC，2×Denhardt 液（或采用试剂盒的相应试剂），0.02％（W/V）SDS。

2)杂交液 DIG Easy Hyb。

3)杂交袋。

4)含 0.1％ SDS 2×SSC 和含 0.1％ SDS 0.1×SSC。

方法

1)预杂交：

——先将预杂交液热至 60℃。

——将带有目的 RNA 的硝酸纤维素膜放入稍宽于滤膜的杂交袋，加入预杂交液，按每 100cm² 滤膜加 20mL。

——尽可能除净袋中的空气，用热封口器封住袋口，将其置 60℃水浴过夜，期间不断翻动塑料袋。

2)杂交：

——杂交液 DIG Easy Hyb（20mL/100cm²）预温轻振荡 30min；将标记探针 DNA（5～25ng/mL）煮沸变性 5min，迅速置冰水中冷却。

——加入到预温的 DIG Easy Hyb（2.5mL/100cm²）中混合，避免形成气泡。

——探针/DIG Easy Hyb 注入杂交袋中，封好杂交袋。

——68℃振荡孵育至少 6h，在微量 DNA 时建议 16h，使其杂交。

——0.1% SDS 2×SSC 清洗 2 次,每次室温 5min。

——68℃振荡条件下,0.1% SDS 0.1×SSC 清洗 2 次,每次 15min。

注意事项

1)中和:尤其是计划使用硝酸纤维素膜时,凝胶中和后需查一下 pH 值,pH 值应小于 9.0,否则会导致膜变黄和破坏。尼龙膜可以承受更高的 pH 值。

2)转移:最好选用尼龙膜(带正电荷)。处理膜时要绝对小心,不能将指痕印在膜上,只能用无齿镊夹边角位置。

3)固定:转膜后的 DNA 必须固定才能用于杂交。一般采用紫外光照射即可。

4)标记和杂交的各种溶液应高压灭菌;含 SDS、Tween-20 的溶液应经滤膜除菌后加入其他溶液;使用灭菌吸头、干净器皿,每次用前必须严格清洗。操作膜时戴无尘手套;只用无齿镊操作膜的边缘。

5)探针浓度:探针浓度是非常重要的因素,应予高度重视,浓度过高会增加背景,浓度过低又会导致敏感性下降,应通过模拟杂交试验来确定最佳浓度。

6)可用 β-actin 作为内参考对照。

5. 免疫测定

材料

地高辛标记和检测试剂盒(Boerhinger Mannheim,No:1093657)

方法

(1)杂交后彻底清洗,将膜置入清洗缓冲液中 1~5min。

(2)100mL 封闭缓冲液(1×)中封闭 30min。

(3)抗地高辛-AP 复合物(75mU/mL)用封闭缓冲液(1×)1∶10000 稀释。

(4)稀释的抗体溶液 20mL 与膜孵育 30min。

(5)置 50mL 清洗缓冲液中清洗 15min,2 次。

(6)20mL 测定缓冲液中平衡 2~5min。

(7)将膜置入新鲜制备的 20mL 显色液中孵育 5min(暗处,即避光),显色过程中避免振动。

(8)显色数分钟后开始形成沉淀,16h 后反应完全,可短期内在亮处观察显色情况。

(9)如果可见期望的斑点,加 TE 缓冲液 50mL 作用 5min 终止显色。

6. 图像分析结果

采用 MPIAS-500 多媒体彩色图文分析系统,以 $0.758\mu m$ 波长取样。在 $1.715\times10^5\mu m^2$ 测量窗下测得各斑点的积分光密度值,以标准品的相应参数作图,查得各样本的数值,或将各组织分光密度值进行比较,得出样本相应 mRNA 含量。

也可以用其他型号的光密度扫描仪进行扫描,检测每点的光密度,与标准品光密度曲线比较,得出样本相应 mRNA 含量。

(二)原位杂交法测定 TNF 的 mRNA

RNA-DNA 原位杂交的原理与分子杂交其他方法的原理相同;但是其他方法都是将 RNA 提取出来后进行分子杂交,而原位杂交则是在细胞内 mRNA 原有位置上进行杂交,细胞则尽可能保持原有形态。将细胞以适当方法固定后,除去脂类并适当消化细胞内的蛋白质,增大细胞对大分子物质的通透性,使 DNA 探针便于出入细胞。与免疫组化相结合,原位杂交可以将显微镜下的组织形态学资料与 DNA、mRNA、蛋白质水平的基因活动联系起来。进行分子杂交之后,将玻片上细胞置于显微镜下观察,可确定不同细胞内的基因表达定位情况。

1. 细胞样本的制备、固定及增加其通透性

材料

(1)培养基:不含酚红的 DMEM 培养基。

(2)处理玻片:将多聚赖氨酸溶液(溶于 1mol/L pH7.0 Tris-HCl 缓冲液中)涂布于玻片上,干燥后即可使用。或者 2mL APES 溶于 100mL 丙酮中,将玻片浸泡入内,取出晾干,180℃干燥备用。

(3)洗涤液:0.1mol/L pH7.2~7.4 PBS。

(4)细胞固定液:4%多聚甲醛 0.1mol/L PBS(pH7.2~7.4)含有 1/1000 DEPC。

(5)乙醇:70%、90%、100%。

(6)胃蛋白酶溶液:用 0.1mol/L HCl 将其稀释为 100μg/mL。

(7)设备:烤箱,CO_2 培养箱,倒置显微镜,玻璃载玻片(经洗涤,180℃干烤或 15 磅/时² 高压灭菌 20min),原位杂交专用盖玻片,温箱,加样器和吸头等。

方法

(1)用培养液将细胞加在处理的载玻片上,37℃ 5% CO_2 培养箱中培养,时间通过预试验确定。

(2)细胞长好后,用洗涤液洗 2min,3 次,室温下将其放入细胞固定液中固定 30~60min,蒸馏水洗涤。

(3)室温下用洗涤液充分洗涤固定细胞(干燥后-20℃冰冻可保存 2 周以上)。

(4)杂交前将固定的细胞进行如下处理:依次在 70%、90%、100%的乙醇中浸泡,脱水每次 5min,用二甲苯洗涤,除去残留脂质依次在 100%、90%、70%乙醇中浸泡,进行再水化,每次 5min,最后浸泡于洗涤液中。

(5)在 37℃用胃蛋白酶溶液处理固定的细胞 10min,以增加细胞对大分子试剂的通透性,再用洗涤液洗 5min。

(6)用 1%甲醛固定 10min,用洗涤液洗净。

注意事项

(1)所有溶液都必须用 RNA 酶抑制剂处理。

(2)操作中最重要的是及时固定,并在固定液中加入 0.1% DFPC 处理,以抑制 RNA 酶对 mRNA 的分解作用。此外,过度固定对原位杂交有明显的不利影响。

2. 原位杂交

材料

(1)TNF-DNA 探针。

(2)地高辛标记液试剂盒。

(3)杂交液:60%去离子甲酰胺,300mmol/L NaCl,30mmol/L 柠檬酸钠,10mmol/L EDTA,25mmol/L NaH_2PO_4(pH7.4),5%葡聚糖硫酸酯,250μg/L 变性鲑精 DNA。

(4)设备:温箱,水浴锅,加样器,吸头,染色缸等。

方法

(1)用地高辛标记 DNA 探针,参见上面介绍的"斑点杂交法测定培养细胞 IL-2 mRNA

的含量"。

(2)准备杂交液。

(3)临用前,将 DIG 标记的 DNA 探针在 80℃加热 10min,迅速置冰浴中变性后,将其加入杂交液中,至终浓度 5μg/L。

(4)将 10～20μL 杂交混合液(杂交液加变性探针)加入到固定并增加了通透性的细胞上,盖上专用原位杂交盖玻片,放入盛有约 20mL 20%甘油湿盒内 37℃使其杂交过夜。

3. 洗涤

材料

(1)2×SSC:1000mL 蒸馏水中加氯化钠 17.6g,柠檬酸三钠($C_6H_5O_7Na_3 \cdot 2H_2O$,分子量 294)8.8g。

(2)0.5×SSC:300mL 蒸馏水加 100mL 2×SSC 即可。

(3)0.2×SSC:270mL 蒸馏水加 30mL 2×SSC 即可。

方法

揭掉盖玻片,30～37℃左右水温的 2×SSC 洗涤 5min×2 次,0.5×SSC 洗涤 15min,0.2×SSC 洗涤 15min。

4. 荧光抗体检测

材料

(1)封闭液:100mmol/L pH7.5 Tris-HCl,150mmol/L NaCl,0.5%羊血清。

(2)抗 DIG-荧光素抗体。

(3)洗涤液:0.1mol/L pH7.2～7.4 PBS。

(4)20%甘油:20mL 甘油加 80mL 蒸馏水即可。

(5)乙醇:70%、90%、100%。

(6)防褪色溶液:9 份甘油与 1 份染液(1mmol/L pH7.5 Tris-HCl,2% 1,4-diaza-bicyelo[2,2,2]-Octane,500ng/mL propidiumiodide)。

(7)地高辛标记和检测试剂盒。

(8)设备:加样器,吸头,染色缸等。

方法

(1)每块载玻片上加 100μL 封闭液,封闭非特异性结合位点。

(2)用封闭液将抗 DIG-荧光素抗体按 1∶500 稀释加在载玻片上,置湿盒内 37℃温育 45min,用洗涤液洗 5min×4 次。

(3)用 100mmol/L Tris-HCl(pH7.5),150mmol/L NaCl,0.05% Tween-20 洗载玻片。

(4)将细胞样品依次在 70%、90%、100%乙醇中浸泡 5min,脱水。

(5)将玻片在空气中干燥。

(6)将细胞样品放在防褪色溶液中,取出封片。

结果

表达 TNF mRNA 的细胞胞浆着色,在荧光显微镜上荧光的分布与强度。

(王青青)

实验十　化学发光免疫分析

化学发光免疫分析基于放射免疫分析的基本原理,是将化学发光与免疫测定结合起来的一种新的非放射免疫分析技术,它具有灵敏度高(10^{-18} mol)、特异性强、精密度好、线性范围宽,仪器设备简单,试剂价格低廉,方法稳定、快速等优点,因此已成为一种重要的非同位素标记免疫分析方法,用于各种抗原、半抗原、抗体、激素、酶、脂肪酸、维生素和药物等的检测。

化学发光免疫分析包括三大类型,即标记化学发光物质的化学发光免疫分析、标记荧光物质的荧光化学发光免疫分析和标记酶的化学发光酶联免疫分析。下面以偶合放大化学发光酶联免疫分析法检测人血清中乙型肝炎表面抗原(HBsAg)为例介绍实验。

目的　通过本节实验熟悉化学发光免疫分析的原理、方法及其在临床中的应用。

原理　以酶标记抗体或抗原,进行免疫反应,免疫反应复合物上的酶再作用于发光底物,在信号试剂作用下发光,用发光信号测定仪进行发光测定,与标准曲线比较后,得出待测样品的含量。

材料

1. 包被缓冲液:0.05mol/L pH9.6 Na_2CO_3-$NaHCO_3$ 缓冲液。

2. 抗体稀释液:0.01mol/L pH7.4 PBS-Tween-20 缓冲液。

3. 洗涤液:0.02mol/L pH7.4 Tris-HCl-Tween-20 缓冲液。

4. 抗 HBsAg 抗体。

5. HRP 标记的抗 HBsAg 抗体。

6. 正常人血清(HBsAg 阴性对照)。

7. HBsAg 阳性标准品。

8. 待检人血清。

9. 小牛血清。

10. 底物溶液:将 1.0mL EDTA($1.0×10^{-2}$ mol/L),2.0mL Eosin($1.0×10^{-3}$ mol/L),1.0mL H_2O_2($7.5×10^{-3}$ mol/L),0.4mL HCl($1.0×10^{-2}$ mol/L)及 0.2mL Tween-20 (1%)混合。

11. luminol($5.0×10^{-4}$ mol/L)。

12. 化学发光检测仪(LKB-1250 lumimeter),隔水式电热恒温培养箱,各种规格加样器,小玻璃试管,聚苯乙烯珠,洗瓶,抽滤装置等。

方法

1. 包被抗体　在每个小试管中加入聚苯乙烯珠各一枚,再加入 0.05mol/L pH9.6 Na_2CO_3-$NaHCO_3$ 缓冲液稀释的抗 HBsAg 抗体,同时设空白对照,置 4℃过夜。

2. 洗涤　用抽滤针头吸干管内液体,加入 Tris-HCl-Tween-20 缓冲液洗涤 3 次,每次加 2mL,放置 3~5min,用抽滤针头吸干管内液体。

3. 加待检血清和阳性标准品　用 PBS-Tween-20 缓冲液不同倍数稀释 HBsAg 阳性标准品或待检血清,每管加入 300μL。同时设阴性对照;空白对照管只加抗体稀释液。置 37℃孵育 2h。

4. 洗涤 同步骤 2。

5. 加酶标抗体 用含小牛血清的 PBS-Tween-20 缓冲液稀释 HRP 标记的抗 HBsAg 抗体，每管加入 $300\mu L$，空白对照管只加用于稀释酶标抗体的稀释液。置 37℃ 孵育 2h。

6. 洗涤 同步骤 2。

7. 化学发光测定 给每管加入 $300\mu L$ 底物溶液，置 37℃ 保温 20min。然后将小试管放入 LKB-1250 lumimeter 中，并置于测量位置，加入 $300\mu L$ 5.0×10^{-4} mol/L luminol。测定化学发光强度。

8. 同时也可用 ELISA 方法进行对照，结果测量采用酶联免疫检测仪。

结果

1. 定性 按下列公式判别阴、阳性：

$$S/N = \frac{L_{样品} - L_{空白}}{L_{阴性对照} - L_{空白}}$$

式中，L 为化学发光强度。

S/N 值：$\geqslant2.1$ 为 HBsAg 阳性，<2.1 为 HBsAg 阴性。

2. 定量 以不同稀释度的 HBsAg 阳性标准品的化学发光强度为纵坐标，不同稀释倍数为横坐标，作出剂量反应曲线（标准曲线），查标准曲线就可将待测样品的化学发光强度换算成 HBsAg 的含量。

注意事项

1. 洗涤要彻底，以免因血清中其他来源的过氧化物酶类物质所产生的非特异性反应而影响测定结果。

2. 实验中，应分别设置阳性、阴性、空白对照来控制实验条件，且每份样品均应做三个复管，以保证实验结果的准确性。

3. 为了克服酶标抗体因非特异性吸附而造成的较高本底，可用适量小牛血清加以抑制。

4. 当加入 luminol 后，迅速产生化学发光并使发光在一秒钟内达到峰值，然后很快衰减到基线水平。因此，只有当小试管置于仪器的测量位置时，方可加入 luminol。

5. 底物的加入，是为了增强化学发光强度。但只有当底物分子与酶催化活性中心充分接触时，反应速度才能加快。当反应进行 15min 达到平衡时，化学发光强度则不再随时间的延长而变化，且在 1h 内保持稳定，因此控制底物与酶反应 15min 后加 luminol 进行化学发光测定。

（陈建忠）

实验十一　HLA 分型技术

人类白细胞抗原（HLA）是由第 6 号染色体短臂上的 HLA 复合体编码的。HLA 复合体包含Ⅰ类基因、Ⅱ类基因和Ⅲ类基因，分别编码Ⅰ类抗原、Ⅱ类抗原和Ⅲ类抗原。Ⅰ类抗原主要包括 HLA-A、B、C 等座位，这类抗原广泛分布于人体各种组织的有核细胞表面，各种组织细胞表达Ⅰ类抗原的数量有所不同，以外周血白细胞膜上的含量最高。Ⅱ类抗原主要有HLA-DP、DQ、DR 等，这类抗原主要分布在 B 细胞和抗原递呈细胞表面。Ⅲ类抗原主要为一些补体成分，如 C2、C4 和 B 因子等。

HLA 抗原与同种异体器官移植的排斥反应密切相关，在器官移植手术前，为了保证移植的成功，减轻排斥反应，需要对供受者 HLA 抗原进行配型。此外，HLA 抗原还与许多临床疾病有关，如 HLA-B27 与强直性脊柱炎，DR3 与疱疹样皮肤病等。目前检测 HLA 抗原主要有两类方法：一类是传统的血清学分型，如微量淋巴细胞毒试验（microlymphocytotoxicity test）或称补体依赖的细胞毒试验（complement dependent cytotoxicity test，CDC），另一类是 DNA分型。

目的　通过本节实验熟悉 HLA 分型的方法、原理及其在临床中的应用。

一、微量淋巴细胞毒试验

原理　微量淋巴细胞毒试验主要用于 HLA-Ⅰ类抗原及 HLA-DQ、DRⅡ类抗原的检测，它是用已知的抗 HLA 抗原的单克隆抗体与受检淋巴细胞膜上相应的 HLA 抗原相结合，在补体的作用下使淋巴细胞膜发生破坏，细胞膜被破坏后细胞死亡，染料就能够进入死细胞并使它着色，而活细胞不着色，因此经过染色，就能在显微镜下计数死细胞占全部细胞的百分率，据此判断 HLA 抗原的型别。

材料　微量加液器，生理盐水，矿物油，固定液，染料，配型板及相差或倒置显微镜等。

方法

1. **分离淋巴细胞**　在受检血中加入高分子聚合物甲基纤维素，让其沉降 10min，使红细胞和白细胞基本得到分离，用吸管吸取上层白细胞，轻轻加于淋巴细胞分离液之上，进行密度梯度离心后，吸取淋巴细胞分离液与血浆之间的白细胞层，即为淋巴细胞（详见实验六），用生理盐水调整细胞浓度至 2×10^6/mL。

2. **加样**　在配型板检测孔内加 1μL 抗体、5μL 矿物油、1μL 淋巴细胞悬液，混匀，30～40min 后，加 5μL 补体，混匀，室温放置 1h，

3. **染色**　加 5μL 染料，2min 后加 5μL 固定液，经 1～2h 后，在显微镜下观察结果，显暗红色的细胞是死亡细胞，为反应阳性细胞，不显色的是活细胞，为反应阴性细胞。

结果　在显微镜下可以看到，着色的死亡细胞和不着色的活细胞。计数 100～200 个细胞，根据其中死亡细胞数计算出百分比，并加以打分，按百分比或分值判断 HLA 的强弱。细胞死亡率在 0～10% 之间，为 0 分，HLA 抗原阴性；细胞死亡率在 11%～20% 之间，为 2 分，HLA 抗原微弱阳性；细胞死亡率在 21%～50% 之间，为 4 分，HLA 抗原弱阳性；细胞死亡率

在 51%～80% 之间，为 6 分，HLA 抗原阳性；细胞死亡率在 81%～100% 之间，为 8 分，HLA 抗原强阳性。

注意事项

1. 补体质量是影响实验结果的关键因素之一，一般采用新鲜的兔血清。每批次补体使用前须测定是否存在天然细胞毒作用，应选用无天然细胞毒作用的兔血清，同时还应测定补体的效价。

2. 淋巴细胞纯度越高越好，尽可能减少其他细胞，细胞浓度以 $2×10^6/mL$ 为宜。

3. 抗体使用前最好离心以去除杂质的干扰。

4. 反应时间要控制适当，时间过长或过短可能造成假阳性或假阴性结果。

5. 温度不能过高或过低，过高会造成补体的灭活，过低又会降低补体的活性，两者均会造成假阴性结果。

6. 加样时要注意将微量加样器尖头伸入矿物油（或石蜡）内，但不直接碰到孔底，此即所谓"软加"。这可避免试剂浮于油层表面，或使尖头沾上已加的样品而造成交叉污染。实验时，加样应遵循先加对照孔、后加反应孔的原则。

二、DNA 分型技术

原理　以 PCR-SSP 分型技术为例。从受检淋巴细胞中提取 DNA，通过加热变性使双螺旋结构打开，在有型特异性引物对、脱氧核苷酸和耐热 DNA 聚合酶的存在下，降低温度（或称退火），有型特异性引物以碱基配对的原则先与单链模板 DNA 结合，然后脱氧核苷酸在 DNA 聚合酶的作用下以碱基配对的方式与单链模板 DNA 结合，引物开始延伸。经反复变性、退火与延伸，需扩增的 DNA 片段不断增加，循环 35 个周期后，可得到一定含量的目的 DNA 片段。扩增后的 DNA 片段，经溴化乙啶琼脂糖凝胶电泳后，在紫外仪上观察电泳条带，根据供受者的电泳条带是否相同，即可判断两者之间 HLA-II 类抗原是否一致。

材料

1. 主要试剂

TE 缓冲液（TE buffer），红细胞裂解液（RCLB），消化贮存液（DSP Stock Solution），蛋白酶 K（Proteinase K），变性液（Denaturation Solution），杂交液（Hybridization Solution，HS），洗液（Rinse Solution），连接液（Substrate Solution），严格洗液（Stringent Wash Solution）。

2. 主要仪器

DNA 扩增仪、恒温水浴摇床、干热器、高速离心机。

方法

1. DNA 模板提取：盐析法

(1)取 0.1mL 血样置 1.5mL EP 管中。

(2)加 500μL TE 缓冲液，充分混匀放置 5min。

(3)13000r/min 离心 2min，用无菌移液管移吸弃上清液。

(4)重复步骤(2)、(3)一次。

(5)加红细胞裂解液（RCLB）500μL，95℃ 变性 5min。

(6)RCLB 洗涤后，移去上清液，加 100μL DSP 工作液（由消化贮存液和蛋白酶 K 组成），充分混匀。

(7)56℃孵育 3h。

(8)混匀,95℃孵育 10min。

(9)混匀,4℃贮存。

2. DNA HLA-DRB 扩增条件建立

(1)引物设计:扩增 DRB 片段大小为 256bp,由美国 Oligo 公司合成。

(2)扩增反应混合液的体积

以一个样本为例:

D·W	24μL
10×PCR Buffer	10μL
DRB1 5'Primer	5μL
DRB1 3'Primer	5μL
Taq polymerase	1μL
DNA	5μL
总体积	50μL

(3)PCR 程序依以下步骤进行:

①95℃变性 5min。

②95℃变性 1min。

③58℃退火 1min。

④72℃延伸 1min。

⑤循环②～④步骤 35 次。

⑥72℃延伸 10min。

3. 电泳检测

(1)将 4g 琼脂糖加入 200mL 1×TBE 缓冲溶液中,煮沸,冷却至 60℃后加入 10μL EB,充分混匀。

(2)将上述混合物灌入膜具,放置 30min,使其固化。

(3)将凝胶模具置入电泳槽(1×TEB)中,小心取出梳子。

(4)每一孔中加入 1μL 溴酚蓝及 5μL 扩增后的样本,在每一排的第一孔中加 DNA 标准分子量标记物。

(5)在 150V 电压下电泳 45min。

(6)在紫外仪下,拍照记录结果。

4. 杂交过程

(1)10μL 变性液与 10μL 扩增 DNA 产物充分混匀,室温 5min。

(2)加入 2mL 56℃预热杂交液充分混匀,加入一根试剂条,56℃ 30min。

(3)加入 2mL 严格洗液(56℃预热),摇荡 15s,两次。

(4)加入 2mL 严格洗液(56℃预热),放入 56℃水浴箱,摇荡 10min。

(5)加入 2mL Rinse 工作液,室温摇荡 1min,两次。

(6)加入 2mL 连接工作液,室温摇荡 30min。

(7)加入 2mL Rinse 洗液,室温摇荡 2 次,每次 1min。

(8)加入 2mL 底物工作液,室温摇荡 1min。

(9)加入 2mL 底物工作液,室温摇荡 30min。

(10)加入 2mL 蒸馏水停止显色。

(11)结果分析:应用分析软件或手工依据反应格局图判定等位基因。

注意事项

1. 实验操作严格按照试剂盒操作说明进行。

2. 避免外来 DNA 污染。

3. EB、紫外线等对人体有害,操作时注意防护,同时避免污染环境。

（翁莉霞）

实验十二　超敏反应

　　超敏反应(变态反应)是指机体对某些抗原初次应答后,再次接触相同抗原刺激时发生的一种以机体生理功能紊乱或组织细胞损伤为主的特异性免疫应答。通常可分为四种类型:Ⅰ型(速发型)、Ⅱ型(细胞毒型)、Ⅲ型(免疫复合物型)、Ⅳ型(迟发型或细胞介导型)。

　　目的　通过本实验熟悉检测超敏反应的方法、原理及其在临床科研中的应用。

一、豚鼠过敏试验

　　豚鼠过敏反应属Ⅰ型超敏反应,与人类的青霉素和异种血清所引起的过敏休克相似。通过实验进一步加深对Ⅰ型超敏反应机理的理解,并提高对防治人类过敏反应的认识。

　　原理　先给动物注射异种蛋白,经过一定时间后,动物产生抗体IgE,机体处于致敏状态。当第二次接触较大量相同抗原时抗原与IgE结合,导致肥大细胞和嗜碱性粒细胞脱颗粒,释放活性介质,作用效应器官,产生严重的过敏性休克。

　　材料

　　1. 豚鼠　体重150g左右的幼小豚鼠。

　　2. 抗原　5%和10%卵蛋白生理盐水溶液。

　　3. 无菌注射器、酒精棉球。

　　4. 雾化器。

　　方法

　　1. 取甲、乙两只豚鼠,其中甲豚鼠预先在腹部皮下注射5%结晶卵蛋白生理盐水溶液0.8mL,隔两天后重复注射一次,使动物致敏。乙豚鼠注射0.8mL生理盐水溶液作为正常对照。

　　2. 14d后,将甲、乙豚鼠同时放在一个玻璃罩内,然后用雾化器将10%卵蛋白生理盐水向罩内雾化约3～5min。

　　结果　甲豚鼠发生过敏反应,开始出现不安、抓鼻、耸毛、喷嚏等现象,继之呼吸局促、困难、明显腹式呼吸,最后可发生痉挛性跳跃、大小便失禁、倒向一侧,甚至休克死亡。这是豚鼠过敏性休克的典型症状。由于豚鼠的个体差异,反应有重有轻。将死亡豚鼠进行解剖,可见肺部极度气肿,胀满整个胸腔。乙豚鼠则无任何症状发生。

　　注意事项

　　1. 选择大小合适的豚鼠,体重过大或过小对实验的成功均有影响,一般选150～200g的幼小豚鼠为宜。

　　2. 注射抗原的剂量要恰当,太高或太低,对动物的致敏有较大影响。

　　3. 如果没有结晶卵蛋白可以用新鲜的蛋清代替。

　　4. 卵蛋白很容易长细菌,尤其是夏天。因此,应现配现用,防止细菌生长。变质的卵蛋白明显影响实验,应弃之。

　　5. 雾化效果不好,会对实验有很大影响,甚至不会出现过敏现象。

6. 为便于区分,致敏豚鼠与不致敏豚鼠之间应做标记。

二、血清中总 IgE 水平测定(酶联免疫吸附试验,ELISA)

原理　将小鼠抗人 IgE 单克隆抗体包被到固相载体上(如酶标板),然后与待检样本中的 IgE 特异性结合,加入抗人 IgE 酶标抗体使之与固相载体上的 IgE 结合,再加入底物后,酶催化底物产生颜色,根据呈色深浅,与标准曲线比较即可得出总 IgE 的含量。

材料

1. 聚苯乙烯酶标板。

2. 包被抗体　小鼠抗人 IgE 单抗。

3. 羊抗人 IgE 酶标抗体。

4. 待测样品　人血清。

5. 人 IgE 标准品。

6. 底物　邻苯二胺(OPD)或四甲基联苯二胺(TMB)。称取 OPD 4.0mg,加入 10mL 底物缓冲液使其充分溶解,继而加入 30％过氧化氢溶液 15μL,现用现配。

7. 30％过氧化氢溶液。

8. 其他试剂　包被缓冲液(0.05mol/L pH9.6 碳酸盐缓冲液);封闭液(1％牛血清白蛋白、0.14mol/L NaCl、0.05mol/L pH8.0 Tris 缓冲液);标本稀释液(1％牛血清白蛋白、0.05％吐温-20、0.01mol/L pH7.2 PBS);洗涤液(0.05％吐温-20、0.05mol/L pH7.2 PBS);底物缓冲液(0.1mol/L pH5.0 柠檬酸盐缓冲液:1.79g $Na_2HPO_4 \cdot 12H_2O$ 和 1.29g 柠檬酸,溶解至 100mL 双蒸水);终止液(2mol/L H_2SO_4)。

9. 塑料洗瓶或酶标板洗板机。

10. 酶标仪。

11. 其他　4℃冰箱,水浴箱,移液器,毛细吸管,吸水纸等。

方法

1. 抗体包被酶标板　将小鼠抗人 IgE 单抗用 0.05mol/L pH9.6 碳酸盐缓冲液作适当稀释,一般包被抗体的浓度在 1.0～10μg/mL 之间,充分混匀后加入酶标板中,100μL/孔,置湿盒内,4℃过夜。

2. 洗板　弃去酶标板内的包被抗体液,在吸水纸上拍干,孔内加满洗涤液,静置 2～3min,再在吸水纸上拍干,如此洗涤 3 次。

3. 封闭　每孔加封闭液 200μL,37℃湿盒 1h。

4. 洗板　弃去封闭液,按步骤 2 洗板 3 次。

5. IgE 标准品及待测样品的稀释　用标本稀释液将 IgE 标准品及待测样品作适当稀释,IgE 标准曲线的浓度为 0.78、3.12、12.5、50 和 100 国际单位(IU)/mL,待测样品一般作 1∶20 稀释。

6. 加标准品和待检样品　将已稀释好的 IgE 标准品及待测样品加于酶标板孔内,每孔 100μL,每份标本加 2 复孔,置湿盒,37℃ 2h。

7. 洗板　弃去板内液体,按步骤 2 洗板 3 次。

8. 加酶标抗体　按要求将羊抗人 IgE 酶标抗体用洗涤液稀释至工作浓度,然后加入酶标板孔内,每孔 $100\mu L$,置湿盒,37℃ 2h。

9. 洗板　弃去酶标抗体,按步骤 2 洗板 3 次。

10. 加底物　每孔加 $100\mu L$,37℃ 避光显色 30min。

11. 终止反应　每孔加 2mol/L H_2SO_4 $50\mu L$。

12. 比色　用酶标仪 490nm 波长(OPD)/450nm 波长(TMB)测各孔的 OD 值。

结果　制作标准曲线,然后根据样品的 OD 值在标准曲线上查出 IgE 含量,再乘以样品的稀释度即为待测样品的 IgE 含量。

注意事项

1. 当本底 OD 值高于 0.1 以上,复孔之间的 OD 值相差过大,标准曲线线性差,或阴性对照有显色反应或反之阳性标本 OD 值比往常低时,均需对本次实验结果作认真分析,包括所用抗体和结合物的质量、仪器的性能以及实验者的操作是否准确无误等。

2. 包被抗体和酶标抗体必须置−20℃保存,避免反复冻融。

3. OPD 需在临用前新鲜配制,加入过氧化氢后应在 15min 内使用完毕。

三、血清中特异性 IgE 抗体的测定(酶联免疫吸附试验,ELISA)

原理　用已知变应原包被到酶标板上,加入待测标本后,如标本中有相应 IgE 存在,则与之发生特异性结合,再加入抗 IgE 酶标抗体和底物后生成有色产物,根据成色深浅判定待测标本中 IgE 的含量。

目前已建立了测定蒿属花粉、螨、青霉素、蚕丝、蚕尿、蛾尿、鹅毛、枯草杆菌酶、天花粉蛋白等变应原特异性 IgE 抗体的 ELISA 间接法。现介绍蚕丝特异性 IgE 抗体的测定。

材料

1. 聚苯乙烯酶标板。

2. 包被缓冲液(0.05mol/L pH9.6 碳酸盐缓冲液)。

3. 蚕丝(SC,蚕茧浸出液)。

4. 小鼠抗人 IgE 酶标抗体(单抗)。

5. 待检人血清。

6. 标本稀释缓冲液(1%牛血清白蛋白、0.05%吐温-20、0.01mol/L pH7.2 PBS)。

7. 洗涤液(pH7.4 PBS-吐温-20)。

8. 底物缓冲液

9. 底物　邻苯二胺(OPD)或四甲基联苯二胺(TMB)。

10. 30%过氧化氢溶液。

11. 终止液(2mol H_2SO_4)。

12. 塑料洗瓶或酶标板洗板机。

13. 酶标仪。

14. 其他　4℃冰箱,水浴箱,移液器,吸水纸等。

方法

1. 用包被缓冲液将蚕丝稀释至 $10\mu g/mL$ 包被酶标板,$100\mu L$/孔,4℃过夜。

2. 洗涤液洗板 3 次,然后加入适当稀释的待检人血清 $100\mu L$/孔(一般作 1∶5 稀释),设复孔,37℃ 2h,洗板 3 次。

3. 加适当稀释的小鼠抗人 IgE 酶标抗体 100μL/孔,37℃ 2h,洗板 3 次。

4. 加入新配制的底物工作液 100μL/孔,37℃ 避光显色 30min。

5. 每孔加 2mol/L H_2SO_4 溶液 50μL 终止反应。

6. 用酶标仪 490nm 波长(OPD)/450nm 波长(TMB)测各孔的 OD 值。

结果 结果以 OD 值表示,正常对照组 OD 均值+2 个标准差($\bar{X}$+2SD)为正常值上限。病人的 OD 值≥对照组 OD 值 1.5 倍以上才视为有意义。对照组与病人组 OD 均值经 t 检验以 $p < 0.05$ 为有意义。

注意事项

1. 变应原种类繁多,理化和生物学性质各异,用于包被的变应原纯度也各不相同,因此,需根据所用变应原的具体情况摸索出最佳的实验条件。

2. 特异性 IgE 抗体测定中常遇到的一个问题是本底偏高,为克服此现象,在包被和洗板后可用适当浓度的 BSA(1％~5％)或小牛血清(10％或更高)封闭酶标板。

四、肥大细胞脱颗粒试验

原理 肥大细胞脱颗粒试验是一种体外测定继发型超敏反应的方法。亲细胞抗体 IgE 可通过 Fc 受体吸附于肥大细胞表面,当与相应抗原结合后,使 IgE 的 Fc 受体段变构,促使肥大细胞膜改变,导致细胞内发生一系列变化,使肥大细胞内嗜碱性颗粒脱出,并释放活性介质如组胺等。

材料与方法

1. 大鼠血清制备 取体重 200g 左右的健康雄性大鼠一只,麻醉后心脏采血,分离血清备用。

2. 大鼠肥大细胞的制备 在上述大鼠的腹腔内注射 pH7.2 的 Hank's 液 15~20mL(含 EDTA 0.5mg/mL),轻揉腹部 1min,于腹部作一小切口,用毛细管吸出腹腔液,离心 15min(3000r/min),弃上清液,管底细胞用含有上述大鼠血清的营养液洗涤 1 次(6mL Hank's 液加 2mL 大鼠自身血清),弃上清液,将管底细胞悬浮于 1mL 含有大鼠自身血清的 Hank's 液中备用(细胞应置于冰浴中)。

3. 肥大细胞的鉴定 取细胞悬液 1 滴加于载玻片上,并盖上涂有中性红的盖片,在高倍镜下观察 100 个细胞。正常肥大细胞为正圆形,边缘光滑,细胞浆内含有分布均匀的颗粒。如果细胞肿胀,细胞边缘不整齐,颗粒自细胞内流出,说明该细胞自身脱颗粒。若超过 30％者,不宜用于正式试验。

4. 正式试验

(1)取上述肥大细胞悬液 1 滴置于载玻片上,加被检血清 1 滴,混匀后放 37℃ 静置 5min,使血清中 IgE 吸附于肥大细胞表面。

(2)取出玻片,加相应抗原 1 滴,混匀,置 37℃ 5~10min。

(3)抗原对照:细胞悬液 1 滴加抗原 1 滴混匀,置 37℃ 5~10min。

(4)血清对照:细胞悬液 1 滴加病人血清 1 滴混匀,置 37℃ 5~10min。

(5)取出试验及对照的载玻片,盖上涂有中性红染液的盖片,置高倍镜下观察。

结果

1. 对照通常应没有脱颗粒现象。

2. 脱颗粒细胞　细胞肿胀,边缘不整齐,破裂细胞内有空泡。

3. 随机计数 100 个肥大细胞,并计数脱颗粒细胞数。按下列公式计算脱颗粒百分率:

$$脱颗粒肥大细胞百分率(\%) = \frac{脱颗粒肥大细胞数}{脱颗粒肥大细胞数 + 正常肥大细胞数} \times 100\%$$

4. 结果大于 30% 者为肥大细胞脱颗粒试验阳性。

注意事项

1. 大鼠心脏采血时,尽可能做到一针见血,避免动物死亡。

2. 在取腹腔巨噬细胞时,操作应迅速,避免细胞在外界环境中放置过久(尤其是夏天),造成肥大细胞死亡。

3. 载玻片应清洁,避免抗原的存在。

4. 每次试验都应做抗原对照和血清对照。

五、循环免疫复合物(IC)的检测

(一)PEG 环状沉淀试验

原理　游离的 Ig 和 IC 分子量相差很大。因此,它们分别在不同浓度的 PEG 中沉淀,低浓度的 PEG 只能使 IC 沉淀,而不能使游离的 Ig 沉淀。

材料

1. pH8.4 的 0.1mol/L 硼酸缓冲液。

2. 分子量为 6000 的 7% PEG 溶液。

3. 71.4% 氯化铯(CsCl)溶液或 70% 蔗糖溶液。

4. 患者血清　活动性类风湿关节炎或红斑狼疮病人血清,正常人血清。

5. 沉淀管 3mm×50mm。

6. 1mL 吸管、小试管、吸管乳头。

7. 离心机。

方法

1. 将病人血清及正常人血清均作 1:4 稀释:取 2 支小试管,标明管号 1、2。2 支小试管内分别加入 0.1mol/L 硼酸缓冲液 0.3mL;1 号管加入病人血清 0.1mL 混匀;2 号管加入正常人血清 0.1mL 混匀。

2. 取小试管 4 支,编号 3、4、5、6,按表 2-12-1 加入反应物。

表 2-12-1　PEG 环状沉淀法操作程序　　　　　　　　　　　　　　单位:mL

反应物 \ 管号	3	4	5	6
7% PEG	0.2	0.2	—	—
0.1 mol/L 硼酸缓冲液	—	—	0.2	0.2
1:4 病人血清	0.2	—	0.2	—
1:4 正常人血清	—	0.2	—	0.2

3. 将各试管混匀后置 4℃ 冰箱过夜。

4. 另取 4 支离心管,标明 3、4、5、6 号。先于各管内加入 CsCl 溶液(或蔗糖溶液)0.1mL,然后分别在各管内加入对应上述小试管中溶液 0.1mL(加液时沿管壁缓缓加入,避免与 CsCl 溶液或蔗糖溶液混合)。

5. 将 4 支离心管 1000r/min 离心 10min,取出离心管观察结果。

结果　3 号检测管出现白色沉淀环,同时对照管(4、5、6 管)不出现白色沉淀环,则表示检测管有 IC 存在为阳性。若检测管及对照管均不出现白色沉淀环即无 IC 存在,试验结果为阴性。

注意事项

1. 实验应取新鲜的病人血清和正常人血清。

2. PEG 溶液的浓度要合适,高浓度的 PEG 会造成正常 Ig 发生变性而沉淀。

3. 置 4℃ 冰箱过夜的目的是血清中的 IC 能充分沉淀。

4. 在操作第 4 步骤时,应格外小心,血清应沿管壁缓慢加入,血清与 CsCl 溶液(或蔗糖溶液)一旦混合,沉淀环就不能出现。同时离心速度不要太高,否则造成沉淀物下沉,不易在 CsCl 溶液(或蔗糖溶液)表面形成沉淀环。

(二)直接 PEG 沉淀试验

原理　同 PEG 环状沉淀法。

材料

1. 3%～4% PEG 溶液。

2. 病人血清和正常人血清均 1∶3 稀释(硼酸缓冲液 0.4mL 加血清 0.2mL)。

方法

1. 取 4 支小试管,标明 1、2、3、4 号,1 号为测定管,2、3、4 号为对照管。按表 2-12-2 加入反应物。

表 2-12-2　PEG 直接沉淀法操作程序　　　　　　　单位:mL

管号 反应物	1	2	3	4
3%～4% PEG	2	2	—	—
0.1mol/L 硼酸缓冲液	—	—	2	2
1∶3 病人血清	0.22	—	0.22	—
1∶3 正常人血清	—	0.22	—	0.22

2. 将上述各管混匀后在室温静置 1h。

3. 将 721 分光光度计波长调至 450nm,预热 10min,用 1cm 比色杯进行检测。在检测测定管标本 OD 值前,均应先用对应对照管溶液校正零点。

结果　如病人血清检测管 OD 值≥正常人血清管 OD 值 2 倍为阳性,表示病人血清中存在 IC。如病人血清检测管 OD 值≤正常人血清管 OD 值 2 倍为阴性,表示病人血清中不存在 IC。

六、迟发型超敏反应(皮肤试验)

(一)结核菌素(OT)试验

原理　将结核杆菌注入曾受结核杆菌感染的机体皮内或经卡介苗接种的豚鼠皮内,结核菌素与致敏淋巴细胞结合,释放淋巴因子,在注射部位形成变态反应性炎症,出现红肿、硬结。如受试机体及动物未受过结核杆菌的致敏,则无局部变态反应发生(超敏反应)。

材料

1. 豚鼠(250g 左右)2 只。

2. 卡介苗或结核杆菌菌液。

3. 结核菌素 1：1000 盐水稀释液。

4. 结核菌素注射器及针头(5 号),75%酒精棉球。

方法

1. 取豚鼠 2 只,一只在右股内侧皮下注射卡介苗 10mg,另一只作对照。

2. 将动物标记后,置笼中饲养一个月。

3. 将 2 只动物腹侧毛剪去一块,用酒精消毒后,皮内注射 0.1mL 1：1000 倍稀释的结核菌素。

结果　注射后 72h 观察结果,如注射部位有红肿,硬结直径超过 1cm 即为阳性反应;如无任何变化者为阴性反应(表 2-12-3)。

表 2-12-3　结核菌素试验结果判断

红肿硬结直径(cm)	结果判断
<0.5	—
>0.5	+(可疑)
>1.0	++
>2.0	+++
局部坏死或水泡	++++

注意事项

本试验试剂失效(如卡介苗失效)或试验操作有误,可出现假阴性反应。

(二)PHA 皮肤试验

原理　植物血凝素(phytohemagglutinin,PHA)皮肤试验也是细胞免疫体内测定法之一。PHA 注入皮内后,若受试者细胞免疫功能正常,24h 左右即可在注射部位出现红肿和硬结,属Ⅳ型超敏反应。

材料

1. 植物血凝素(PHA)。

2. 75%酒精、无菌棉签或棉球、结核菌素注射器。

方法

1. 将冻干 PHA 制剂用无菌生理盐水稀释成 $100\mu g/mL$ 的稀释液。

2. 在前掌侧下 1/3 处,用 75％酒精作皮肤消毒后,皮内注射 PHA 稀释液 0.1mL。

3. 注射后 24h 观察局部反应情况,并记录结果。

结果

阳性反应:红肿、硬结直径超过 1.5cm 者。

弱阳性反应:红肿、硬结直径在 0.5～1.5cm 者。

阴性反应:局部无明显改变。

注意事项

1. PHA 稀释后的注入量各家报道不等(0.1mL 内含 $2\mu g$、$5\mu g$、$10\mu g$),可能与各批号的纯度与活性有关,故实验前最好事先预试,找出合适的剂量,并从较大量的正常人皮试结果得出反应的正常值范围。

2. 临床应用时最好与其他细胞免疫测定方法同时做,以供参照,求得较准确的结论。

（王晓健）

实验十三 多克隆抗体的制备及纯化

机体初次接触抗原后,激发体液免疫应答反应。在巨噬细胞和辅助 T 细胞(Th)的作用下,B 细胞被激活,增殖分化为抗体形成细胞(AFC)和记忆 B 细胞(Bm)。AFC 产生特异性抗体。初次反应时,只有少量对该抗原特异性的免疫活性细胞(ICC)被诱导而增生分化为 AFC。随着抗原的消耗,抑制 T 细胞(Ts)的激活和循环抗体的反馈抑制作用,AFC 减少,抗体滴度很快下降。因此,初次反应的抗体持续时间较短,亲和力也较低,多无实际应用价值。然而当机体再次受同一抗原刺激后,对该抗原特异性的 Bm 迅速增殖分化为 AFC,产生特异性抗体,同时 Th 的记忆细胞也加快反应进程,因而在抗原作用后 1~2d 后,抗体滴度迅速上升,此时抗体合成率为初次反应的几倍到几十倍。Bm 表面有大量高亲和力的抗原受体(主要为 IgG 和 IgD 型受体),因此二次反应所产生的抗体主要是高亲和力的 IgG。

使用佐剂可增强抗原的免疫原性,延长抗原在体内的存留时间。同时,适当的加强免疫也能使机体内保持恒定的抗原刺激,使初次反应与二次反应融合在一起,使机体的抗体水平持续上升,达到实用要求。

用纯化抗原免疫动物是制备多克隆免疫血清的通常方法。免疫动物的抗原虽然进行了纯化,但每种抗原分子常带有多个抗原决定簇,可刺激动物产生针对同一抗原不同决定簇的多种抗体,我们称之为多克隆抗体。因此,多克隆免疫血清实质上是由多种抗体组成的混合物。

目的 通过本实验熟悉颗粒性抗原和可溶性抗原制备多克隆抗体的方法。

一、伤寒杆菌(颗粒性抗原)抗血清的制备

原理 伤寒杆菌"O"和"H"抗原是临床上和实验室常用的分型鉴定和诊断抗原。"O"抗原属细胞壁脂多糖,为性质稳定的菌体抗原,耐热;"H"抗原属鞭毛蛋白质,不稳定,经甲醛固定后成为遮盖菌体成分的表面抗原。利用上述特性制备伤寒杆菌"O"和"H"抗原,免疫动物后,即可获得抗"O"和抗"H"的免疫血清。

材料

1. 伤寒杆菌标准株、伊红-美蓝平板、肉浸液琼脂斜面。
2. 无菌生理盐水、甲醛。
2. 家兔、灭菌注射器、离心机等。

方法

1. 菌种的选择

(1)将用以制作免疫血清的伤寒杆菌标准株划线接种于伊红-美蓝平板上,置 37℃ 培养 24h。

(2)根据菌落形态挑选典型光滑菌落进行涂片,革兰染色后在显微镜下检查。

(3)将鉴定为典型的纯菌落接种于肉浸液琼脂斜面,并做生化反应试验及血清鉴定。

2. 制备伤寒杆菌"H"抗原(菌液)

(1)将鉴定合乎标准的、鞭毛典型的伤寒杆菌标准株接种于肉浸液琼脂斜面,37℃培养24h。

(2)用接种环刮取菌苔移入 10mL 无菌生理盐水中,然后加入 0.04mL 甲醛,摇匀,置37℃水浴24h(或置 4℃冰箱 3~5d)杀菌。

(3)上述菌液做无菌试验合格后,用比浊法测定菌液浓度,并用无菌生理盐水稀释成5~10亿/mL,即成"H"菌液。4℃保存备用。

3. 制备伤寒杆菌"O"抗原(菌液)

(1)将鉴定合乎标准的伤寒杆菌标准株接种于肉浸液琼脂斜面,37℃培养24h。

(2)用接种环刮取菌苔移入 10mL 无菌生理盐水中,100℃水浴 2h 杀菌(或用 5％石炭酸盐水冲洗刮下菌苔,置 37℃水浴过夜或置室温 4~7d 杀菌)。

(3)上述菌液做无菌试验合格后,用比浊法测定菌液浓度,并用生理盐水稀释成 5~10亿/mL,加入石炭酸至终浓度为 5％,即成"O"菌液抗原。4℃保存备用。

4. 免疫动物

(1)选择 2~2.5kg 的健康家兔,耳静脉抽血少许分离血清,检测有无与伤寒杆菌相关的天然凝集素。

(2)将合适家兔分两组,一组用"H"抗原,另一组用"O"抗原,均经耳静脉注射。两组免疫注射程序相同,方法见表 2-13-1。

(3)末次注射后第 6 天试血,自耳静脉抽血少许分离血清,与相应菌液做试管凝集反应,若效价达 1∶1280 以上,即可收获血清。若效价偏低,再用相应抗原 3mL 强化免疫 1~2 次,常可使效价明显升高。

表 2-13-1　菌液抗原免疫家兔方案　　　　　　　　　　　　　　单位:mL

免疫日程	第 1 天	第 5 天	第 9 天	第 13 天
耳静脉注射量	0.5	1.0	2.0	3.0

5. 收获免疫血清

(1)试血合格家兔经动脉或心脏采血,血液置瓶内室温过夜,吸出血清成分离心 20min(2000r/min),除去沉淀的红细胞。

(2)测血清凝集效价后加入 0.02％叠氮钠(或 0.01％硫柳汞,或加等量甘油),低温冰箱保存备用。

注意事项

1. 用于制备抗体的菌株必须是纯菌种,不能有其他菌株污染,且没有发生变异。若有条件,则最好选用 ATCC 菌株,作为免疫菌种。

2. 菌种必须经过灭活后才可用于免疫。

3. 细菌的浓度要适当,太高或太低对抗体的产生均有影响。

4. 选用的动物要健康,最好选用雄性动物,妊娠动物不能使用。事先应检测其血清中是否存在与伤寒杆菌相关的天然抗体,如有天然抗体,则弃去该动物。

5. 分离血清时应尽可能避免溶血。

6. 本试验也可改用腹腔注射免疫,注射计量为 2mL/次。

二、溶血素(颗粒性抗原)的制备

原理 本实验应用绵羊红细胞免疫家兔获得抗绵羊红细胞抗体。由于当两者结合并有补体存在时,可出现红细胞溶解,故此抗体又称溶血素。

材料

1. 制备绵羊红细胞悬液 无菌操作自绵羊颈静脉采血,注入已备有等量 Alsever 血球保存液的三角烧瓶内,置 4℃冰箱,可保存 1 月之久。用时取出血球悬液,2000r/min 离心 5min,弃上清液,加 3～4 倍生理盐水与血球充分混匀后,2000r/min 离心 5min,弃上清液,如此反复 3 次,最后一次离心 10min,并用生理盐水配成 20%羊红细胞悬液,置 4℃保存备用。

2. 免疫家兔程序见表 2-13-2。

表 2-13-2 家兔免疫程序

日期(天)	1	3	5	7	9	12	15	20
剂量(mL)	0.5	1.0	1.5	2.0	2.5	2.0	2.0	—
途径	皮下	皮下	皮下	皮下	皮下	静脉	静脉	试血

3. 收获溶血素 免疫注射第 20 天试血,若溶血效价达 1：2000 以上,即可收获血清,加 0.02%叠氮钠防腐,低温保存备用。

注意事项

1. 用于免疫的红细胞应无菌。

2. 红细胞浓度要适当,太高或太低对抗体的产生均有影响。

3. 选用的动物要健康,最好选用雄性动物,妊娠动物不能使用。事先检测其血清中是否存在与绵羊红细胞相关的天然抗体,如有天然抗体,则弃去该动物。

4. 本试验也可改用腹腔注射免疫,注射计量为 2mL/次。

5. 分离血清时避免溶血。

三、抗人 IgG(可溶性抗原)免疫血清的制备

原理 本实验以人血清 IgG 为抗原,免疫家兔获得抗人 IgG 免疫血清。

材料

1. 动物:健康雄性家兔,体重 2.5～3kg。

2. 抗原:经提纯的人 IgG。

方法

1. IgG-弗氏完全佐剂的制备 将灭菌的弗氏完全佐剂置于研钵内,边研磨边缓慢滴加等量人 IgG(1～5mg 蛋白/mL),直至形成白色油包水乳剂。以滴加于水中完全不散开为合格。置 4℃保存备用.

2. 选用 2.5～3kg 健康雄性家兔,于背部、颈部多点位皮下注射 IgG 完全佐剂抗原 1mL。2～3 周后,原处附近用不完全佐剂抗原加强免疫一次,以后每间隔 7～10d 用抗原加强免疫一

次,约 2～3 次后试血(测定抗体效价)。

3. 末次注射后第 7 天试血,琼脂双扩散试验效价达 1：64,即可放血收获血清,此即为兔抗人 IgG 免疫血清(多克隆血清)。

4. 按需要加入叠氮钠至 0.02%,将抗体分装至合适体积储存于－20℃或－70℃。

注意事项

1. 实验动物个体之间产生抗体反应的差异很大,因此免疫时至少应选用两只以上的动物;最好选用雄性动物,妊娠动物不能使用。事先检测其血清中是否存在与抗原相关的天然抗体,如有天然抗体,则弃去该动物。

2. 抗原必须经弗氏完全佐剂(或不完全佐剂)充分乳化才能注射,否则将明显影响免疫效果。制备乳化抗原是费时、费力的工作,应有耐心。

3. 佐剂一方面可提高特异性免疫反应的效果,获得高效价的免疫血清,但抗原不纯时可使抗原中极微量的污染物(0.005mg)产生抗体,从而导致免疫血清的纯度受到影响。另外,有些动物种系对卡介苗过敏,尤其是豚鼠,其次是家兔,当再次注射完全佐剂时,可引起超敏反应导致免疫失败。为此,第二次免疫注射时应改用不完全佐剂或减少佐剂中卡介苗的剂量,以减少或防止超敏反应的发生。

4. 抗原的剂量决定于抗原的种类,对免疫原性强的抗原应相对减少,免疫原性弱的抗原应相对增加。抗原的用量一般以体重计算。在使用佐剂的情况下,一次注入的总剂量以 0.5mg/kg 为宜,如不加佐剂,则抗原剂量可增大 10 倍。另外,免疫周期长者可少量多次注射,免疫周期短者可加大量少次注射。

5. 免疫方法尽可能采用多点位注射法,即在家兔脊柱两旁选择 4～6 个点位皮下注射,颈部和两侧腹股沟同时也应注射,每点注射 0.2mL。间隔两周后再于上述部位选不同点进行加强免疫注射。

(鲍建芳)

实验十四　单克隆抗体的制备

自 1975 年 Köhler 和 Milstein 首次成功制备出小鼠抗绵羊红细胞单克隆抗体以来，这一技术在医学生物学领域产生了重大的影响。单克隆抗体被广泛应用于免疫学、微生物学、肿瘤学、遗传学以及分子生物学等各个研究领域。在小鼠-小鼠 B 淋巴细胞杂交瘤技术基础上，近几年又发展了人-人、人-小鼠以及大鼠-大鼠 B 淋巴细胞杂交瘤技术，除了 B 淋巴细胞杂交瘤技术（单克隆抗体制备技术）外，还建立了 T 淋巴细胞杂交瘤技术。在本实验中主要介绍小鼠-小鼠 B 淋巴细胞杂交瘤技术。小鼠-小鼠 B 淋巴细胞杂交瘤技术是应用最广泛的杂交瘤技术，其优点在于：小鼠骨髓瘤细胞比较稳定，容易获得，容易培养；使用小鼠作为免疫动物所需抗原量较少，操作简便，并容易获得好的免疫效果；融合成功的杂交瘤细胞属于同种属杂交细胞，传代较稳定，不容易发生变异。这一技术的不足之处在于：鼠源的单克隆抗体不能直接用于临床治疗，目前只限用于基础研究及体外诊断试剂。

致敏 B 淋巴细胞能分泌特异性的抗体，但这些细胞不能在体外长期存活。骨髓瘤细胞可在体外大量繁殖，但不能分泌特异性的抗体，若将小鼠的骨髓瘤细胞与这些能够分泌某种抗体的 B 淋巴细胞融合，则融合后的杂交瘤细胞既具有肿瘤细胞易繁殖的特性，又具有 B 淋巴细胞能分泌特异性抗体的能力。由于每个致敏的 B 淋巴细胞只针对单一的抗原决定簇产生抗体，所以克隆化的杂交瘤细胞能够分泌针对单一抗原决定簇的单克隆抗体，这是单克隆抗体制备的基本原理。单克隆抗体制备程序如图 2-14-1 所示。

目的　通过本实验熟悉制备单克隆抗体的原理和方法。

一、小鼠骨髓瘤细胞的准备

（一）小鼠骨髓瘤细胞株

一株好的小鼠骨髓瘤细胞株应当具备如下几个特点：①稳定，易培养；②自身不分泌免疫球蛋白；③融合率高；④是 HGPRT 缺陷株。现有的小鼠骨髓瘤细胞株大多是 MOPC-21 细胞株的后代，这株骨髓瘤细胞是由 Horibata 和 Harris 在体外培养成功的，命名为 P3K。它的 HGPRT 缺陷细胞亚株在 Milstein 实验室建立，简称为 X63。Köhler 等人又进一步诱发产生了一株丢失免疫球蛋白重链的变异细胞亚株，简称为 NS-1，随后又进一步诱发出完全不分泌免疫球蛋白的 P3.653 和 SP2/0 等，目前在我国最常用的为 SP2/0 和 NS-1。

（二）小鼠骨髓瘤细胞株的保存

1. 防止突变、定期筛选　少数骨髓瘤细胞会发生自发的基因突变，为了防止 HGPRT 缺陷的回复突变，可将细胞定期（一般 20 代的间隔）以 8-氮鸟嘌呤（8-AG，15～20μg/mL 培养基）处理，连续培养 7d，除去含 HGPRT 的骨髓瘤细胞。

2. 防止支原体污染　小鼠骨髓瘤细胞，一旦被支原体污染，细胞生长状况不良，将严重影响融合率。支原体污染肉眼难以辨别，检查的方法有许多，如低张力处理地衣红染色、荧光染色法、电镜标本观察等，具体检查步骤可参考有关书籍。被污染的细胞一般无法用药物彻底排除，最有效的方法是将已污染的细胞注入 BALB/c 小鼠的腹腔，借助腹腔中的巨噬细胞

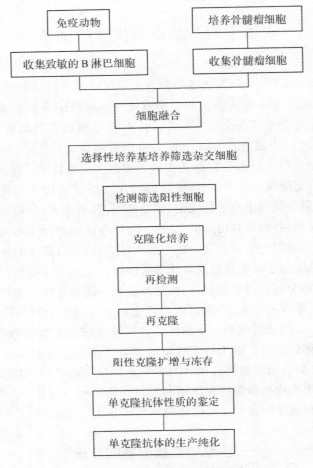

图 2-14-1 单克隆抗体制备程序

将支原体消除。具体操作如下：

（1）收集骨髓瘤细胞，计数，离心，去上清，加入不含血清的培养基，调节细胞浓度为 10^6/mL。

（2）取 1～2 只 8 周龄的雌性 BALB/c 小鼠，每只腹腔注射 1mL 骨髓瘤细胞。7～10d 后，小鼠腹部增大，将小鼠拉颈处死，按无菌操作规程，剪开表皮，不要弄破腹膜，用肝素（500 U/mL）湿润的 10mL 注射器，抽取腹水，离心，弃上清，再用不含血清的培养液洗一遍，再离心，弃上清。

（3）根据细胞团块的大小，加入适量的冷冻液，打匀，分装在若干个冷冻管内，冻存留作种子细胞。

（4）同时留部分细胞接种至培养瓶内，用含 8-AG（15～20μg/mL）的完全培养液连续培养 7～10d，去除其他小鼠腹腔细胞。经 8-AG 筛选过的骨髓瘤细胞才可用于细胞融合。

建议骨髓瘤细胞的培养、冻存均采用无支原体污染的胎牛血清，因为支原体污染的最主要来源是小牛血清。

3. 冻存方法　骨髓瘤细胞应尽量减少培养传代的次数，不用时及时冻存。冻存前将骨髓瘤细胞培养至对数生长期,细胞活力最好时冻存能够提高存活率。冻存时细胞浓度为 $(3\sim5)\times10^6/mL$。具体操作如下:

(1)将骨髓瘤细胞移至离心管内,离心,弃上清。

(2)加入 0.5～1mL 冷冻液,打散细胞后转移至塑料冷冻管内。

(3)将冷冻管置于 $-70℃$ 冰箱,12～24h 后迅速移入液氮罐中。

冷冻液配制:取一无菌培养瓶,先加入 40% 的培养基(RPMI 1640 或 DMEM),再加入 50% 胎牛血清,最后加入 10% 二甲亚砜(DMSO),混匀。二甲亚砜可高温高压消毒,如要过滤除菌,则需要特殊过滤膜。

(三)小鼠骨髓瘤细胞的培养

具体操作如下:

(1)融合前 10d,将骨髓瘤细胞从液氮罐中取出,迅速放入 37℃ 温水中,不断摇晃,至冷冻液完全溶解。

(2)直接以冷冻管离心,弃上清,加入一些新鲜配制的完全培养液,打散细胞后移至 50mL 培养瓶中。

(3)于 37℃ 5% CO_2 培养,根据细胞的生长状况换液,丢弃一部分细胞。一般 5～7d 后细胞可完全恢复,镜下可见细胞大小均匀,圆而透亮。

(4)融合前 2～3d,将一瓶细胞传至 4 瓶,继续培养。这样在融合时,细胞一般正处于指数增殖期,活力最好,细胞总数约 $(1\sim1.2)\times10^7$。

完全培养液配制:90mL RPMI 1640 或 DMEM 培养基(已加 $NaHCO_3$),加 10mL 经灭活处理的胎牛血清,1mL 100 倍浓缩的青链霉素和 1mL 100 倍浓缩的谷氨酰胺溶液,混匀。

100 倍浓缩的谷氨酰胺溶液配制(0.2mol/L):2.92g L-谷氨酰胺溶于 100mL 双蒸水中,过滤除菌后分装成 1mL,$-20℃$ 贮存。

100 倍浓缩的青链霉素溶液配制:青霉素 100 万 U,链霉素 100 万 μg,溶于 100mL 无菌生理盐水或 PBS 中,分装成 1mL,$-20℃$ 贮存。

二、免疫 B 淋巴细胞的准备

(一)免疫动物

用目的抗原刺激机体,使机体产生致敏的 B 淋巴细胞,是单克隆抗体制备的第一个关键。免疫效果的好坏直接影响阳性率及阳性克隆分泌产物的特性。免疫成功的标志是在融合时脾脏能够提供大量处于增殖状态的特异性 B 淋巴细胞,此时血清中的抗体效价不一定最高。

1. 可溶性抗原　可溶性抗原的免疫效果与抗原的分子量有关,分子量大的抗原(5 万以上)容易产生好的免疫效果,分子量小的抗原(2 万～4 万)较难产生好的免疫效果,但可通过增加免疫次数来提高免疫效果。分子量 1 万左右的抗原最好先连接于载体蛋白,再行免疫。半抗原物质则必须与载体蛋白连接才能免疫。可溶性抗原不论分子量大小,都应与弗氏佐剂混合后再进行免疫。弗氏佐剂对抗原起保护作用,并增强免疫效果。

具体操作步骤如下:

(1)取 2～4 只 6 周龄的雌性健康 BALB/c 小鼠同时免疫。可溶性抗原每次用量一般为 10～100μg。首次免疫需加弗氏完全佐剂,用微量搅拌器充分混匀,背部皮下多点位注射。

（2）2周后进行第二次免疫，也称加强免疫。加强免疫的抗原量减半，并改用弗氏不完全佐剂，但注射体积和方法不变。加强免疫可行多次，直至血清效价达到要求。符合要求的免疫小鼠在细胞融合之前至少应休息一个月，使血清效价有所下降。

（3）融合前3d进行最后一次免疫，也称冲击免疫，用150μL PBS溶解抗原50～100μg，经小鼠尾静脉注射。冲击免疫的目的是促进免疫小鼠脾脏内正处于增殖状态的B淋巴细胞达到最多，因此非常关键，注射量太少，不足以刺激脾脏内的记忆细胞，量大了有可能造成小鼠体内因抗原抗体免疫复合物大量形成而休克和死亡。冲击免疫若改用腹腔注射，危险性小，但应加大注射量。

2. 颗粒性抗原　颗粒性抗原（细胞、病毒、病原体碎片等）容易产生好的免疫效果，免疫时可不加佐剂，直接注入BALB/c小鼠的腹腔。如果是细胞性抗原，每次注射10^6～10^7个，共0.5mL。间隔2周后，进行加强免疫，一般两次即可。融合前3d按同样方法再免疫一次。

3. 其他免疫方法　脾内直接注射。此法适用于抗原量特别少的情况。具体操作如下：

（1）腹腔注射戊巴比妥将小鼠麻醉（6～7μg/g体重）。

（2）按无菌操作规程，在小鼠腹部脾脏部位切一小口，拉出脾脏，用4～5号针头，纵向插入小鼠脾脏内，边注射边退针，将50～100μL的抗原均匀地注射在小鼠脾内。一般可溶性抗原一次注射20μg，细胞抗原一次注射$2.5×10^5$个细胞。注射后缝合小鼠皮肤。

（3）4d后，取脾脏制备脾细胞作融合。

也有人先进行一次常规免疫，再行脾内注射。脾内注射周期短，抗原用量小，但效果不稳定，不容易获得高亲和力的抗体。

（二）免疫效果检测

免疫2～3次后，可从眼眶取血检测血清效价。具体操作为：

（1）按住小鼠头部，用毛细管插入小鼠的内眼角，取血15～20μL，吹入小离心管中，离心。

（2）用加样器吸取血浆2～5μL，用PBS稀释至100倍，500倍，1000倍，2000倍。检测方法根据抗原特性决定，但不论采用什么方法，都应与杂交瘤细胞的检测方法一致。具体方法参见本实验（五）。若采用放射免疫检测法检测，血清效价达1∶2000，即可准备细胞融合。

三、细胞融合

致敏的B淋巴细胞必须与骨髓瘤细胞融合，才能产生杂交的细胞，因此细胞融合是单克隆抗体制备的中心环节。细胞融合的方法多采用化学试剂助融，最常用的助融剂是聚乙二醇（polyethylene glycol，PEG），分子量为1000～4000的PEG助融效果好，对细胞的毒性又相对最小。此外，还可利用电融合仪等物理方法，在亲本细胞数目较少的情况下这种方法可能有实用价值。

（一）收集骨髓瘤细胞

将对数生长期的细胞收集至离心管中，计数。取（1～2）×10^7个细胞，离心弃上清，置室温待用。

（二）收集B淋巴细胞

冲击免疫后3d，摘除小鼠眼球放血。血清留作阳性对照。按无菌操作规程取出脾脏，在小平皿中压碎研磨，加入少量不含血清的培养液，用100目的不锈钢网过滤。收集过滤后的细胞悬液于离心管中，计数，取 1×10^8 个细胞，离心，弃上清，置室温待用。

（三）细胞融合

1. 将准备好的骨髓瘤细胞和脾细胞移至一个 50mL 锥形离心管中，加入一定量的无血清培养液，离心，吸去上清。

2. 将离心管放在掌心摇动，使细胞团成松散的糊状。

3. 将离心管置于 37℃ 水浴中，吸取 0.7~1mL 50% 的 PEG 溶液（分子量 4000），慢慢加入细胞中，边加边搅，1min 加完。

4. 静置 1min，再吸取预先准备好的 10mL 无血清培养液，缓慢加入，以稀释 PEG，减少毒性作用。边加边缓慢搅拌，先慢后快，前 2min 加入 2mL，后 2min 加入剩余的培养基。

5. 离心，吸去上清。将细胞团摇散，加入 HAT 选择性培养液。

四、融合细胞的接种与选择性培养

杂交细胞的选择是利用在选择性培养基中只有杂交瘤细胞才能生长的特点，最常用的是 HAT 选择性培养基。其原理为：骨髓瘤细胞多为 HGPRT（次黄嘌呤鸟嘌呤磷酸核糖转移酶）缺陷株，或 TK（腺苷激酶）缺陷株。HGPRT 和 TK 是细胞合成 DNA 和 RNA 旁路途径上的两种重要的酶，如果缺乏这两种酶中的任意一种，在正常途径受阻的情况下，细胞将不能利用旁路途径而死亡。HAT 中的 A 为氨基蝶呤，就是一种正常途径的阻断剂，H 和 T 分别为次黄嘌呤和胸腺嘧啶核苷，它们分别是 HGPRT 和 TK 的底物，具备 HGPRT 和 TK 的细胞在正常途径受阻时，可利用 H 和 T 依靠旁路途径合成 DNA 和 RNA 继续生存。在杂交瘤制备中，致敏的 B 淋巴细胞含有 HGPRT 和 TK，它与骨髓瘤细胞融合，可弥补骨髓瘤细胞缺陷，因此只有此类杂交的细胞可在 HAT 选择性培养基中长期存活，其余未杂交细胞都将死亡。

（一）饲养细胞的准备

融合成功的杂交细胞很少，加入饲养细胞可帮助杂交细胞生长，而饲养细胞本身生长一段时间后会自然死亡。饲养细胞可以用小鼠腹腔巨噬细胞，也可用小鼠胸腺细胞。

1. 取小鼠腹腔巨噬细胞作饲养细胞

（1）取一只 6~8 周龄的健康 BALB/c 小鼠，拉颈处死。

（2）按无菌操作规程，剪开皮肤，应注意不要剪破腹膜。

（3）用无菌的 9 号针头和 5mL 注射器吸取 5mL 无血清培养液，注入小鼠腹腔，用手轻揉腹部，慢慢抽回，如此反复两次。

（4）吸出的液体置于离心管中，离心，去上清。加入一定量无血清培养液，再离心，弃上清。沉淀于管底的细胞置室温备用。一般一只小鼠可取 10^7 个巨噬细胞。

2. 取小鼠胸腺细胞作饲养细胞

（1）取一只健康的 3~4 周龄 BALB/c 小鼠，摘除眼球放血处死。

（2）按无菌操作规程，剪开胸部皮肤，顺着胸骨两侧剪至腋下，打开胸腔，取出位于心脏上方的胸腺置于平皿中。

（3）撕碎胸腺组织并研磨，加入无血清培养液，以 100 目的不锈钢网过滤。

（4）过滤后的细胞悬液移至离心管中，离心，弃上清。沉淀的细胞置室温待用。一般一只

小鼠可取 10^8 个胸腺细胞。

(二)接种

1. 液体培养基　这是最广泛应用的方法。液体培养基含 HAT、15％～20％的胎牛血清及青链霉素等。培养基多采用 DMEM 及 RPMI 1640。将融合后的细胞和滋养细胞移至一大培养瓶内,加入配制好的选择性液体培养液 50mL,混匀后,接种至两块 96 孔培养板或两块 24 孔培养板。96 孔板每孔加 $250\mu L$,含细胞 5×10^5(不包括滋养细胞);24 孔板每孔加 1mL,含细胞 2×10^6。培养 7～10d 后可换成 HT 培养基。

100 倍 HT 贮存液的配制:称取 136.1mg 次黄嘌呤及 38.8mg 胸腺嘧啶核苷;逐次溶解在 100mL 双蒸水中。次黄嘌呤不易溶解,可加温至 50～80℃以助溶解;过滤除菌,分装,贮存于－20℃。

100 倍 A 贮存液的配制:称取 1.76mg 氨基蝶呤,加 90mL 双蒸水,滴加 1mol/L NaOH溶液,不断摇动,直至氨基蝶呤完全溶解,再滴加等量 1mol/L HCl 溶液,恢复 pH 至 7.0 左右;补足双蒸水至 100mL,过滤除菌,分装,贮存于－20℃。

50 倍 HAT 贮存液的配制:取 100 倍的 HT 贮存液和 100 倍的 A 贮存液等体积混合。

2. 甲基纤维素半固体培养基　此方法是 Davis 于 1982 年首创的。其优点是杂交细胞可固定在一个位置生长,直接形成克隆,经挑取后可免去克隆化培养的步骤,比液体培养基节省时间。另外,杂交细胞也稳定,容易生长。与软琼脂固体培养基相比,融合后的细胞在半固体培养基中易于混合,操作简便,容易挑取克隆转移至液体培养基。缺点是挑取克隆必须在解剖镜下进行,有一定的难度且检测时工作量大。

具体操作步骤如下:

(1)取 25mL 2％甲基纤维素半固体培养基、10mL 胎牛血清及 2mL 50 倍 HAT 浓缩液,与融合后的细胞及滋养细胞混合,用 DMEM 培养基调节体积至 40mL,充分混匀。

(2)均匀地倒入 20～22 个直径 35mm 的小平皿中,每皿约 2mL。

(3)将小皿置于潮湿的饭盒内,于 37℃ 5％ CO_2 孵育 7～10d,尽量避免晃动。

2％甲基纤维素半固体培养基的配制:称取 2g 甲基纤维素(25℃ 2％的黏滞度为 4000cps),放入 100mL 体积的三角瓶内,加入 50mL 双蒸水,同时放入一个搅拌子,高温高压消毒,趁热稍加振摇,冷却后置 4℃ 12～24h,加入预先准备好的双倍 DMEM 培养基 50mL,拨动搅拌子,置于 4℃冰箱搅拌过夜,完全混匀后即可使用。

五、杂交瘤细胞的检测

并非所有的杂交瘤细胞都能分泌针对目的抗原的特异性抗体,要通过可靠、简便、快速的方法,将那些能够分泌目的抗体的杂交瘤细胞检测出来。常用的方法有:酶联免疫分析法、放射免疫分析法及荧光免疫分析法等。

检测的方法应该在细胞融合之前就已确立,如果将细胞接种于液体培养基,检测时间一般掌握在 2～6 周内。如果将细胞接种于半固体培养基,检测时间是在克隆转移至液体培养基培养 3～7d 后。

(一)固相酶联免疫测定

固相酶联免疫测定法适合于较大分子的可溶性抗原。虽然颗粒性抗原也可使用,但效果不如可溶性抗原。检测细胞性抗原,应当去除细胞内的过氧化物酶,以减少假阳性的出现。

具体操作步骤如下:

1. 包被抗原 将可溶性抗原溶解于包被液,加入酶标板或可拆卸板条的小皿中,使其吸附于皿壁上。每孔加 $100\mu L$ 含 $0.1\sim0.6\mu g$ 的抗原溶液,4℃放置 $12\sim24h$。若为细胞性抗原,则每孔加 10^5 个细胞,待其自然干燥,或直接将细胞接种于小皿中,待细胞贴壁生长后再去除培养基,用于检测。

2. 封闭 去掉包被液后,每孔中加满封闭液,其目的是以无关蛋白掩盖未被抗原占据的皿壁表面,以减少非特异性反应。封闭时间为室温 2h,或 4℃过夜。封闭后的板条可马上用于检测,也可甩掉封闭液后凉干,以透明胶带密封,贮存于 4℃备用。

3. 加待测上清 $100\mu L$,37℃孵育 1h。

4. 甩掉样品,加满洗液洗 3 遍。

5. 加辣根过氧化物酶标记的抗鼠 IgG 抗体工作液 $100\mu L$(酶标二抗),37℃孵育 $30\sim60min$。

6. 甩掉酶标二抗,加满洗液洗 3 遍。

7. 加底物显色剂(TMB)$50\mu L$,室温避光静置 $5\sim10min$。

8. 加 $1mol/L\ H_2SO_4$ 溶液 $50\mu L$ 以终止反应。

9. 观察结果 可用酶标仪测定,波长 450nm,OD 值高于阴性对照 2 倍以上者可视为阳性,也可以肉眼观察,颜色明显深于阴性对照者可视为阳性。注意:如果阳性对照本身差别不明显,说明测定系统有问题,应查明原因。

(二)放射免疫测定

1. 固相放射免疫测定 固相放射免疫测定与固相酶联免疫测定的原理相同,只是二抗的标记物为同位素(一般多用^{125}I)。用^{125}I 标记的二抗孵育后,洗 3 遍,将小皿分别放入试管中,用 γ 计数器计数。cpm 值高于阴性对照 3 倍以上可视为阳性。

2. 液相放射免疫测定 此方法标记的是抗原,因此特别适用于可溶性抗原量很少的情况,以及一些半抗原物质。具体操作步骤如下:

(1)在试管中加入待测样品 $100\mu L$ 和标记的抗原 $100\mu L$,4℃孵育 4h,或室温孵育 1h。

(2)加入沉淀液,室温放置 $20\sim60min$。

(3)3000r/min 离心 20min,分离游离物和沉淀物。若以活性炭配制沉淀液,则沉淀物为吸附在活性炭上的游离标记抗原,测量时应测上清,看其是否有结合的标记抗原(^{3}H 标记物多用此法)。若以 PEG-抗鼠 IgG 二抗配制沉淀液,沉淀物是抗原抗体结合的复合物,因此应测定沉淀物看其是否含有标记的抗原(^{125}I 标记的抗原多用此法)。

(4)测定:若抗原用^{3}H 标记,测定时吸取 1mL 上清液加入 10mL 闪烁液中。若抗原用^{125}I 标记,则吸去上清,直接测定试管中的沉淀物。

(5)判断结果:cpm 值高出阴性对照 3 倍以上可视为阳性。

3. 放射免疫分析(RIA)缓冲液配制

(1)0.065mol/L 磷酸钾缓冲液(pH7.2)

A 液:0.065mol/L 磷酸二氢钾:8.8g 磷酸二氢钾溶于 1000mL 去离子水中。

B 液:0.065mol/L 磷酸氢二钠:23.28g 磷酸氢二钠($Na_2HPO_4 \cdot 12H_2O$)溶于 1000mL 去离子水中。

取 A 液 250mL 和 B 液 750mL 混合。

(2)取 8.76g NaCl、5g BSA、0.5g EDTA 及 1g NaN_3 溶于 1000mL(1)液中。

PEG-抗鼠 IgG 二抗沉淀液配制:350mL RIA 缓冲液与 640mL PBS 混合,加入 36g PEG,溶解后再加入 10mL 羊抗鼠 IgG 抗血清(双扩效价 1∶32)。

(三)荧光免疫测定法

此法是用荧光素标记的抗鼠 IgG 二抗,适用于抗细胞抗原及以组织切片为抗原的抗体检测。

(四)其他方法

还有一些免疫学方法可用于检测,如间接血凝试验、细胞毒性试验及免疫沉淀试验等。

六、阳性杂交瘤细胞的克隆化培养

为了确保单克隆抗体的纯一性,及避免其他阴性细胞对其生长的影响,要将阳性的杂交瘤细胞进行单细胞分离培养,经反复 2～3 次检测均为阳性的杂交瘤细胞,应及早进行克隆化培养。

(一)有限稀释法

这是最常用的方法,具体操作如下:

1. 收集细胞计数。

2. 按 10^5、10^4、10^3、10^2 到 10^1 的密度用 RPMI 1640 培养液作系列稀释(最后一次用完全培养液)。

3. 取一块 96 孔板,预先按每孔 10^5～10^6/100μL 完全培养液加好滋养细胞,然后加入 8～10 个/mL 的低密度细胞悬液,每孔 100μL。

4. 将培养板置于 37℃ 5% CO_2 培养箱培养 7～10d,期间尽量少作观察。

5. 于第 2～4 天置 96 孔板于显微镜下观察,对确为只有一个细胞克隆生长的孔做好标记。

完全培养液配制:85mL RPMI 1640 或 DMEM 培养基,加 15mL 胎牛血清、1mL 青链霉素 100 倍浓缩液及 1mL 谷氨酰胺 100 倍浓缩液。

(二)半固体培养基法

前面提到融合后的细胞可接种于甲基纤维素半固体培养基,在半固体培养基中杂交瘤细胞可直接形成克隆。培养 7～10d 后,在解剖镜下用加样器直接挑取克隆。挑取之前先在 96 孔板中加好滋养细胞,每孔 10^6 个/250μL 完全培养液,完全培养液中含 HT,每孔置放一个克隆。如果挑取时两个克隆靠得很近,难以分开,可置同一孔中,但须记下该孔的号码。若检测后该孔为阳性,应将这孔中的细胞再进行克隆化培养。再克隆时仍可利用半固体培养基。

使用甲基纤维素半固体培养基时应当注意,由于克隆化培养在检测之前,因此需要检测的样品量很大,故应事先做好准备。

七、杂交瘤细胞的扩增与冻存

克隆化培养后的阳性杂交瘤细胞应当及时冻存,以防止这些细胞的染色体丢失,发生变异。杂交瘤细胞的扩增培养用含 10% 胎牛血清的普通完全培养液,冻存方法参见前文。

八、单克隆抗体性质的鉴定

为了更好地利用所获得的单克隆抗体,要对单克隆抗体的性质进行鉴定,鉴定内容包括亲和常数、特异性(交叉反应性)、结合位点、免疫球蛋白的类型及亚类。

（一）特异性

特异性鉴定是检测抗体是否还会与目的抗原之外的其他抗原反应,如果有反应,则与目的抗原的反应相比,程度有多大,即交叉反应性是多少。对于可溶性抗原,检测的方法可采用放射免疫竞争性实验(RIA 法)及蛋白印迹杂交(Western blot)实验等;对于颗粒性抗原,可采用固相酶联免疫测定法与荧光免疫测定法等。

1. RIA 法　此法最适合于商品化的抗原蛋白,如激素和因子等。具体操作步骤如下:

（1）将目的抗原配制成浓度梯度标准品。

（2）各取 $100\mu L$ 上述标准品,分别与 $100\mu L$ 同位素标记的抗原及 $100\mu L$ 待测抗体混合,孵育 4h 或 4℃过夜。

（3）加 PEG-二抗沉淀液室温孵育 30～60min,3000r/min 离心 20min。

（4）吸去上清,将沉淀物作 γ 计数。

（5）绘制一条竞争抑制标准曲线。从曲线上可看出,随着目的抗原标准品浓度的增大,抗体与标记抗原的结合率越来越低。做此项测定要注意调整抗体的浓度,抗体浓度太高时,不会出现竞争抑制反应。

（6）配制与目的抗原相关的其他抗原的标准品,以此替代目的抗原标准品,与标记的目的抗原及待测抗体孵育。操作步骤及孵育时间与前述相同,计数后也可绘制一条竞争抑制曲线。

（7）分别从两条曲线上找出结合率比最高点下降 50% 时的目的抗原与竞争抗原的浓度值,按下列公式计算:

$$交叉反应率 = \frac{目的抗原 \times 50\%}{其他抗原 \times 50\%} \times 100\%$$

2. 蛋白印迹杂交实验　抗原(包括其他相关抗原)行 SDS-聚丙烯酰胺凝胶电泳,然后转至硝酸纤维膜上。转膜完毕后,将膜置于封闭液中,置室温 1～2h。取出凉干后,将膜切成小条,与待测抗体孵育,洗涤显色后观察结果。如果一种单抗只与某一特定的蛋白带起反应,那么说明其特异性强,若还与其他蛋白带起反应,则说明有交叉反应。至于交叉反应的程度,只能做粗略的估计。详细步骤参见有关文献。

3. 固相酶联免疫测定法　适合于颗粒性抗原及分子量大的可溶性抗原。将不同的抗原分别包被于酶标板的小皿中,再分别与待测抗体孵育,详细步骤参见前文。测定 OD 值后,将 OD 值扣除阴性对照的 OD 值,再按下列公式计算:

$$交叉反应率 = \frac{其他抗原与抗体结合的 OD 值}{目的抗原与抗体结合的 OD 值} \times 100\%$$

4. 荧光免疫测定法　适合于细胞抗原及以组织切片为抗原的情况,具体操作步骤见有关章节。根据是否有荧光及荧光的强弱来判断是否有交叉反应及交叉反应的强弱。

（二）亲和常数

亲和常数反映的是抗体与抗原结合的能力。抗原抗体反应为一可逆反应：$Ag + Ab \rightleftharpoons Ag \cdot Ab$。根据质量作用定律，反应平衡时，$[Ag][Ab] \times K = [Ag \cdot Ab] \times K'$。平衡常数 $K_a = K/K'$。K_a 就是亲和常数。在特定条件下，对于特定的抗原抗体系统，K_a 是固有的，不变的。K_a 值越大，反应到达平衡越快，且达到平衡时抗原抗体复合物的相对浓度越大。K_a 值越大，要达到相同的结合率，加入反应系统的抗体量越少。K_a 值越大，能产生抗原抗体复合物所需的抗原量也越少。换言之，亲和力高的抗体用于临床检验时，反应快，用量少，灵敏度高。

亲和常数的测定多采用 Scatchard 作图法，Scatchard 方程是从上述抗原抗体反应方程式推导而来的。Scatchart 方程式为 $B/F = K_a([Ab^0] - B)$，式中 B 表示平衡时抗原抗体复合物（$Ag \cdot Ab$）的浓度，为 $b \times [Ag^0]$，式中，$[Ab^0]$ 为反应体系中抗体的起始浓度，$[Ag^0]$ 为抗原的起始浓度，结合率 $b =$ 实测 cpm/总管 cpm。F 表示平衡时游离抗原 Ag 的浓度，等于 $[Ag^0] - b \times [Ag^0] = (1-b)[Ag^0]$。

以 B/F 对 B 作图，可得一直线，当 $B = 0$ 时，$B/F = K_a[Ab^0]$；

当 $B/F = 0$ 时，$K_a[Ab^0] = K_a B$，此时 $B = [Ab^0]$。

$$直线斜率 = Y/X = \frac{K_a[Ab^0]}{[Ab^0]} = K_a$$

所以，只要测得一组 B/F 值，即可通过作图法找出 Y 和 X 点，从而推算出 K_a 值。

测定 B/F 值，需采用 RIA 法。首先配制梯度浓度的抗原标准品，在一组试管中，先加入一定量的标记抗原 100 μL 和一定量的抗体 100 μL，再分别加入不同浓度的抗原标准品 100 μL，随着抗原浓度的增加，抗体与标记抗原的结合越来越少，即结合率 B 越来越低。于是，每一个起始抗原浓度 $[Ag^0]$ 都有一个相对应的结合率 B。

以 B 为横坐标，以 B/F 为纵坐标，用直线回归的方法在普通坐标纸上可画出一条直线，延伸至 X 和 Y 轴，Y/X 即为 K_a。

除了上述较准确的方法外，还可用稀释抗体法（或饱和抗原法）来粗略估计亲和常数。

具体操作如下：

1. 测定提纯抗体浓度，将抗体做系列稀释。

2. 取不同浓度的抗体 100 μL，分别加入一定浓度的标记抗原 100 μL，混匀后室温孵育（详细步骤参见前文）。

3. 随着抗体量的下降，结合率不断下降，可测得一组 cpm 值。

4. 以 cpm 值为纵坐标、抗体浓度为横坐标作图，从图中找出结合率从最高点下降 50% 时相对应的抗体浓度，这一浓度的倒数即为抗体亲和常数。抗体浓度以 mol/L 表示。IgG 类抗体的分子量为 1.6×10^5。亲和常数的单位是 L/mol，这是一个稀释单位，可以理解为将一摩尔的抗体稀释到多少升时，才可使抗原抗体结合物解离 50%。

（三）单克隆抗体的免疫球蛋白（Ig）类和亚类鉴定

鉴定单克隆抗体的 Ig 类型和亚类可采用免疫双扩散法。具体步骤为：

1. 以磷酸盐溶液配制 1% 的琼脂糖溶液，趁热倒入直径为 35mm 的小平皿中，凝固后打孔，中间一个，周围 6 个。

2. 取杂交瘤培养上清液 1mL（含待测抗体），加硫酸铵 0.38g，沉淀抗体。10000r/min 离心 5min，吸去上清液，加入 50μL 磷酸盐溶液，溶解沉淀物。

3. 取 10～15μL 加入中央孔中，周边孔分别加入抗不同 Ig 类或亚类的抗体 10～15μL，37℃保湿放置 24h 以上，出现沉淀线者为阳性反应，表明这种抗体属于对应的 Ig 类或亚类。

注意：检测时不能以腹水作为样品，因为腹水含有小鼠自身的各种类型抗体。

（四）结合位点

结合位点的鉴定有相当的难度。对于一些结构清楚的抗原，可通过特定的化学反应来鉴定，如抗 hCG 单抗。而对于大部分抗原，只能判断各个单抗是否抗其不同的抗原决定簇，以及所结合位点在空间位置上的远近。作为抗体本身的一种性质，结合位点的测定在抗体应用时有参考价值。当一对抗体的结合位点相距很远时，可制备成用于双抗体夹心法的临床检验试剂盒。通常这种鉴定称为配对实验，多用酶联免疫法。

具体操作如下：

1. 将纯化的待测抗体标记上酶，具体可参考有关资料。

2. 将纯化的待测抗体分别包被于酶标板的小孔中，每孔 0.2μg/100μL Tris 包被液，4℃放置 12～24h。

3. 甩掉包被液，加满封闭液，置室温 1～2h，甩掉封闭液。

4. 加入目的抗原 100μL 及待测酶标抗体 100μL，室温孵育 1h。

5. 甩掉孔内液体，用洗液洗 3 遍。

6. 加底物显色 5～10min，加入 2mol/L H_2SO_4 溶液 100μL 终止反应。肉眼观察，或用酶标仪测定 OD 值，所得结果可用表 2-14-1 说明。

通常同一种单抗既做包被抗体又做酶标抗体不会出现夹心反应，因为一个结合位点只能结合一个抗体分子。在其他的配对反应中，如果颜色很浅，OD 值小，说明这一对抗体的结合位点很靠近，有的甚至是抗同一结合位点；反之，说明这一对抗体的结合位点相距较远，互不影响其结合。除了上述配对实验，还用竞争抑制实验来判断一个单抗的结合位点是否与另一单抗相同或相近。

表 2-14-1　OD 值结果

包被抗体	酶标记抗体					
	1	2	3	4	5	6
1	0.000					
2		0.000				
3			0.000			
4				0.000		
5					0.000	
6						0.000

九、单克隆抗体的生产

多采用接种杂交瘤细胞至小鼠腹腔的方法制备腹水，再从腹水中提取抗体。具体操作如下：

1. 取 10 周龄的健康 BALB/c 小鼠,腹腔注射降植烷(pristane)或液体石蜡油,每只 0.5mL。

2. 5～7d 后,收集杂交瘤细胞,离心,去上清,加入无血清培养液,调节细胞密度至 10^5～10^6 个/mL,每只小鼠注射 1mL。

3. 7～10d 后,小鼠腹部增大,开始收集腹水。用 12 号针头扎腹部,挤压,使腹水流出,收集至离心管,并使劲晃动离心管以防止腹水凝结。

4. 1000～2000r/min 离心 5min,吸取上清液,以 0.4μm 的小滤器过滤除菌,分装后 −20℃贮存。

如此反复几天,直至小鼠死亡。也可一次性收集。

十、单克隆抗体的提纯

(一)IgG 类抗体

1. 正辛酸法

(1)将腹水用 4 倍体积的醋酸溶液(0.06mol/L)稀释,用 0.1mol/L NaOH 溶液调节 pH 值至 4.5。

(2)每毫升稀释后样品加 25μL 正辛酸,边加边搅拌,慢慢加完。

(3)放置 30min 后,室温 10000r/min 离心 30min。

(4)将上清液用尼龙网、纱布或滤纸过滤。

(5)加 10 倍浓缩的 PBS 缓冲液(9 份样品加 1 份 10 倍的 PBS),用 1mol/L NaOH 溶液调节 pH 值至 7.4。

(6)冷却至 4℃,边搅拌边逐滴加入硫酸铵至 45％饱和度,搅拌 30min,4℃离心 15min(10000r/min)。

(7)弃上清,用少量 PBS 溶解沉淀,用 50～100 倍体积的 PBS 透析,4℃过夜。

(8)收集透析液,测 OD 值,分装贮存。

2. Protein A 亲和层析法

(1)制备 Protein A 亲和层析柱(参见有关试剂的说明书)。

(2)用 2～3 倍柱床体积的 PBS(0.1mol/L pH7.1)平衡柱子。

(3)取 10mL 腹水过柱,流速 1～2mL/min,可重复过一次。

(4)用 PBS 洗柱子,至 OD 值接近于零。

(5)用 0.5mol/L NaCl-PBS 溶液洗柱子至 OD 值接近于零,以去除非特异性吸附。

(6)再以 3 倍柱床体积的 PBS 洗柱子。

(7)以 50mmol/L 甘氨酸-HCl 溶液(pH2.3)洗脱,流速为 1～2mL/min,收集洗脱液,每管 1mL。以 pH 试纸测定洗脱液的 pH 值,当 pH 值下降时,以 1mol/L 的 Tris 溶液迅速中和洗脱液。

(8)测定各收集管的 OD 值,保留峰值区的洗脱液。

(9)将洗脱液装入透析袋,以分子量为 2 万的 PEG 浓缩至体积约 5～10mL,用 50～100 倍体积的 PBS 透析,4℃过夜。

(10)测定透析袋中液体的 OD 值,分装 −20℃贮存。

洗脱液配制:0.05mol/L 甘氨酸-HCl 溶液(pH2.4)

A 液:0.2mol/L 甘氨酸:1.501g 甘氨酸溶于 100mL 去离子水中。

B 液:0.1mol/L HCl:1.68mL HCl 溶液加去离子水至 100mL。

取 A 液 25mL 与 B 液 16.2mL 相混,加去离子水至 100mL。

(二)IgM 类抗体

IgM 类抗体分子量大,故采用凝胶过滤的方法。过柱子前可先将腹水以 45％饱和度的硫酸铵沉淀,离心去上清,以少量 PBS 再溶解沉淀,然后过柱。

1. 将葡聚糖凝胶 G-200 浸泡于 PBS 溶液中,膨胀后装柱(2.5cm×100cm)。

2. 加样,待样品基本进入柱内后,用 PBS 洗脱,流速 0.25mL/min。

3. 收集洗脱液,每管 5mL,测定 OD 值,留取第一峰值区的洗脱液。

4. 用分子量为 2 万的 PEG 浓缩洗脱液,用 50～100 倍体积的 PBS 透析,4℃过夜。测定透析袋中液体的 OD 值,分装-20℃贮存。

注意事项

1. 免疫动物是单克隆抗体制备的第一个关键。免疫用的抗原剂量、纯度,是否加佐剂,免疫途径,免疫周期等因素直接关系到免疫效果,因此,在免疫前应作充分的考虑。

2. 在制备单抗前,应选择确定一种稳定、有效、方便、快速的检测目的单克隆抗体的方法。一般首选 ELISA。

3. 选择生长良好的无污染的小鼠骨髓瘤细胞株,且定期做 8-氮鸟嘌呤选择培养以防细胞突变。

4. 细胞复苏过程中,离心速度控制在 1000r/min 左右,过高的离心速度对细胞生长有影响。

5. 致敏 B 细胞和骨髓瘤细胞融合是单克隆抗体制备的中心环节。在这个过程中,应注意选择正处于指数生长期、活力最好的骨髓瘤细胞,掌握两种融合细胞之间的浓度比例、融合时间,整个融合操作过程保持轻柔。

6. 在融合前一天,应将饲养细胞制备好,并置培养箱中培养,制备过程中应严格无菌操作。

7. 克隆化培养后的阳性杂交瘤细胞应及时冻存留种,以防这些细胞的染色体丢失、变性或死亡。同时做好标记。

8. 制备单克隆抗体是一项费时费力的工作,尤其是克隆与筛选,在操作过程中应有耐心。

9. 在整个单克隆抗体制备过程中需严格无菌操作。同时对于细胞传代培养应适时注意更换培养液,防止细胞死亡,避免因此而造成的损失。

(鲍建芳)

实验十五　抗体的纯化

粗制的单抗和多抗可用于一般的免疫化学试验。但是,许多试验需要纯化的抗体。常用纯化抗体的方法有盐析法、凝胶过滤、离子交换层析、亲和层析以及高效液相色谱等方法。这些方法各有优缺点,应根据抗体的特点、纯度要求和实验室具体条件加以选择。需要注意的是,每一次纯化过程都会使抗体的活性和绝对量受到损失,因此抗体的纯化要根据实验需要进行,尽量减少不必要的纯化过程。

目的　通过本实验熟悉纯化抗体的基本方法。

一、中性盐沉淀法粗提抗体

原理　大量的盐加入到蛋白质溶液中,高浓度的盐离子有很强的水化力,可夺取蛋白质分子的水化层,使蛋白质胶粒失水,发生凝集而沉淀析出,这种用中性盐使蛋白质析出的方法称盐析。

盐析是分离蛋白质的常用方法,具有操作简便,不引起蛋白质变性失活,对 pH、温度要求不严格的优点。

不同蛋白质析出所要求的盐浓度不同,使用不同浓度的盐溶液可使血清中各蛋白质成分分别析出。许多盐均能使蛋白质析出,如硫酸铵、硫酸钠、硫酸镁、氯化钠、磷酸盐等。最常用的为硫酸铵(表 2-15-1),因其溶解度高,受温度影响小,如在 0～30℃范围,其溶解度的变化为 514.72～545.88g/L,相差很小,盐析在室温或 4℃均可进行。其他盐类溶解度受温度影响较大,需在 30℃以上进行盐析,因而多不用于纯化抗体。

表 2-15-1　不同饱和度硫酸铵对血清蛋白的沉淀

硫酸铵饱和度(%)	血清蛋白沉淀成分
>50	白蛋白
46	拟球蛋白 I(αβγ)
40	拟球蛋白 II(αβγ)
33	优球蛋白(主要是 γ)
20	纤维蛋白原

材料　硫酸铵、生理盐水、血清样品、磁力搅拌器。

方法

1. 饱和硫酸铵溶液的制备　称取 400g 硫酸铵加入 500mL 蒸馏水中,70～80℃水浴搅拌至溶解,室温放置过夜,随着温度的下降部分硫酸铵会结晶析出,达到饱和状态。用氨水调节 pH 值至 7.0～7.2 备用。

2. 盐析血清　在磁力搅拌下逐滴缓慢加入饱和硫酸铵溶液至所需浓度后,室温静置 30min 或 4℃过夜,离心,弃上清液。沉淀用生理盐水溶解。具体步骤见饱和硫酸铵粗提血清

IgG 程序(图 2-15-1)。

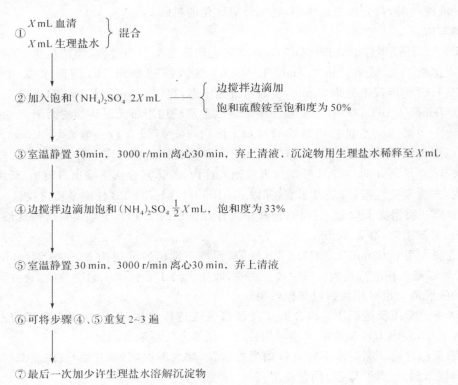

① X mL 血清
X mL 生理盐水 } 混合

② 加入饱和 $(NH_4)_2SO_4$ $2X$ mL —— { 边搅拌边滴加
饱和硫酸铵至饱和度为 50%

③ 室温静置 30min，3000 r/min 离心30 min，弃上清液，沉淀物用生理盐水稀释至 X mL

④ 边搅拌边滴加饱和 $(NH_4)_2SO_4$ $\frac{1}{2}X$ mL，饱和度为 33%

⑤ 室温静置 30 min，3000 r/min 离心30 min，弃上清液

⑥ 可将步骤④、⑤重复 2~3 遍

⑦ 最后一次加少许生理盐水溶解沉淀物

图 2-15-1　饱和硫酸铵粗提血清 IgG 程序

3. 去盐　盐析纯化的抗体含有大量中性盐分，长期存在影响抗体的活性和后续应用。去盐的方法有透析法、超滤法和葡聚糖凝胶 G50 层析法。这里介绍透析法：将已预处理的透析袋一端用橡皮筋扎紧，装水试验不漏后加入待去盐的粗提抗体溶液并扎紧。将透析袋悬于 0.01mol/L pH7.4 PBS 透析液中，置 4℃透析，每 3～4h 换透析液一次，至透析液中用纳氏试剂检测不含 NH_4^+ 离子，1％ $BaCl_2$ 溶液测定无 SO_4^{2-}。

4. 测定蛋白含量后，置 4℃冰箱保存或低温(−20℃以下)保存。

注意事项

1. 温度　抗体对温度比较敏感，长时间暴露在室温可使其活性降低甚至失活。因此纯化过程需在 4℃环境中进行。

2. pH　蛋白质溶液的 pH 等于蛋白质等电点时，蛋白质的溶解度最低，γ 球蛋白的等电点为 7.3。

3. 蛋白质浓度　蛋白质浓度过高时，纯化时会出现其他蛋白质与抗体蛋白一起沉淀，即共沉现象，因此蛋白质含量应在 2.5％～3％为宜，过高时需用生理盐水稀释。

二、离子交换层析法纯化抗体

原理　先用饱和硫酸铵盐析法粗提血清 IgG，再用 DEAE 纤维素柱层析法纯化 IgG。DEAE 纤维素柱为阴离子交换剂，在弱碱性环境下带正电荷，可吸附带负电荷的血清蛋白，吸附顺序为白蛋白＞α＞β＞γ。IgG 属于 γ 球蛋白部分，吸附最弱。使用一定离子强度和酸碱度的缓冲液洗柱时，首先被交换洗出，达到分离纯化的目的。

材料与方法

1. DEAE 纤维素柱的处理　DEAE 纤维素先用蒸馏水浸泡过夜、漂洗数次，在布氏漏斗中经二层滤纸抽滤沥干。用 0.5mol/L NaOH 溶液浸泡处理 1h，蒸馏水洗至中性；用 0.5mol/L HCl 溶液浸泡处理 30min，蒸馏水洗至中性，再用 0.5mol/L NaOH 溶液处理一次。最后用 0.01mol/L pH7.0 PB 反复浸泡平衡。以上清洗均用布氏漏斗抽滤沥干。

2. 装柱　根据交换量选用玻璃管柱(1g 蛋白/10g 纤维素)，一般直径 2.5cm、长 10～15cm 可以层析原 20mL 血清中的 IgG。装柱时，将玻璃管竖直固定于柱架，下端细塑料管出口不要夹死，将平衡好的 DEAE 纤维素慢慢倒入柱内，液体部分从下端出口流出，纤维素逐渐沉积柱内，注意避免气泡、分层及干裂，并以 0.01mol/L pH7.4 PB 柱内平衡过夜。

3. 加样　将粗提 IgG 加入柱内(加样量为柱床体积的 1/10)，下端出口缓慢放液，待全部进入柱内，夹死出口，静置 30min。

4. 洗脱　用 0.02mol/L pH7.4 PB 洗脱，保持下端出口流速为 30～40 滴/min，分管收集，用 10%磺基水杨酸测蛋白。IgG 最先洗脱，收集大约 1/2 柱体积的洗脱液，合并同一洗脱峰各管的洗脱液。也可用蛋白收集仪收集。

5. 浓缩　常用反透析法。将含 IgG 洗脱液装入透析袋内，用蔗糖或大分子聚乙二醇包埋使水分透出，袋内 IgG 被浓缩。也可用冷冻干燥等方法浓缩蛋白。

6. 测蛋白含量　测定浓缩后 IgG 的蛋白含量，加入保护剂(如甘油)或防腐剂(0.02%叠氮钠)等，置低温(−20℃以下)保存备用。

7. 离子层析柱的再生和保存　用离子层析柱提取一次抗体后，如需重复提取同一样品，只需用高盐(2mol/L NaCl)缓冲液洗至 280nm 处 OD 值为 0 后，用上样缓冲液平衡即可。如用于提取其他抗体或血清，则需重复酸碱处理、装柱、平衡的过程。暂时不用的离子层析柱洗去蛋白后，用 10%正丁醇溶液保存。

注意事项

1. 不同厂家不同批号的 DEAE 纤维素其质量有很大差异，应加以选择。DEAE 纤维素在使用前需酸碱处理。

2. 上样前，样品必须用初始缓冲液充分透析，加样量最好不要超过柱床体积的 1/10。

附：透析袋的处理与保存

一、透析袋的预处理

干燥的透析袋在出厂时曾用 10%的甘油处理过，以防止干燥脆裂。一般透析时，只要浸泡湿润，并用蒸馏水充分洗涤即可使用。对于要求较高的实验，除将甘油充分洗涤除去外，还应将所含有的硫化物(约含 0.1%)及微量的重金属除去。可用 10mmol/L 碳酸氢钠溶液浸洗，也可用煮沸的方法或用 50%乙醇浸泡。10mmol/L EDTA 可以很好地除去重金属。EDTA 处理的透析袋要用去离子水或超纯水冲洗，以免再度被重金属离子污染。

二、透析袋的保存

1. 新的干燥透析袋应保存在密封的聚乙烯袋中,防止受潮生霉和被微生物蚀孔。最好能保存在普通冰箱或冷柜中。

2. 湿润型的透析袋用1‰苯甲酸钠或0.05‰叠氮钠防腐,并应保存在密封的塑料袋中以保持其湿润状态,勿使其干燥,于4℃保存。

3. 经处理或使用过的透析袋,原来添加的保湿剂一旦去除,不允许使其再干燥,否则极易脆裂破损。

4. 用过的透析袋应将其充分洗涤干净,特别是上面附着的黏性物质,必要时可浸泡一段时间,或用含有氯化钠的溶液处理,以溶去透析袋上黏附的蛋白质等物质,再用蒸馏水洗净,保存在50％甘油或50％乙醇中。

(鲍建芳)

实验十六　非特异性免疫实验

非特异性免疫又称先天性免疫或天然免疫,是机体在长期进化过程中逐渐建立起来的一种天然防御功能。组成非特异性免疫的成分有很多,主要包括机体的屏障结构、吞噬细胞系统、补体系统及体液中的其他抗菌物质等。非特异性免疫是特异性免疫的基础,是进行人工免疫的基本条件。在抗感染免疫中,首先是非特异性免疫发挥作用,随着特异性免疫的形成,两者相互配合,扩大免疫作用。因此,增强非特异性免疫力,是提高机体免疫力的一个重要方面。

目的　通过本实验熟悉测定非特异性免疫的方法。

一、吞噬细胞的吞噬作用

吞噬细胞根据形态大小分为两类:小吞噬细胞(即血液中的中性粒细胞)、大吞噬细胞(即固定于组织中的巨噬细胞和血液中的大单核细胞)。它们对外来的异物有吞噬和消化的功能,是机体天然防御的重要机制之一。检查中性粒细胞和大吞噬细胞的吞噬作用是一种测定杀菌功能的有效方法,有助于判断人体的免疫能力。

(一)中性粒细胞的吞噬作用(小吞噬)

1. 体外法

材料　2%枸橼酸钠、葡萄球菌培养液、无菌注射器和针头、吸管、毛细吸管、试管、载玻片及瑞氏(Wright)染液等。

方法

(1)自静脉采血 0.2mL,放于含 2%枸橼酸钠 0.2mL 的小试管中,混匀,防止凝血。

(2)取葡萄球菌培养液 0.1mL,加于上述悬液中混匀。

(3)37℃孵育 30min,于 15min 或 20min 振荡一次。

(4)低速离心后,用毛细吸管吸取白细胞,制成血片,自然干燥。

(5)瑞氏液染色。

(6)用油镜观察,寻找白细胞,计数。

结果

(1)吞噬百分率:观察 100 个中性粒细胞,计数吞噬百分率,以表示白细胞的吞噬功能。

(2)吞噬指数:观察 100 个中性粒细胞,计数被吞噬的细菌总数,平均每个中性粒细胞吞噬的细菌数即为吞噬指数。

$$吞噬百分率 = \frac{吞噬细菌的中性粒细胞数}{100} \times 100\%$$

$$吞噬指数 = \frac{被吞噬的细菌总数}{观察记录的吞噬细胞总数}$$

注意事项

(1)细菌浓度要合适。太高的菌液浓度,易造成假阳性,增加结果判断的难度;菌液浓度不够又会造成吞噬百分率低,同样也会给观察结果带来麻烦。

(2)掌握好吞噬时间,以免细菌被吞噬细胞所消化,造成吞噬百分率偏低。

(3)如白细胞偏低,可先用低渗的方法破红细胞后再离心涂片。

2. 体内法

材料　无菌肉汤、瑞氏染液、无菌生理盐水、白色葡萄球菌 18~24h 培养物、小鼠、无菌注射器、玻片等。

方法

(1)实验前 1h 于小鼠腹腔内注射无菌肉汤 1mL,诱导浆液渗出。

(2)用无菌生理盐水洗下白色葡萄球菌普通斜面 18~24h 培养物,经 Mcfaland 比浊法,配成含 3×10^8/mL 的细菌悬液。

(3)给小鼠腹腔内注射上述菌液 1mL,让小鼠活动。

(4)分别于 20min、40min、60min 后抽取腹腔液涂片,瑞氏染色后镜检。

结果

油镜下见中性粒细胞核深染且分叶,极易与其他细胞相区别。随机计数 100 个中性粒细胞,分别计数吞噬有细菌的中性粒细胞数和所吞噬的细菌总数,参照前述公式,计算出吞噬百分率和吞噬指数。

(二)巨噬细胞的吞噬作用(大吞噬)

材料　豚鼠、1%鸡红细胞悬液、6%淀粉溶液、无菌注射器及针头。

方法

1. 用注射器吸 6%淀粉溶液 6mL,注入豚鼠腹腔内。

2. 次日重复注入淀粉溶液 6mL,经 1h 后再注入 3mL 洗涤过的 1%鸡红细胞悬液。

3. 经 1h 后,用注射器抽取豚鼠腹腔渗出液,制作涂片,自然干燥,用瑞氏法染色即可。

4. 镜检。

结果

1. 吞噬百分率:观察 100 个巨噬细胞,计数吞噬百分率,以表示巨噬细胞的吞噬功能。

2. 吞噬指数:观察 100 个巨噬细胞,计数被吞噬的鸡红细胞总数,平均每个巨噬细胞吞噬的红细胞数即为吞噬指数。

$$吞噬百分率 = \frac{吞噬鸡红细胞的巨噬细胞数}{100} \times 100\%$$

$$吞噬指数 = \frac{100 个吞噬细胞中所吞噬的鸡红细胞总数}{100}$$

注意事项

1. 鸡红细胞属有核细胞,被巨噬细胞吞噬后,很容易被观察到,其他红细胞不宜使用。

2. 掌握好吞噬时间,以免鸡红细胞被巨噬细胞完全消化,造成吞噬百分率偏低。

(三)抗体的调理作用

原理　巨噬细胞膜表面有 IgG 及 IgM 的 Fc 受体。当抗原异物与相应抗体结合后,通过抗体 Fc 段与巨噬细胞接触,可加强巨噬细胞对抗原异物的吞噬作用,称为抗体的调理作用。

材料　1.8%淀粉肉汤液、兔抗鸡红细胞溶血素、Hank's 液、1%鸡红细胞、小鼠、生理盐水、水浴箱、离心机、载玻片。

方法

1. 实验前 3d,给小鼠腹腔内注射无菌 8% 淀粉肉汤液 1mL。

2. 于 56℃ 水浴加热 30min 灭活兔抗鸡红细胞溶血素,用 Hank's 液稀释为亚溶血效价,加等体积的 1% 鸡红细胞悬液于其中,混匀。

3. 置 37℃ 水浴 1~2h 致敏。

4. 用生理盐水洗涤致敏鸡红细胞 3 次。1000r/min 离心 10min,最后配成 1% 悬液。

5. 取 4mL 37℃ 预热的 Hank's 液,注入上述小鼠腹腔内,让其活动 10min。

6. 颈椎脱臼处死,仰卧固定。

7. 常规消毒腹部皮肤,左手持镊提起腹中部皮肤,右手用剪子剪长 5mm 的小口,从剪口处皮肤向头、尾部使力,撕开皮肤,暴露腹壁。

8. 提起腹前壁,避开血管剪一小口,用毛细吸管吹吸混匀腹腔内液体,并收集于试管内。

9. 加腹腔液 2~3 滴于两张清洁载玻片上,再分别加等量的致敏和未致敏的 1% 鸡红细胞悬液,摇晃混匀。

10. 置载玻片于平皿内盖好,于 37℃ 水浴 30min,期间轻轻晃动载玻片两次。

11. 取出后,在生理盐水内洗载玻片两次,洗去未吸附的细胞。

12. 自然干燥后,瑞氏染色,油镜下观察结果。

结果 分别计数吞噬致敏和未致敏鸡红细胞的巨噬细胞数及所吞噬的鸡红细胞总数。按上述公式计算吞噬百分率及吞噬指数。比较两者的区别。

注意事项

1. 腹腔注射用的淀粉肉汤液应无菌,其作用是诱导巨噬细胞渗出。

2. 兔抗鸡红细胞溶血素应进行灭活,破坏补体,避免鸡红细胞溶解。

3. 鸡红细胞应新鲜,红细胞膜破坏后影响其与溶血素的结合,造成实验结果偏低。

4. 用生理盐水冲洗细胞应轻柔,以免将巨噬细胞洗脱。

二、正常体液杀菌作用的测定

(一)溶菌酶的溶菌作用

原理 溶菌酶(Lysozyme)主要是由吞噬细胞合成并分泌的一种小分子碱性蛋白质,属乙酰氨基多糖酶,对酸和热较为稳定。由于它的高等电点(pH10.5~11.0),能与细菌牢固结合,并水解细菌细胞壁肽聚糖,使细菌死亡或裂解。

机体的泪液、唾液、痰、鼻腔分泌物以及白细胞和血清等均含有丰富的溶菌酶;各种类型的白血病患者血清和尿中溶菌酶含量有所增加。

溶菌酶的溶菌作用通过检查对溶壁微球菌(Micrococus Lysodeikticus)的裂解作用而进行测定。

材料

1. 溶壁微球菌菌液 用 1/15mol/L pH6.4 PBS 洗下溶壁微球菌培养物,以比浊法配成 2×10^{11}/mL 菌液,置 70℃ 水浴加热 1h 杀菌。

2. 1% 琼脂 取 1g 优质琼脂粉溶解于 100mL 1/15mol pH6.4 PBS 中即成。

3. 待检人唾液、生理盐水。

4. 无菌平皿、打孔器、毛细滴管。

方法

1. 将溶壁微球菌菌液 1mL 倒入一只灭菌平皿内。

2. 加热融化琼脂,冷至 60～70℃ 时倒入上述平皿 15mL,与菌液充分混匀,静置待凝。

3. 用打孔器在琼脂上打 5 个孔,孔距相等。

4. 用毛细滴管将各唾液标本分别加入 4 个孔内,每孔 20μL,另一孔内加生理盐水作对照。注意:唾液勿外溢。

5. 将平皿置 24～26℃ 恒温箱 15～18h,观察孔周围溶菌环的直径。

6. 以不同浓度的溶菌酶标准品按上述方法测定溶菌环直径,绘制标准曲线。

结果　根据所测之溶菌环直径,从标准曲线上查出溶菌酶含量。

注意事项

1. 溶壁微球菌必须是无变异的菌株,变异的菌种对溶菌酶不敏感。

2. 溶壁微球菌液的浓度应合适,浓度太高造成溶菌环很小,浓度过低溶菌环会很淡,不利于观察。

3. 孵育温度太高容易引起溶菌酶的破坏,太低又会降低溶菌酶的活性,因此,应控制在 24～26℃ 为宜。

(二)正常血清的杀菌作用

原理　革兰阴性细菌细胞壁的脂多糖成分,可通过替代途径激活补体系统,从而使补体系统发挥生物活性。

材料　伤寒杆菌菌液、新鲜无菌兔血清及豚鼠血清、无菌小试管、吸管、琼脂平板、接种环。

方法

1. 取无菌小试管 3 支,分别注明 1、2、3 号,无菌操作吸取新鲜无菌兔血清,于三管中各加 0.5mL。

2. 将 2、3 号管置 56℃ 水浴中加热 30min。

3. 于 3 号管中加入 0.1mL 新鲜无菌豚鼠血清,其余两管各加 0.1mL 生理盐水。

4. 用无菌吸管吸取稀释的伤寒杆菌培养物,每管中加入 0.5mL,混匀。然后将 3 支试管放入 37℃ 恒温箱,孵育 2h。

5. 取琼脂平板一个,划成三等份,分别注明 1、2、3。用接种环以无菌操作分别自第 1、2、3 管中取材接种于琼脂平板的相应部分。将平板置 37℃ 恒温箱中孵育 24h,观察有无细菌生长。

结果　记录各区的菌落数,并分析原因。

注意事项　血清中的补体极易被降解破坏,因此保持兔血清和豚鼠血清的新鲜是本试验成功的关键。尤其是在夏天应及时将血清置冰箱保存,避免补体过快地失活。

(鲍建芳)

第三篇　综合性实验

实验一　人体正常菌群的检测

目的　掌握人体皮肤和咽喉部细菌的检查方法。

原理　在正常人或动物的体表和某些与外界相通腔道中,存在着大量对机体有益无害的微生物群,称为正常菌群。在长期进化过程中,正常菌群之间、正常菌群与宿主之间形成一种质与量的生理性动态平衡,称为微生态平衡。这种平衡包括定位、定性和定量三个方面。定位是指各正常菌群均有其正常的寄居部位;定性是指某一部位的正常菌群种类相对固定;定量是指寄生于各部位的不同正常菌群种类有其相对恒定的数量。

一、人体手指皮肤正常菌群的检测

材料　普通琼脂平板、革兰染色液、载玻片、接种环、2%碘酒棉球、75%酒精棉球、生理盐水、酒精灯等。

方法

1. 取普通琼脂平板 6 只,分别标记为 Ⅰ-1、Ⅰ-2、Ⅰ-3、Ⅱ-1、Ⅱ-2、Ⅱ-3。

2. 受检者在洗手前直接在 Ⅰ-1、Ⅱ-1 平板琼脂表面轻轻按上指印,然后用肥皂洗手后在 Ⅰ-2、Ⅱ-2 平板琼脂表面轻按上指印,碘酒棉球消毒手指及酒精棉球脱碘后在 Ⅰ-3、Ⅱ-3 平板琼脂表面轻按上指印。各平板分别用灭菌接种环作分离划线接种,盖上皿盖。

3. Ⅰ-1、Ⅰ-2 和 Ⅰ-3 平板倒置在 37℃ 有氧环境孵育 24h,Ⅱ-1、Ⅱ-2 和 Ⅱ-3 平板倒置在 37℃ 厌氧培养 48h。

4. 挑取不同菌落涂片,革兰染色,镜检。

结果　根据培养和染色结果,记录受检者手指皮肤正常菌群。

二、人体咽喉部正常菌群的检测

材料　血液琼脂平板、革兰染色液、灭菌棉拭、接种环、酒精灯等。

方法

1. 取灭菌棉拭一支,在被检者咽喉部轻轻涂擦后,再涂于血琼脂培养基一侧。

2. 改用灭菌接种环作分离划线接种。

3. 盖上平皿,倒置后在 37℃ 孵育 24h。

结果　血琼脂平板表面有菌落生长,其中占优势的是一种细小菌落,其周围有草绿色的不完全溶血环,此为咽喉部的正常菌群——甲型链球菌。有些菌落呈 β 溶血,有可能是致病性细菌(图 3-1-1)。

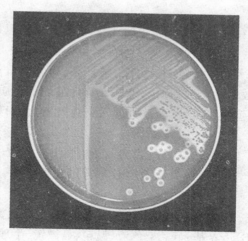

图 3-1-1　有 β 溶血的细菌菌落

（李立伟）

实验二　饮用水中大肠菌群的测定

目的　了解大肠菌群在食品卫生检验中的意义,掌握其检测原理和方法。

原理　大肠菌群系指一群能发酵乳糖,产酸产气,需氧和兼性厌氧的革兰阴性无芽孢杆菌。一般认为该菌群包括大肠埃希菌、弗氏柠檬酸杆菌、肺炎克雷伯菌和阴沟肠杆菌等。该菌主要来源于人畜粪便,故以此作为粪便污染来评价食品的卫生质量,具有广泛的卫生学意义。样品中检出此菌数量愈多,表示食品被粪便污染愈严重,也间接反映食品有肠道致病菌污染的可能性。

样品中大肠菌群系以 1000mL(g)检样内大肠菌群最大可能数(MPN)表示。

国家饮用水标准规定,饮用水中大肠菌群数每升不超过 3 个,每 100mL 瓶装汽水、果汁中不得超过 5 个。

材料　饮用水样品、三倍浓缩乳糖胆盐蛋白胨培养液、三倍乳糖胆盐发酵管、单倍乳糖发酵管、伊红美蓝琼脂(EMB)培养基、革兰染色液、温箱、显微镜、生理盐水、三角瓶、平皿、试管、吸管、接种环、二甲苯等。

方法

1. 初步发酵试验

(1)取 25mL 饮用水样品,按无菌操作法作 10 倍系列稀释。

(2)选择适宜 3 个连续稀释度的样品匀液(如 1∶10,1∶100,1∶1000)各 100mL,以无菌操作方式分别将 100mL 样品加入装有 50mL 三倍浓缩乳糖胆盐蛋白胨培养液的三角瓶中(内置小倒管)。每个稀释浓度设置 2 次重复试验。另以无菌操作方式在 10 支装有 5mL 三倍乳糖胆盐的发酵管(内置小倒管)中加入各稀释浓度样品各 10mL。摇匀,置 37℃培养 24h。

2. 平板分离培养

将产酸产气及只产酸的发酵管(瓶),分别划线接种于 EMB 培养基,37℃培养 18~24h。大肠杆菌在 EMB 培养基上形成的典型菌落是紫黑色有金属光泽,或紫黑色、不带或略带金属光泽,或者紫红色、中心较深。挑取具有上述特征的菌落涂片,革兰染色,镜检。

3. 乳糖复发酵试验

将革兰染色阴性无芽孢杆菌的菌落接种于单倍乳糖发酵管中,37℃培养 24h,如果产酸产气,即为大肠杆菌。

结果　根据三个稀释度中证实有大肠杆菌群存在的乳糖发酵管的阳性管数,查大肠杆菌群检索表(表 3-2-1),报告每升样品中的大肠菌群数(MPN)。

表 3-2-1　大肠菌群检索表

	0	1	2	备注
	每升样品中大肠菌群数			
0	<3	4	11	
1	3	8	18	
2	7	13	27	
3	11	18	38	
4	14	24	52	
5	18	30	70	接种样品总量 300mL（100mL 2 份，10mL 10 份）
6	22	36	92	
7	27	43	120	
8	31	51	161	
9	36	60	230	
10	40	69	>230	

（李立伟）

实验三　黄鳝体内棘颚口线虫感染的调查

目的　熟悉黄鳝体内棘颚口线虫的检查方法,了解当地黄鳝的感染情况。

原理　棘颚口线虫(*Gnathostoma apinigerum*)是犬、猫的常见寄生虫,也可寄生于虎、狮、豹等野生动物。人是棘颚口线虫的非适宜宿主,偶可寄生引起颚口线虫病。棘颚口线虫的第一中间宿主为剑水蚤,第二中间宿主为淡水鱼,人体感染主要是由于食入含有感染期幼虫的鱼类所致。

材料　黄鳝、胃蛋白酶、盐酸、解剖盘、镊子、剪刀、烧杯、显微镜等。

方法

1. 农贸市场采集黄鳝 20 尾。

2. 将黄鳝剖杀,分离肌肉和肝脏。

3. 将肌肉和肝脏剁碎,用 5～6 倍体积的人工胃液(含 1% 胃蛋白酶和 1% 盐酸)37℃ 消化过夜。

4. 消化物于烧杯中沉淀 15min,去上清,再加入自来水,反复沉淀数次,直至上清液澄清为止。

5. 弃去上清液,取沉淀物置镜下检查。

6. 记录阳性黄鳝棘颚口线虫的寄生部位和数量。

结果　棘颚口线虫幼虫圆柱形,红色或乳白色,体前端膨大成球形,上有数圈尖锐的倒钩。

注意事项　棘颚口线虫幼虫具有感染性,用过的器材和感染黄鳝应充分煮沸处理,以免造成环境污染和人体感染。

(李立伟)

实验四 人体蠕形螨感染的调查

目的 掌握人体感染螨虫的检查方法。

原理 蠕形螨是一类永久性寄生螨,多寄生于哺乳动物的毛囊和皮脂腺。寄生在人体的有毛囊蠕形螨和皮脂蠕形螨。主要寄生于人体皮脂腺比较丰富的部位,如鼻、鼻沟、额、下颌、颊部、眼睑周围和外耳道,也可寄生于头发、颈、肩背和胸部等处的毛囊和皮脂腺中。

材料 痤疮压迫器或沾水笔尖、甘油、载玻片、盖玻片、透明胶纸等。

方法 常用的蠕形螨检查方法有 3 种:

1. 透明胶纸粘贴法 取一段透明胶纸(约 7.5cm×2.5cm),于晚上睡前贴于受检者面部的鼻、鼻沟、额、颧等处,次晨洗脸前取下贴于载玻片上镜检。此法安全简便,检出率高。

2. 挤刮涂片法 通常采用痤疮压迫器刮取,或用手挤压,或用沾水笔尖后端等器材刮取受检部位皮肤,将刮出物置于载玻片上,加一滴 50%～70% 甘油,将皮脂涂布均匀,加盖玻片轻压使皮脂铺开,镜检。

3. 挤粘结合法 在检查部位粘贴透明胶纸后,再用拇指挤压胶纸粘贴部位,取下胶纸镜检。此法检出率较高。

结果 蠕形螨细长蠕虫状,乳白色,半透明,颚体宽短呈梯形,位于躯体前端,螯肢针状。

注意事项 标本应及时检查,若放置过久,虫体变透明而不易观察。蠕形螨对酸性环境的耐受力强,75% 酒精和 3% 来苏液处理 15min 以上才能杀死蠕形螨,日常用的肥皂不能杀死蠕形螨。因此检查用器材应用 75% 酒精或 3% 来苏液处理 15min 以上方才有效,用手挤压后应注意手的充分消毒。

(李立伟)

实验五　TORCH 感染的检测

　　TORCH 是指可导致先天性宫内感染及围产期感染而引起围产儿畸形的一组病原体，即弓形虫（*Toxoplasma gondii*，TO）、风疹病毒（Rubella Virus，R）、巨细胞病毒（Cytomegalo Virus，C）和单纯疱疹病毒 Ⅰ / Ⅱ 型（Herpes Virus，H）。

　　这组微生物感染有着共同的特征，即可通过胎盘引起胎儿宫内感染，是导致流产、早产、死胎或畸胎等的重要原因之一。TORCH 感染还可引起新生儿多个系统、多个器官的损害，造成不同程度的智力障碍等症状。在孕期前三个月胚胎处于器官形成期，此时若感染 TORCH 病原体，胚胎的细胞分裂和增殖可受到破坏或抑制。若胚胎在器官形成期以后发生 TORCH 感染，组织和器官结构可遭到破坏，并可形成持续感染，出生后仍能引起相应的病变。在 TORCH 感染初期，受感染者体内产生特异性 IgM 抗体并持续数周至数月，故加强孕期妇女的 TORCH IgM 抗体的筛选诊断对优生优育和提高人口素质有重要意义。

　　目的　掌握用 ELISA 法检测 TORCH 感染的原理、方法和结果判定。

　　原理　采用 ELISA 法检测待检者血清中的弓形虫、风疹病毒、巨细胞病毒和单纯疱疹病毒 Ⅰ / Ⅱ 型的 IgM 抗体，来判断待测者感染情况。

　　材料　待测者血清、TORCH IgM 抗体 ELISA 试剂盒、恒温箱、酶标仪。

　　方法

　　1. 配制洗涤液。

　　2. 试剂盒平衡至室温后，将待测标本、阳性、阴性对照和临界血清用标本稀释液按 1：101 稀释。

　　3. 在反应孔中分别加已稀释的待测标本、阳性、阴性对照和临界血清 100μL，贴上封板胶纸，室温避光孵育 60min。

　　4. 配制酶联物，在孵育的最后 15min 将浓缩酶联物按 1：51 稀释。

　　5. 孵育后，甩尽板中液体，每孔用 200μL 洗涤液洗 5 次，每次均须拍干。

　　6. 每孔加酶联物 100μL，贴上封板胶纸，室温避光孵育 60min。

　　7. 甩尽板中液体，洗 5 次，每次均须拍干。

　　8. 加底物 A 和 B 各 1 滴，混匀，室温避光孵育 15min。

　　9. 取出，加终止液 1 滴，用酶标仪于 450nm 波长测其 OD 值。

　　结果

　　1. 实验结果的有效判定

　　(1) 阴性对照平均 OD 值须小于 0.1。

　　(2) 阳性对照与阴性对照平均 OD 值之比大于 5。

　　(3) 临界血清与阴性对照平均 OD 值之比大于或等于 2。

　　符合以上 3 个条件，本实验结果可信。

　　2. 标本结果判定

　　(1) 标本 OD 值/临界血清 OD 值≤1.1，结果为阳性。

　　(2) 标本 OD 值/临界血清 OD 值≥0.9，结果为阴性。

(3)$0.9 \leqslant$ 标本 OD 值/临界血清 OD 值 $\geqslant 1.1$，为可疑，须重复实验。

注意事项　本实验结果需结合临床表现、病史及其他诊断结果。由于任何 IgM 检测试剂盒都会存在一定的假阳性，因此当标本多项检测结果为阳性时，考虑是交叉反应而导致的假阳性。

（李立伟）

实验六　病原性球菌感染的病例分析

目的　以病例为引导,通过小组内讨论,使学生将繁杂的病原生物学知识串联起来,通过分析选择可靠的病原学和免疫学诊断方法,并做出合理的诊断。可激发学生学习的兴趣并充分调动学生学习的主动性,提高学生分析、解决问题的能力。

方法　学生对病例进行分组讨论,每组推举一人向全体同学汇报本组讨论情况和实验设计方案。其他小组同学对汇报组进行提问,教师对学生的讨论情况和设计方案进行点评。

病例

1. 患者,女,30 岁,农民,因发热、头痛、乏力、双膝关节疼痛 3d 就诊。患者平素体健。体检:体温 38.8℃,心率 100 次/分。心尖部闻及轻微舒张期隆隆样杂音,不传导。两肺未闻及干湿啰音。下肢无水肿。实验室检查:红细胞沉降率 68mm/h,抗链球菌溶血素 O 试验(ASO试验)＞500U,X 线检查示心影增大,心电图检查显示房室传导阻滞(P-R 间期延长)。请问:

(1)ASO 试验＞500U 有什么意义?

(2)该患者本次发病的直接原因是什么?

(3)该患者的可能诊断是什么?

2. 某临床实验室采集了一位表现慢性尿道炎症状的男性患者的生殖道分泌物,涂片后革兰染色镜检,发现在大量中性粒细胞中含有数个革兰阴性双球菌,报告为"发现革兰阴性双球菌(细胞内)"。根据患者的临床表现及检测结果初步诊断该患者为"淋病",给予头孢曲松与氧氟沙星治疗 2 周无明显效果。请问:

(1)诊断该患者为"淋病"的依据是什么?

(2)对该患者应该做哪些实验室检查帮助病原学诊断、鉴别诊断及治疗?

3. 患者,女,2 岁,因发热、咳嗽、呕吐 1 周入院。入院前几日家长曾自行给患儿服用退烧药和感冒药,症状无好转。查体:体温 42℃,急性重病容,咽后壁红肿,皮肤黏膜出现多发性出血点,肺部广泛湿啰音,肝脾肿大。入院初步诊断为细菌性肺炎合并败血症。请问:

(1)如何对败血症进行确诊?

（2）败血症是如何从肺炎发展而来的？

4. 某村一户农民家 10 人在晚餐 3h 后先后出现发热、恶心、反复呕吐、腹痛、腹泻、头晕、头疼等症状，初步诊断为食物中毒。卫生监督人员与疾控中心专业人员迅速赶往现场采样。患者被迅速送至某医院急诊科就诊，就诊时所有患者神志清醒，生命体征平稳。经医院抗感染与对症治疗后，患者病情好转，2d 后均已治愈，无死亡病例。疾控中心工作人员在 2 份剩余食物中均分离培养出圆形、金黄色、凸起、不透明、表面光滑、直径 1～2mm 的菌落。革兰染色结果为 G⁺ 葡萄状排列的球菌。请问：

（1）对这起食物中毒事件进行认证，需要采集怎样的样本？

（2）引起该食物中毒的病原体是什么？其致病机理是什么？

5. 患者，女，3 岁，因咽喉肿痛、发热 3d、皮疹 2d 入院。患儿血压 86/53mmHg，呼吸 36 次/分，脉搏 132 次/分，心率 141 次/分，心肺听诊正常。体温 39.1℃，面部潮红，面部及全身皮肤可见鲜红色皮疹，弥漫性，大小如针尖，压之褪色。咽部及扁桃体充血红肿，表面及腺窝有黄白色易拭去的渗出物，软腭黏膜充血水肿并可见小米粒状丘疹和出血点，舌苔白并有乳头红肿突出白苔外（草莓舌）。血液细胞学检查可见白细胞 15.9×10^9/L，淋巴细胞 2.3×10^9/L，淋巴细胞 14.3%，中性粒细胞 78%。该患儿可能患 A 群链球菌感染所致的猩红热，临床表现为发热、咽峡炎、典型皮疹、草莓样舌及脱屑。对该患者进行病原学诊断，请问：

（1）需要怎样采集标本？

（2）怎样进行初步诊断？

（3）对该患者如何确诊？

（4）如何选择抗生素？

6. 患者，女，39 岁，因剧烈头痛、发热、寒战、恶心、呕吐入院。查体可见患者两眼之间的毛囊炎。实验室检查发现血培养阴性、脑脊液外观浑浊，分离培养检出金黄色葡萄球菌。请分析该病例的发病原因，试设计一个合理的病原菌分离培养与鉴定程序。

（钱　景）

实验七　肠道杆菌感染的病例分析

目的　以病例为引导,通过小组内讨论,使学生将繁杂的病原生物学知识串联起来,通过分析选择可靠的病原学和免疫学诊断方法,并做出合理的诊断。可激发学生学习的兴趣并充分调动学生学习的主动性,提高学生分析、解决问题的能力。

方法　学生对病例进行分组讨论,每组推举一人向全体同学汇报本组讨论情况和实验设计方案。其他小组同学对汇报组进行提问,教师对学生的讨论情况和设计方案进行点评。

病例

1. 患者,男,30 岁,因呕吐、腹痛、腹泻 1d 入院。患者自述,腹泻初期为水样便,后转为血性腹泻。查体:轻度脱水,体温 38℃,无明显全身中毒症状。询问病史:患者发病前一周吃过未煮熟的牛肉和生牛奶。采集患者肛拭子标本进行肠道病原学检查,确诊为大肠埃希菌 O_{157} : H_7 菌株感染。请问:

　　(1)该大肠埃希菌致病性如何?

　　(2)其致病机制主要是什么?

2. 患者,男,25 岁,腹痛、脓血便、发热 2d 入院。患者有明显里急后重样症状,肠鸣音亢进,左下腹压痛,体温 38.9℃,伴头痛、乏力和食欲减退,血压正常,外周血白细胞计数 $15 \times 10^9/L$,中性粒细胞 78%,淋巴细胞 15%。脓血便标本镜检可见成堆脓细胞,其中有红细胞和巨噬细胞,未见溶组织内阿米巴。请问:

　　(1)该患者可初步诊断为哪种疾病?

　　(2)应当怎样进行病原学检查?

　　(3)该病原菌在 SS 平板以及 EMB 平板上表现为何种菌落特征?

　　(4)肠道生化反应及动力实验结果如何?

3. 患者,男,29 岁,因发热、全身不适一周入院,患者食欲不振、乏力、腹胀,并一直泻黏液稀便,每天 4～5 次。体检:体温 40℃,肝、脾略肿大,质软伴轻压痛,胸、腹部皮肤见玫瑰疹,直径 2～4mm,压之褪色。血白细胞 $4.2 \times 10^9/L$,中性粒细胞 70%,淋巴细胞 4%,便中查到少量脓球和白细胞,但两次血和粪便培养均未发现致病菌。两次取血做肥达试验,结果如下:入院时,H 1:80,O 1:80,PA 1:40,PB 1:40;入院 12d,H 1:640,O 1:640,PA 1:40,PB

1∶40。请根据此结果：

    (1)初步诊断该患者患什么疾病？理由是什么？

    (2)为进一步进行病原学确诊，应做什么检查？

    (3)该病原菌在 SS 平板以及 EMB 平板上表现为何种菌落特征？

    (4)肠道生化反应及动力实验结果如何？

4. 患者，男，52 岁，因头昏、腹胀、剧烈米泔水样腹泻伴呕吐 1d 入院。体检：患者疲倦面容，唇舌干燥、声音嘶哑、皮肤皱缩、眼窝内陷，无明显腹痛与里急后重。血压 80/60mmHg。询问病史：该患者 3d 前在寿司店食用过生鱼片。请问：

    (1)该患者最可能的诊断是什么？依据是什么？

    (2)应首先进行何种检查帮助进一步诊断？

    (3)该病原菌革兰染色结果如何？

                                               （钱　景）

实验八　病毒和其他微生物感染的病例分析

目的　以病例为引导,通过小组内讨论,使学生将繁杂的病原生物学知识串联起来,通过分析选择可靠的病原学和免疫学诊断方法,并做出合理的诊断。可激发学生学习的兴趣并充分调动学生学习的主动性,提高学生分析、解决问题的能力。

方法　学生对病例进行分组讨论,每组推举一人向全体同学汇报本组讨论情况和实验设计方案。其他小组同学对汇报组进行提问,教师对学生的讨论情况和设计方案进行点评。

病例

1. 患儿,男,9 岁,因犬吠样咳嗽、咽痛、乏力、厌食、低热 3d 就诊。体检见咽喉壁充血水肿、双侧扁桃体 II 度肿大,其上有灰白色片状膜,棉签难以拭去,颌下及颈部淋巴结肿大。咽拭子涂片镜检,发现革兰染色阳性呈"X"、"Y"或"V"形排列的细菌。将细菌接种于吕氏培养基 12～18h 后,长出灰白色小菌落。

(1)取该菌做细菌涂片,行 Albert 染色,描述染色特征并绘图。

(2)根据 Albert 染色结果,做出病原学诊断。

(3)分离培养该菌的鉴别培养基是什么? 其生长特征如何?

(4)怎样判断该病原菌是否具有毒力?

2. 患者,女,55 岁,因乏力、纳差半个月,发热、咳嗽、痰中带血 6d 来院就诊。患者自述咳嗽多为干咳,无胸痛,有明显乏力、消瘦、食欲不振、盗汗,自觉午后微热,心悸。查体:体温 38℃,慢性消瘦病容。实验室检查:血白细胞 $9 \times 10^9/L$,分类:杆状核 3%,分叶核 61%,淋巴细胞 33%,单核细胞 3%,血沉为 60mm/h。X 线透视右肺尖有絮状阴影、边缘模糊。

(1)取痰液做抗酸染色,描述染色特征并绘图。

(2)分离培养该菌的选择培养基是什么? 描述菌落生长特征。

(3)做出病原学诊断。

3. 患者,男,40 岁。右上肢外伤后因出现发热、肿胀、疼痛症状 1 周入院。体检:右上肢广泛性高度肿胀,皮肤紧张而发亮,皮肤触诊有捻发音,右腋窝淋巴结肿大。局部皮肤变黑,皮肤上可见大小不等的水疱,水疱破裂处有棕黄色液体流出,恶臭。

(1)欲行病原学检查,应如何采集标本?

(2)细菌涂片行革兰染色,描述染色特征并绘图。

(3)厌氧培养可见细菌生长,该菌在疱肉培养基、牛乳培养基中的生长状况如何? 在血平板上的生长特征是什么?

(4)请做出病原学诊断。

(钱　景)

实验九　线虫和吸虫感染的病例分析

目的　以病例讨论的方式,使学生对学过的医学线虫学和吸虫学的理论知识进行充分复习。结合文献资料广开思路,对病例进行科学分析,自行设计实验方法;相互讨论,提出可行的实验方案和合理的诊断。

方法　学生对病例进行分组讨论,每组推举一人向全体同学汇报本组讨论情况和实验设计方案。其他小组同学对汇报组进行提问,教师对学生的讨论情况和设计方案进行点评。

病例

1. 患者,男,40 岁,外来务工人员,因双下肢水肿、皮肤粗糙且多处溃烂就诊。患者自述从数年前开始双腿逐渐变粗,小腿内侧常有一红线出现,时有发热和打颤,当地医生诊断为双下肢慢性骨髓炎,服药治疗后无效,之后几年病情进行性加重。经检查,双侧腹股沟淋巴结肿大,双下肢水肿、有凹陷性压迹,右侧症状较重,皮肤增厚,双脚有色素沉着,并有多处溃烂。

(1)根据上述病史和检查结果,你怀疑患者是什么病?

(2)你认为还应当进行哪些检查以便确诊?

(3)对患者应当如何正确处理?

2. 患者,女,8 岁,贵州某地小学生。以突发性哮喘为主诉就诊,患者体温 38℃,白天呼吸短促,轻度干咳,夜间哮喘加重,患者两肺均闻干啰音,在哮喘的同时伴皮肤瘙痒。患者常有食欲不振,恶心,呕吐,间歇性腹痛,多集中于脐周,有黏液便,数月前曾有排虫史。

白细胞分类:嗜酸性粒细胞增加至 63%。痰液检查发现有大量嗜酸性粒细胞。X 线检查,见两侧肺门阴影增深,肺纹理增粗,有絮状阴影。粪检发现有某种寄生虫虫卵,体检发现上腹部触及一包块,质软,可活动。B 超检查,左侧上腹显示有多条线形虫体阴影。

(1)该患儿突发性哮喘与哪些寄生虫感染有关?

(2)本病例出现的临床症状和各类检查结果提示最有可能是哪种寄生虫感染?

(3)本病例的确诊应以什么为根据?

(4)本病例应采取什么样的治疗方案为佳?

3. 患者,女,53 岁,安徽农民。自半年前开始出现上腹部胀痛,伴返酸,有时恶心、呕吐,偶感头晕乏力,劳动和运动时出现轻微心悸,偶有水样腹泻。曾在医院做胃镜检查,胃镜显示慢性萎缩性胃炎。患者间断服用助消化药物,症状未见明显好转。患者现因上述症状加重,解柏油样黑便就诊。门诊检查:体形消瘦,精神欠佳,注意力不集中,贫血面容,眼结膜、口唇及甲床苍白;心前区可闻及功能性收缩期杂音;HBsAg(—);肝、脾、胰超声检查正常,胃镜显示慢性萎缩性胃炎,并于十二指肠壁上发现数条 1cm 左右白色虫体。

(1)根据上述病史和检查结果,你怀疑患者是什么病?

(2)你认为还应当进行哪些检查以便确诊?

(3)对患者应当如何正确处理?

4. 患者,男,28 岁,主诉:发热,腹痛,脓血便 1 个月。患者 3 个月前自江西来杭州务工。之前因天气炎热多次在家乡的河、湖边洗澡、洗脚。当时足、手臂等处有米粒状的红色丘疹,刺痒,后融合成风疹块。几天后发热、咳嗽,在乡诊所就诊,服用感冒药后几天好转。月余后开始畏寒、发热、多汗,有脓血便,每天 2～4 次,上腹部疼痛,食欲减退,恶心、呕吐,消瘦,后到社区医院就诊,诊断为痢疾,服用多种抗生素无效。

体检:体温 39℃,发育尚可,消瘦病容,神志清楚,心肺正常,肝肿大,有压痛,脾可触及,四肢正常。化验:血常规 WBC 19.2×10^9/L,中性粒细胞 48%,淋巴细胞 35%,嗜酸性粒细胞 17%,尿常规正常,胸部拍片正常。

(1)根据上述病史、体检和化验结果,你怀疑患者罹患何种疾病?

(2)你认为还应当进行哪些检查以便确诊?

(3)对患者应当如何正确处理?

5. 患者,男,29 岁,广东人,患者于一周前因突然出现畏寒、发热、乏力及上腹部不适至某乡诊所就诊,诊断为上呼吸道感染,对症治疗一周无效。后至广州某医院就诊。体检:体温 39℃,无咳嗽、胸痛及咯血等症状。血常规检查,嗜酸性粒细胞 33%。肝肿大,有压痛,轻度黄疸。初步诊断为急性肝炎。给予促肝细胞生长因子、肝泰乐、茵栀黄等保肝、退黄治疗一周无好转,疑为某寄生虫病。追问病史,患者平时喜食鱼生粥。

(1)该患者最有可能罹患哪种寄生虫病?患者是怎样感染该寄生虫的?

(2)若在粪便中查不到寄生虫卵该采取什么方法诊断?

(3)该病和肝炎的症状有哪些相似之处?在诊断上应如何鉴别?

(李立伟)

实验十　医学绦虫和原虫感染的病例分析

目的　以病例讨论的方式，使学生对学过的医学绦虫学和原虫学的理论知识进行充分复习。结合文献资料广开思路，对病例进行科学分析，自行设计实验方法；相互讨论，提出可行的实验方案和合理的诊断。

方法　学生对病例进行分组讨论，每组推举一人向全体同学汇报本组讨论情况和实验设计方案。其他小组同学对汇报组进行提问，教师对学生的讨论情况和设计方案进行点评。

病例

1. 患者，女，56 岁，湖南某郊区农民。于 1 个月前出现轻度黏液血便，一日 5～6 次，在私人诊所行输液治疗 10d，上述症状好转，具体不详。于 1 周前出现脐周、右上腹阵发性钝痛，疼痛向右肩背部放射，伴寒战、盗汗、厌食和体重下降。体检：生命体征稳定，五官无殊，腹部稍膨隆，脐周、右上腹压痛，脾未触及。化验：白细胞 $6.0 \times 10^9/L$，血红蛋白 93g/L，大便隐血（＋），虫卵未检出。甲肝抗体（－），乙肝五项（－），丙肝抗体（－），血培养（－）。腹部超声和 CT 检查显示肝右叶有 8.2cm×8cm 实性占位病变。诊断性肝穿刺液为巧克力色液体。

(1) 患者最有可能罹患哪种寄生虫病？推测患者可能的感染方式。

(2) 该患者腹泻与肝部病变有何关系？

(3) 你认为患者还应做什么检查以进一步确诊？

2. 患者，男，40 岁，"援非"工程师，3d 前因发热、咽痛至社区医院就诊，给予抗生素治疗后无效。昨晚因出现寒战、高热、咽痛至杭州某医院就诊。体格检查：体温 39.8℃，心肺正常，呼吸 26 次/min，血压 140/90mmHg，意识欠佳，巩膜轻微黄染，浅表无淋巴结肿大，腹部平坦，右上腹轻度深压痛，肝肋下约 2cm，质软，无压痛，脾肋下可触及边缘。辅助检查：X 线片无异常；白细胞 $8.4 \times 10^9/L$，中性粒细胞 $4.2 \times 10^9/L$，淋巴细胞 $3.7 \times 10^9/L$，红细胞 $4.76 \times 10^9/L$，血红蛋白 124g/L，血小板 $174 \times 10^9/L$。血涂片检查发现红细胞分布均匀，大小正常，内有直径约 1μm 的宝石戒指样虫体。

(1) 该患者患的是什么病？依据是什么？

(2) 该患者是如何感染的？

(3) 该患者的血涂片标本还可观察到什么结构，染色情况如何？

3. 患儿,男,15个月,其父诉5日前开始哭闹不安,呕吐,腹泻,一日十几次,大便呈绿色,有腥臭味。前日晚,在稀便中发现白色会蠕动的片状物,长方形,因当地卫生所诊断不明而入杭州某医院就诊。体检:体温37.5℃,神清,轻度脱水,心肺无殊,腹部平软,肝、脾肋下未触及,肠鸣音活跃,神经系统体检无异常。初步诊断为某寄生虫感染,喂食甲苯咪唑片驱虫,次日于粪便中查到多段链状白色片状物,置于生理盐水中,取沉淀物镜检发现有大量虫卵。取白色片状物压片,观察到节片中央纵干两侧有分枝,一侧为7~10枝。

(1)推测该患儿最可能罹患哪种寄生虫病? 依据是什么?

(2)推测该患儿可能的感染方式。

(3)在驱虫过程中应注意哪些问题?

(4)患儿还应该做哪些检查? 应该如何治疗?

4. 患儿,男,8岁。主诉"头痛抽搐半年、视力减退1月"就诊。患儿暑假期间与同学赴郊外池塘嬉戏、玩水,曾误喝池塘水数口。5周后出现头痛、抽搐和癫痫,多方求医未果。半年后右眼红肿疼痛、眼球突出、眼球运动障碍、视力减退,头痛、抽搐加剧。体检:患儿精神焦虑,体质瘦弱。经眼底检查,发现在眼球内有一直径1.0cm左右的圆形病灶;脑部CT及磁共振检查,在左脑顶叶处有直径达2.0cm病灶区。后经手术治疗,于病灶区分别取出两条可蠕动的活虫体,大小(60~70)mm×(2~5)mm,乳白色,头端稍膨大,有一明显的纵行凹槽,身体不分节,虫体表面有许多横的皱褶。

(1)该患儿可能患的是什么病? 依据是什么?

(2)推测该患儿可能的感染方式。

(3)应该如何治疗?

(李立伟)

第四篇　创新性实验

实验一　医学微生物学科研课题设计与论文撰写

从中世纪欧洲梦魇般传播的"黑热病"至21世纪初期的严重急性呼吸综合征（SARS）、人感染禽流感等，都向我们表明：微生物感染严重威胁着人类健康，而任何一个重大传染性疾病的最终控制均依赖于医学科技的进步，医学工作者的科研水平对推动医学科技的发展发挥着巨大的推动作用。因此，作为一名医学生，学习并掌握医学科研的相关知识具有重要意义。

一、医学微生物学研究的目的、意义和主要特征

微生物感染的致病过程，实质是微生物与宿主之间对抗能力的消长过程。医学微生物学研究的主要目的是揭示病原微生物的生命特征及其与感染的发生、发展的相关机制，认识其与宿主的相互作用关系，从而为感染性疾病的发生发展提供必要的防治措施、技术和方法。

对病原微生物的研究具有探索性、创新性、应用性，同时具有一定的危险性。探索性和创新性是推动科学发展的原动力；应用性是由于医学微生物的研究成果最终都要指导临床实践；由于医学微生物学的研究对象主要是病原微生物，如果在研究过程中不注意操作的规范性，必将对研究者产生一定的危险性。

二、医学微生物学研究的基本程序

在人类进行科学研究的实践过程中，必须应用正确的观点和方法，遵循一定的程序和规则。一个完整的实验研究大致包括以下过程：选定题目、文献资料阅读整理、形成假说、设计实验路线、进行实验操作、整理分析实验结果、形成报告及论文写作等一系列环节。

（一）选题

提出问题是任何科学研究开始的第一步，科研的过程就是提出问题和解决问题的过程。选择和提炼一个有价值的问题，是每项科研工作的起点，是贯穿全部科研工作的主导思想，是指导科研工作各项设计安排的主线，关系到后续科研工作方向的正确性、可行性及水平高低等的关键性因素。

1. 课题的来源

在各种工作实践、文献资料及相互交流的过程中，由于科技工作者已经具备的科研素质，在脑海中可能有瞬时闪念的思想火花，这是每项科研工作的思想起点。另外，由各级主管部

门根据医疗卫生事业发展的需要下达的科研项目指南,内容客观、广泛,通常一个题目就是一个方向,是医疗实践中亟待解决的问题,研究人员可以根据自身条件选择适合自己的研究课题。

医学工作是对生命、健康、疾病等多种因素的实践工作,在实践过程中会遇到各种各样的现象或实际问题,是想要解决又无法解决的问题,分析并探讨这些问题的发生及解决方法,并在此基础上形成疾病诊治的方法和策略。因此,医学实践工作是医学科研选题永不枯竭的源泉。

随着电子科技的进步,网络资源越来越丰富,很多医学期刊都拥有自己的网站,人们可以免费登录浏览其刊登的最新科研成果及知识信息,这些资源极大地丰富了科研人员的知识量。根据自己的特长和专业知识,通过查阅近 10 年的相关文献,尤其是综述性文献、基础研究性文献的讨论部分,从中找出空白点,都可能获得好的科研问题的切入点。

学术交流在科研选题中也发挥着不可小觑的作用,在学科交叉的边缘地带通常存在大量的"处女地"有待探索和开垦,很多灵感的火花都是在交流的碰撞中产生的。

2. 选题的基本原则

对于医学科研而言,首要的是有用性,这是与医学本身是为了维护和增进人们的健康的功能分不开的,如对某些疾病的治疗及发病机制的研究等,因而医学研究有明确的应用目的;其次,选题还要符合科学,应具有一定的事实和理论依据,不是凭空的臆测,应符合逻辑规则和学术规范;再次,选题应具有一定的创新性,这需要阅读大量文献,掌握本领域的国内外研究现状,对文献进行分析提炼,发现其中的空白,从而得到自己的研究切入点;同时,选题还需要考虑课题施行者从事研究的各种内在和外在条件,包括工作基础、实验条件及参加人员的梯队情况等。

(二)文献查阅

当今世界是一个信息爆炸的世界,各种信息传播工具使我们获取知识变得更加快捷。我们可以通过各种搜索引擎、数据库及查阅图书馆的纸质化图书等形式获得所需信息。面对如此丰富的信息,如何梳理筛选、使信息系统化有用化成为一个重要问题,这涉及文献信息的获取、甄别、吸收及利用等。

在确定一个研究课题或研究方向之前,需要系统、广泛地查阅文献资料,以便了解前人的研究状况及研究方法等,从而避免重复劳动、劳而无功,并可汲取经验,完善自己的研究内容;在研究过程中也需要文献的阅读,这可以从他人的研究中获得对自己的研究有益的内容,丰富和完善研究成果;在一个实验周期结束后,通过文献查阅,可以了解目前国内外对该问题的研究情况,或许有助于解决自己实验过程中遇到的某些问题,从而使自己的研究得到升华。总之,在整个研究过程中都不能忽视文献阅读的重要性。

目前世界范围内出版的期刊杂志等大约超过 10 万种,其中常用的生物医学期刊有 4000 余种,包括我国出版的 1000 余种,其中很多都提供全文的电子版本,可见文献种类繁多,且其内容多有交叉重复,面对众多的文献信息,该如何取舍是一个重要的问题。首先应该了解各种不同类型文献的特点,比如综述类文献,一般着重选取近三年登载在权威学术期刊上的原创性论文,对某一相关领域进行了高度的综合分析,含有大量的引证信息,明确某一问题的发展轨迹、指出其存在的问题或预测发展趋势等,具有信息量大、时效性等特点,有利于研究者对相关知识信息系统化、条理化,因此在研究的立题和整理阶段进行阅读更有参考价值;其次是一般研究性论文,多是报道作者通过何种实验手段、对某一问题的研究结果,因而内容较新,可能是新的发现或发明、新的方法等,可能对我们当前的研究具有启发性,并有利于研究者跟踪当前国内外研究现状,及时修正自己的研究内容。

(三)实施方案的制定

凡事预则立,不预则废,科学研究亦不例外。在广泛查阅文献、提炼出科研假说、形成研究选题之后,便会形成一套比较成熟的全面设想。将这一设想加以条理化,系统地说明研究者对此问题的认识,拟进行何种实验或观察,具体做法如何,预期的目标是什么,用多长时间来完成,需要哪些帮助和支持等,按照一定的格式编写成的文字资料,即为实施方案。实施方案是对课题进行的一个总体规划,对后续实验的实施具有理论的指导意义。一般情况下,实施方案包括以下几个方面:

1. 基本情况

包括课题的题目、参加人员情况及参加人员单位信息等。课题的题目是科研设计的总纲或其指导中心,也可以说设计中的全部内容皆由此而发,假说、实验、措施等皆为此而设,因此它必须是整个科学设想与过程的高度浓缩物。一个好的课题名称,能使人对该项研究工作一目了然,不仅可知其目的、内容和主要方法,甚至透过题目还能看出其假说的科学性。

2. 立题依据

这部分旨在说明选题的来源和背景,研究要达到的目的以及历史和现实的意义,即回答"为什么要研究这个课题",是研究方案设计和研究过程的宗旨所在。应该着重说明选定此课题的出发点以及主观与客观的条件是什么,选题的独创性、完成的可能性及其实际意义(实用性)如何。必要时尚需进一步说明,这个问题是根据什么临床经验、动物实验或其他间接经验提出来的。情报调研的情况和预试验的初步结果亦应在本项中反映出来,以增加确立这一选题的依据性。研究的目的是指对该项科研活动的结果以及借助一定手段达到这种结果之途径的预测和设想。目的可根据课题的类别、范围分为战略目的、战术目的、总体目的、分项目的、抽象目的、具体目的、间接目的、直接目的等。研究的意义是指对该项科研活动将造成影响作用的预测和设想。意义可分为理论意义、实践意义、历史意义、现实意义、国内意义、国际意义等。

3. 国内外的研究历史及现状

主要涉及本研究相关的文献情况及情况综述,是为了考察该项科研的基点或起点。一般要写出国内外同类研究的已有成果,哪些问题已达到什么水平和程度,哪些问题尚未解决,用以说明本课题研究所处的起点和水平。国外现状与国内现状应分别叙述,不要忽外忽内搅在一起,重点是介绍有关这一问题最近几年的研究进展和目前状况,要注意用事实说话。把握住"全"和"新"两个关键,"全"要求一定要多方查阅和尽量掌握足够丰富的有关信息资料。还要注意防止孤陋寡闻、道听途说、挂一漏万、以偏概全等现象发生。"新"则要求在阐释国内外研究现状的基础上说明该项研究在哪门学科、哪种领域、哪个问题、何种程度上有所发现、有所发明、有所创造、所前进。既不能夸大、也不能缩小课题的地位、作用和贡献,要如实地中肯地予以表述。

4. 课题研究的主要内容及技术路线

研究内容是在理论假设和研究目标的基础上,将研究思路具体化,是指该项科研活动内在诸要素的总和,是证明课题假说的主要研究活动。一般可分为概括性内容和具体性内容。

主要内容的陈述要简明扼要、提纲挈领,不可太简单,但也不可过于具体,要使人阅读后感到明晰,知道该课题研究一些什么问题。一般应客观具体地写出用何种手段、技术、方法来研究哪些内容,内容应与目标一致,必须紧扣研究目标。通常对研究的基本步骤、解决关键问题的方法和技术进行概括叙述,通过设计研究步骤,确定研究实施过程和时间规划,即对研究的具体阶段、安排等做出设计。研究的每一步骤、每一阶段的工作任务和要求,每个阶段需要的工作时间,都要写进书面计划中。对每一阶段的任务和实施过程必须作出具体安排,具有可行性和可操作性。对于具体的技术路线,一般用箭头将各个环节连成流程图,即技术路线图。

5. 课题的创新点和特色分析

通过本项目与国内外其他同类研究的比较,阐述本课题的研究与前人研究相比的主要特色,主要是人无我有、人有我新的阐述,这是项目价值评价的重要部分。创新性基本包含四方面的情况:填补某个研究领域的空白,前人或他人尚未研究的问题;虽有研究但尚未解决,有待进一步探索或修改;在已解决的问题基础上开拓新领域,解决新问题;随着社会的发展和进步,需要进一步提高的问题。

6. 预期成果及拟解决的关键问题

将预期成果目标化、明确化、具体化,并说明其意义和价值,主要指最终成果形式,即研究的过程和研究的结果用什么形式来表现,一般应为研究报告、调查报告或实验报告。对于比较大的课题,除了要有最终成果形式,还应该有阶段性成果形式、子课题成果形式和总课题成果形式等。在确定成果形式时,应明确责任和分工,以确保成果的完成。拟解决的关键问题是阐述在本研究方法和技术上要解决什么难题,应该是决定课题研究成败的问题,应反映本研究项目的难点。

7. 研究基础及可行性分析

研究基础着重阐述项目组前期开展的与本项目相关的工作积累,包括预实验、准备工作和已取得的结果等。可行性分析即完成本课题的条件分析,着重分析说明课题研究采取的方法、技术路线和实验方案是否切实可行;人员的知识结构、专业结构、能力结构、年龄结构,研究单位的资料准备、科研手段、经费来源、时间保证、活动场地、咨询力量等是否有保障。课题组的成员要注意不同学科、不同专长、不同能力、不同年龄的比例协调和搭配合理,形成多维互补的人员结构,应具备相应的资格,熟练掌握相关技术方法等;对资料准备情况要做概括性介绍,不必详细列举,说明是否掌握了与该课题研究相关的前沿信息以及资料储存比较完备的情况;要说明科研装备设施、技术手段的现代化程度和科研方法途径的科学性、先进性、务实性;要强调说明是否有研究时间和财力保证,是否有专家咨询指导力量等。

8. 参考文献

主要是在文中参考的主要文献,一般不超过 30 篇,且主要是近几年的相关文献。

(四)课题研究的实施

制定了实施方案后,将进入根据实施方案进行具体的实验操作阶段。虽然根据不同的研究对象、研究目的、研究类型、研究条件等,在具体的实施操作过程中会在内容组织、程序步骤和方法方式上表现出诸多的差异,但大致都会包括以下基本内容:

1. 严谨操作

在科学研究中不仅需要智慧的头脑,还要有一双灵巧的手,通过头脑和双手的协作才能完成科学研究,尤其在医学实践和科研过程中,手脑协调的重要性更是不言而喻的,在绝大多数的医学研究中,都需要通过操作来验证实验假说。虽然目前大多数实验室都配备了大量的实验仪器,但这些并不能完全代替人的操作。尤其在生物医学实验方面,各种因素复杂多变,对操作者的动手能力提出了更高的要求。哪怕是一项最基本、最普通的 PCR 操作,动手能力不同的人也会产生不同的结果。在具体的操作实施过程中,加样器使用的手法不同、操作时间的长短差异等都会引起不同程度的误差。各种细胞生物学、分子生物学及免疫学等技术操作,均离不开严谨细致的操作能力,这是保证研究工作顺利进行的必需条件。

2. 仔细观察

科学研究离不开观察,只有养成仔细观察的习惯,才能捕捉到实验过程中有意义的结果、现象,科学观察是从事医学科研的重要基础,必须客观、严谨、准确。当然,科学观察是以观察者丰富的知识储备为条件的,知道的越多,看到的也会越多,会更丰富、更深刻地感知事物,同时也会更敏锐地捕捉到偶然的结果。在科研过程中每次实验都充满不确定性,因此捕捉偶然出现的结果非常重要,这些偶然可能是实验操作过程中的失误,也可能是与预想不一致甚至是与已有理论相悖的结果,对此必须认真分析,否则很可能错失一个新的科研火花或事件的真相。

3. 认真思考

如果只是具备了动手操作能力和观察能力,在医学科研中还是远远不够的,没有科研思维,就不会具有科学意义上的观察。在实验过程中会产生大量的结果、数据等,研究者必须具有对这些信息进行不断分析判断的能力,通过对结果的分析指导实验方案的实施。

4. 准确记录

实验结果最终要以科学论文等形式展示出来,同时科学研究是一个严谨的过程,一定要对具体操作过程、对应的实验结果及对结果的分析等进行记录,最终通过对这些记录信息的整理加工形成有条理的科学知识。实验记录是一项完整的实验不可缺少的部分,及时记下实验的过程、现象和结果……时间一久,你就会感受到记录的妙处。记录内容一般包括:实验名称、时间、预计做什么;实验结果(数据、图片等),有时还有中间结果、出现的意外情况等;一个实验通常都有一个关键步骤,越过去即意味着实验成功了一半,必须记录如何越过这一关键步骤的心得体会;成功的经验、失败的教训都要记录下来;实验记录还包括平时在脑海中一闪而过的思维火花以及老师和其他同学在处理某些问题时的独特技巧、独到的心得等。

(五)研究结果的整理加工

当科研进行到一定程度或阶段时,就需要对研究结果进行整理加工,对实验过程中获得的诸多孤立结果、现象进行系统的综合,将各种零散的资料进行有序组合,上升到理论高度对其进行组织并最终形成研究论文。论文是对研究结果的记录和展示,也是新知识、新思想传播的载体。一篇完整的研究论文包括以下基本内容:

1. 题目

题目是一篇论文的"标签",起到画龙点睛的作用,一般不超过 10～12 个单词或 20 个中文字。题目由名词词组或短语构成,很少为完整的陈述句。要准确反映论文的内容和特色,明确表明研究工作的独到之处,不能过于空泛,也不能太过繁琐,慎重选择题目中的每一个字,用最少的文字表达尽可能多的内容,尽量把要表达的核心内容的主题词放在题名的开头。力求用语简练,长短适中,概括性强,重点突出,一目了然。

2. 作者信息

作者信息包括作者的姓名、单位等信息。国际惯例是按照作者对文中研究内容的贡献大小排序,通讯作者通常是研究经费的提供者或/和思路的指导者。在作者姓名的后面还应注明其工作单位、联系方式等。

3. 摘要

摘要即文章的内容提要,是对论文的研究体系、主要方法、重要发现、主要结论等加以概括、客观的叙述,多采用第三人称叙述,一般不超过 300 字。可按照目的(准确描述研究目的,说明提出问题的原因,表明研究的范围和重要性)、方法(简要说明研究课题的基本设计,得到结论的具体方法)、结果(简要列出研究的主要结果和发现)、结论(简要说明取得结果的理论或应用价值,是否需进一步研究及推广等)的格式撰写,或根据拟投稿杂志的字数和格式要求撰写。

后附 3~8 个关键词,关键词是为文献检索或标引服务,是论文主题的高度浓缩,通过关键词读者可以获得论文的主题、研究方向、方法等信息。

4. 正文

正文是科技论文的核心组成部分,包括前言、材料和方法、结果和讨论三个主要部分。

(1)前言位于正文的起始,主要介绍论文写作的背景或研究的宗旨等以回答"为什么研究(why)"这个问题。内容可包括论文研究的背景、前人相关的研究情况等,总结已有工作成果并引出自己所做研究的创新性或价值,对研究中通过何种方法解决何种问题及主要结果进行说明。前言写作要尽量简洁准确,要引用最相关、最具说服力的文献。可以运用"我""我们"等第一人称词汇明确自己的研究工作。

(2)材料和方法主要说明"怎么研究(how)"这个问题,用于列出完成实验所用的材料和模型、实验步骤或计算推导的过程等。对过程的描述要完整具体,能够保证读者重复实验。对材料的叙述要清楚、准确,并尽量使用通用名称;方法要描述得当,对于一些公开的方法可直接引用,对于一些创新方法则应详细描述,总体原则就是能够使读者根据所述可重复该实验。

(3)结果部分描述该研究所取得的客观性成果,对结果的描述要有逻辑性,符合实验结果的推导过程;重点突出关键性数据,不可仅是对实验数据的简单堆积;数据表达可采用文字、图表结合的方式,一般在文中描述图表数据的特征或趋势,并在后面括号内标注对应的图表。

(4)讨论部分可与结果一起撰写或分别进行。一般讨论是对于研究结果的解释和推断,并说明作者的结果是否支持或反对某种观点、是否提出了新的问题或观点等。讨论要尽量做到直接、明确,以便审稿人和读者了解论文为什么值得引起重视。讨论的内容主要包括对实验结果的分析,要重点突出;所取得的结果是否符合原来的假设并加以分析,对关键性结果进行总结并加以说明、解释,推导出某种结论,要避免数据不能充分证明推论的情况;提出根据本研究结果进一步研究的方向;概述本研究的理论或实践意义,表达要留有余地。

5. 结论

结论是整篇文章的最后总结,回答"研究出什么(what)"的问题。一般在讨论之后用独立的一段文字高度概括研究的主要成果,可提出需要深化研究的部分。向读者传达作者的主要意向,要注意不能简单重复文章中已出现的句子。

6. 致谢（可空缺）

在正文之后对他人给予自己的指导和帮助表示感谢。可以对提供经济资助的部门及对他人技术、设备的支持进行致谢。文字表述不要用虚拟语气，以显示致谢的严肃和诚意。

7. 参考文献

对文中所参考的他人研究成果的标示，反映了文章作者对他人研究成果的尊重，格式要参考具体文章拟投杂志的要求。一般应包括作者、题目、有关出版事项（书刊名称、出版年份以及卷、期、页等）。

（林旭瑷）

实验二　腹泻样品微生物(病原体)的检测

一、导　言

腹泻(diarrhea)是人类最常见的疾病之一,是消化道内水分和电解质的积聚和排出,表现为每日排便次数明显超过平时习惯的频率,粪质稀薄,水分增加,或含未消化食物或脓血、黏液。腹泻是一种常见症状,常伴有排便急迫感、肛门不适、失禁等症状。

引起腹泻的病因多种多样,比较复杂,主要可分为非感染性腹泻(如化学品等引起)和感染性腹泻,故腹泻病人的诊断依据流行病学资料、临床表现和粪便常规检查来综合诊断。广义上,感染性腹泻是指各种病原体肠道感染引起的腹泻,是由病原微生物及其产物或寄生虫所引起的以腹泻为主的一组肠道传染病,具有发病急、传播快、危害广的特点,是当今全球性重要的公共卫生问题之一,其发病率仅次于上呼吸道感染。在我国,感染性腹泻的发病率居所有传染病首位,小儿腹泻也是仅次于呼吸道感染的婴幼儿急诊和死亡原因。1989 年,我国《传染病防治法》将除霍乱(甲类传染病)、痢疾、伤寒和副伤寒(乙类传染病)以外的微生物引起的腹泻,称为"感染性腹泻",归类为丙类传染病。感染性腹泻的临床表现均可有腹痛、腹泻,并可有发热、恶心、呕吐等症状;处理原则亦相似,但不同病原体引起的腹泻,在流行病学、发病机制、临床表现及治疗上又有不同特点。有的为炎症型腹泻,有的为分泌型腹泻,故病原确诊须依据从粪便检出有关病原体或特异性核酸或从血清中检测出特异性抗体。

该病主要包括细菌、病毒、寄生虫和真菌等病原体引起的肠道感染,较常见的如沙门菌肠炎、肠致泻性大肠杆菌肠炎、致泻性弧菌肠炎、空肠弯曲菌肠炎、小肠结肠炎耶尔森菌肠炎、轮状病毒肠炎、蓝氏贾第鞭毛虫肠炎等。目前已知的主要病原体包括细菌(肠道杆菌科、弧菌科、螺菌科、厌氧芽孢杆菌属和球菌科等)、病毒(轮状病毒、诺瓦克病毒、星状病毒和肠腺病毒等)、寄生虫(溶组织阿米巴、蓝氏贾第鞭毛虫、隐孢子虫、人芽囊原虫等)、真菌(念珠菌、曲霉菌、毛霉菌等)。

(一)感染性腹泻的发病机制

1. 细菌性腹泻的发病机制:细菌性腹泻可分为炎症型腹泻(inflammatory diarrhea)和分泌型腹泻(secretory diarrhea),前者指病原体侵袭肠上皮细胞,引起炎症而导致的腹泻,患者常伴有发热,粪便量少,多为黏液便或脓血便,镜检有较多的红细胞和白细胞,如侵袭性大肠杆菌、弯曲菌等引起的腹泻;后者指病原体不侵入细胞,产生毒素等物质刺激肠上皮细胞,引起肠液分泌增多和/或吸收障碍而导致的腹泻,患者多无发热症状,粪便多为稀水便,无脓血,无腹痛,禁食 1~2d 腹泻症状无缓解,镜检红细胞和白细胞不多,但含有大量电解质,如肠产毒大肠杆菌引起的腹泻。

根据病原体对肠黏膜的侵袭程度不同,其致泻机制大致可以分为:

(1)产生肠毒素。多种病原菌进入肠道后,并不侵入肠上皮细胞,仅在小肠内繁殖并黏附于黏膜,释放致病性肠毒素。肠毒素为外毒素,能在肠道中引起分泌性反应。大多数肠毒素通过细胞毒或非细胞毒机制使黏膜分泌增加,其在细胞内的作用可通过 cAMP 或 cGMP 介导,两者分别活化腺苷酸环化酶(霍乱弧菌、大肠埃希菌的不耐热肠毒素、沙门菌、亲水气单胞菌的肠毒素等)和鸟苷酸环化酶(大肠埃希菌的耐热性肠毒素、小肠结肠炎耶尔森菌的肠毒素等)。

(2)侵袭和破坏肠壁组织。侵袭性病原菌借助其侵袭力,可直接侵入肠上皮细胞,并在其内生长繁殖引起细胞功能障碍和坏死;空肠弯曲菌、耶尔森菌、少数志贺菌及除伤寒杆菌外的沙门菌属细菌侵入肠上皮细胞后通过吞饮囊穿过细胞进入肠壁的固有层,引起固有层大量多形核白细胞聚集的趋化反应和炎性病变,导致渗出性腹泻。

(3)黏附作用。病原体黏附于肠黏膜,不侵入上皮细胞,不损害肠黏膜,也不产生肠毒素。如黏附性大肠埃希菌通过其菌毛抗原的定居因子黏附于上皮细胞刷状缘,可瓦解微绒毛并使之变钝、扭曲、变形、甚至液化,致使肠黏膜吸收面积减少,刷状缘表面酶的减少造成吸收障碍,可致吸收障碍性腹泻及渗透性腹泻。

2. 病毒性腹泻发病机制:有关病毒引起腹泻的发病机制目前仍不十分清楚,对患者或感染动物病理检查发现病变主要位于小肠近端,十二指肠和空肠严重,可累及局部淋巴结,病毒多集中在小肠绒毛。多数认为病毒存在于小肠绒毛上皮细胞内,引起细胞变性与脱落,位于隐窝部的基底细胞,加速向顶部移行以取而代之,由于移行过速,基底细胞未能充分发育,致使上皮细胞由柱状上皮变为立方上皮细胞,除仍保持其原有的分泌特征外,吸收功能则明显不足;由于绒毛顶部细胞受损,使麦芽糖酶、蔗糖酶、碱性磷酸酶等活性降低,影响了葡萄糖的转运并降低了细胞对钠离子和水的吸收功能,造成大量水分与电解质在肠内积聚,引起吸收障碍性腹泻。病毒性腹泻时,肠黏膜上环化酶活性正常,其大便中电解质含量低于分泌性腹泻,所以均不支持由肠毒素所致。

3. 寄生虫性腹泻:寄生虫性腹泻的发病机制亦多种多样,同一种寄生虫导致的腹泻也可能是多种致病机制共同作用的结果。蓝氏贾第鞭毛虫、绦虫、蠕虫等寄生虫通过机械性作用损害肠壁组织,有的损害肠微绒毛及绒毛,有的造成肠壁的炎症及溃疡,并在周围形成明显的细胞浸润反应;溶组织阿米巴大滋养体可释放细胞毒素并溶解接触的宿主细胞,结肠小袋纤毛虫等可分泌透明质酸酶协助其侵入肠组织;其他一些寄生虫可诱发宿主产生变态反应,导致肠道黏液分泌的增加。

4. 全身感染伴随性腹泻:除了上述的一些感染性腹泻外,许多全身性感染如艾滋病、幼儿急疹、麻疹、肾综合征出血热、病毒性肝炎及败血症等均可伴发腹泻,有时甚至以腹泻为主要表现。但这些疾病均有其特有的临床表现,应结合其具体临床特点作出诊断。

(二)感染性腹泻的诊断

1. 询问病史。是否有不洁饮食(水)和/或与腹泻病人、病畜接触史,是否有去不发达地区旅游史等。如为食源性则有集体发病及共同进食可疑食物史。

2. 检查粪便。大便次数增多,粪便性状可为稀便、水样便、黏液便、脓血便甚至血便,可同时出现恶心、呕吐、发热及全身不适等,严重者发生脱水、电解质紊乱甚至休克。

3. 实验室检查。便常规检查以查知便形,是否有红细胞、白细胞等。病原学检查见致病微生物、特异性抗原、核酸或从血清中检出特异性抗体。

(三)感染性腹泻的防治策略

感染性腹泻多是通过食入病原体而引起,对其防控主要应考虑从以下 3 个方面进行:一是控制传染源,包括患者、携带者、动物携带者等,从公共卫生、个人卫生、饮食卫生等方面入手,开展"三管一灭"工作(管水、管粪、管饮食、灭蝇);二是切断传播途径,不同的致泻微生物可能有不同的传播途径,因此需要有针对性地开展患者隔离工作;三是提高易感人群的免疫力,降低微生物感染的概率。

对于不同的腹泻类型,其治疗侧重点亦不同,如分泌性腹泻以补液疗法为主,病因治疗为辅。侵袭性腹泻除补液外,尚需积极进行病因治疗,病毒性胃肠炎、普通型细菌性食物中毒、分泌性腹泻等自限性腹泻一般不需特效治疗;而对于空肠弯曲菌、肠产毒性大肠埃希菌、肠侵袭性大肠埃希菌、非伤寒沙门菌、耶尔森菌、志贺菌、伤寒沙门菌、溶组织阿米巴、蓝氏贾第鞭毛虫感染等则需要进行抗生素治疗。

二、背景设计

我省某地发生大量腹泻患者,需要确定传染源、病原体,并需要合理的防治措施方面的指导。

提示:引起腹泻的可能微生物原因有细菌感染、病毒感染、真菌及寄生虫感染等。

三、实验目的

1. 加深和巩固对致泻微生物的生理生化特征的认识。
2. 了解不同致泻微生物的检测方法和评价指标。
3. 培养学生实验设计能力和分析、解决问题能力及团结合作精神。

四、实验要求

以 3~4 人为一组,对某一可能的病原体进行测定,参考相应的标准进行评价和分析,然后给予合理的建议。

五、进度安排

第一周:布置任务,选题,查阅文献,撰写实验方案(题目/班级、小组成员/意义和内容/预期目标/实验操作(详细)/实验器材(详细)/参考文献)。

第二周:汇报实验设计方案(ppt 形式),递交实验报告。

六、实验报告

要求用研究性论文格式,包括题目、作者、单位、摘要、关键词、正文、参考文献等。

(林旭瑷)

实验三　细菌耐药性的检测

一、导　言

　　抗生素的发现是 20 世纪最辉煌的现代医药研究成果,具有划时代的意义,20 世纪 40—70 年代被称为抗生素的"黄金时代",使对人类和动物的感染性治疗进入了抗生素时代,甚至在 20 世纪 60 年代末,某些医学权威人士冲动地宣称,感染性疾病已成为历史。但任何药物的使用都是一把"双刃剑",抗生素也不例外,其在杀灭病原微生物的同时,也是各种耐药菌株产生的主要推手。随着多重耐药细菌在各个医院的流行,院内感染的概率也不断增加。一些对青霉素和大环内酯类耐药的肺炎链球菌,对三代头孢菌素耐药的大肠埃希菌、肺炎克雷伯菌、阴沟肠杆菌,以及对碳青霉烯类耐药的铜绿假单胞菌和鲍氏不动杆菌等耐药菌株的流行,加之一些新的病原微生物的不断出现,给临床对感染性疾病的诊断和治疗增加了难度。根据相关部门对我国多家医院耐药菌的监测数据显示,院内检出的金黄色葡萄球菌对新青霉素和头孢菌素的耐药率高达 70%,大肠杆菌和肺炎克雷伯杆菌对头孢菌素的耐药率超过 50%,大肠杆菌对氟喹诺酮的耐药率约为 65%,很多重症监护病房分离的鲍曼不动杆菌对碳青霉烯类抗生素的耐药率近 60%。耐药细菌感染类型主要包括泌尿道感染、外科手术部位感染、院内获得性肺炎、导管相关血流感染等,具有病情复杂、治疗难度大等特点。耐药菌引起的感染以及如何尽快检测出并更好地控制其蔓延已成为临床亟待解决的重要课题。因此,快速准确地对细菌耐药性进行筛查已成为现代细菌性疾病诊治过程中的一个重要且必要的环节,通过细菌耐药性检测可指导临床用药的选择,对及时治疗和控制耐药菌的感染及传播具有重要意义。

(一)细菌耐药机制

　　细菌耐药可分为自然耐药和获得性耐药,自然耐药主要是因为该细菌的染色体上存在耐药基因并可世代传递,因此具有典型的种属特异性,多以单一耐药为主;获得性耐药包括自发突变产生耐药和耐药性基因的获得两种方式,耐药基因可存在于染色体 DNA 上,也可存在于耐药质粒或转座子上,因此可以通过转化、转导和接合等方式传播。典型的如 R 质粒介导的耐药,可以从宿主菌中检出 R 质粒,以多重耐药为主并因为质粒的丢失而成为敏感株。

　　目前已知的细菌耐药机制如下:

　　1. 细菌通过产生各种酶类破坏、灭活抗菌药物,如 β-内酰胺酶可特异性地打开药物分子中的 β-内酰胺环导致对青霉素类、头孢菌素类药物耐药,氨基糖苷类的钝化酶水解氨基糖苷类抗菌药物,产生 DNA 解旋酶使细菌对喹诺酮类药物耐药,产生甲基化酶使细菌对红霉素耐药。

　　2. 通过改变抗菌药物靶位而耐药,青霉素结合蛋白 PBPs 是 β-内酰胺类抗生素的作用靶位,耐甲氧西林金黄色葡萄球菌(MRSA)中 mec 基因编码的 PBP2a 导致细菌产生对该类抗生素的耐药,利福平与 RNA 聚合酶的 β 亚基结合,当 β 亚基的编码基因发生突变时就产生了对利福平的耐药。

3. 细菌能够降低胞浆膜的通透性,阻止抗菌药物(粘菌素、多粘菌素)进入细菌体外。

4. 细菌可以产生外排泵系统将抗菌药物主动泵出细菌体外。

5. 临床不合理用药所形成的抗菌药物的选择压力也是细菌耐药性产生的源动力。

(二)细菌耐药性转移

细菌具有的耐药性还可以通过不同的机制进行转移。

1. 转化:耐药菌在崩解后释放出来的 DNA 可进入敏感菌并与其染色体 DNA 进行重组而产生新的耐药菌。转化在临床上没有太重要的意义,但是在科研上可通过转化使受体菌获得耐药的特性。

2. 转导:通过噬菌体的介导在不同菌株之间实现耐药基因的转移。葡萄球菌可以通过噬菌体把对青霉素、氯霉素、四环素等的耐药基因转移到敏感菌。

3. 接合:细菌的耐药基因通过耐药菌和敏感菌菌体的接触而传递。由接合传递的耐药非常常见,特别是在革兰阴性菌,尤其是肠道菌当中。通过接合方式可在同种细菌甚至不同种属的不同细菌之间传递耐药基因。

4. 转座:耐药基因包括转座子和插入顺序在质粒及染色体间传递,这是造成多重耐药的重要原因。通过转座使耐药基因容易传播、扩散,造成院内或院外感染的流行。

(三)细菌耐药性的控制策略

合理使用抗生素,避免滥用抗生素是控制耐药性产生的重要措施。合理用药包括在规定的使用对象、剂量、期限等范围内使用,确保抗生素使用的轮休制度;加强药政管理,控制或减少抗生素的生产和使用规模;加强新抗菌药物及质粒消除剂的研制工作等。

(四)细菌耐药性的检测方法

细菌的耐药机制各异,针对具有特定耐药机制的细菌的检测方法也是不同的,概括起来主要包括药敏试验和耐药基因的检测两种方式。

1. 药敏试验

在临床微生物学实验室,多用药敏试验检测细菌对抗菌药物的敏感性。药敏试验是一种体外实验,其直接目的是指导临床合理用药,预测抗菌治疗的效果,同时也是细菌耐药性监测、流行病学调查及耐药机制研究的重要手段。药敏试验的具体方法主要有扩散法、稀释法、E-test 法等。扩散法是将抗菌药物纸片贴到已涂布有待检细菌的平板上,细菌培养一定时间后观察抑菌圈直径的大小以显示细菌对该抗生素的敏感程度,是一种定性的方法;稀释法是将抗菌药物做梯度稀释,然后来测定不同浓度的抗菌药物对细菌的抑菌作用,是定量的方法;而 E-test 法是综合了纸片法和稀释法的优点,把抗菌药物以不同的浓度定位在一个 E-test 条上,把 E-test 条直接放在涂有细菌的平板上,细菌培养后所获得的椭圆形的抑菌圈来获得一个抗生素的最低抑菌能力,也是一种定量的方法。

2. 耐药基因检测

近些年来,随着细菌耐药基因的不断发现,利用分子生物学技术建立的对细菌耐药基因的检测方法具有简便快捷、灵敏度高、特异性强的优点。例如对 MRSA 中的 mecA 基因的检测等。在耐药基因的检测阴性结果中应注意该耐药基因是否有表达,即是否是“沉默”基因。

(三)临床常见耐药菌

主要是一些 G^- 菌,大约占耐药菌种的 70%,其中包括产超广谱 β-内酰胺酶菌(ESBLs)、产头孢菌素酶菌、铜绿假单胞菌、鲍曼不动杆菌等;而在 G^+ 菌中主要包括葡萄球菌、肺炎链球菌、肠球菌等。在全球范围内，"ESKAPE"（屎肠球菌 *Enterococcus faecium*、金黄色葡萄球菌 *Staphylococcus aureus*、肺炎克雷伯菌 *Klebsiella pneumoniae*、鲍氏不动杆菌 *Acinetobacter baumannii*、铜绿假单胞菌 *Pseudomonas aeruginosa*、肠杆菌 *Enterobacter* spp.）耐药已成为导致患者发病及死亡的重要原因。

1. MRSA：MRSA 产生的 PBP2a 与 β-内酰胺酶亲和力比较低，不会被接合而破坏。当葡萄球菌产生的其他的青霉素结合蛋白被 β-内酰胺酶抗生素结合失去功能的时候，PBP2a 就可以取而代之，使细菌生长繁殖成为耐药菌。通过药敏试验检测 MRSA，抑菌圈直径≤21mm 时认为是一株 MRSA，即是由 mecA 基因介导的耐甲氧西林的金葡菌。所有的 MRSA 的菌株对青霉素类、头孢菌素类、碳青霉烯类、β-内酰胺类及 β-内酰胺类与酶抑制剂的复合制剂的复合抗菌药物都是耐药的。对于氨基糖苷类、大环内酯类和四环素类药物也往往表现为同时耐药。氨基糖苷类、大环内酯类、四环素类我们也应该做相应的检测，它们是否确实存在多重耐药，要看具体的药敏试验的结果。

2. 耐万古肠球菌（VRE）：肠球菌常含有万古霉素耐药基因 A、B、C，编码产生的酶可干扰细胞壁上与万古霉素结合成分的合成。由 vanA 基因介导的耐药，通常对万古霉素表现为高度耐药，MIC 值往往在 $64\mu g/mL$ 以上，对壁霉素表现为低度耐药；由 vanB 基因介导的对万古霉素的耐药程度不等，MIC 值 $16\sim512\mu g/mL$，对壁霉素是敏感的；由 vanC 基因介导的耐药对万古霉素是低度耐药，对壁霉素是敏感的。耐万古霉素的肠球菌对万古霉素和壁霉素的耐药程度是不一样的，因此可从表形上进行初步的判定。如果要确切地知道是哪种耐万古霉素基因需要进行基因的检测，如果是 vanA 或 vanB 基因介导，则很容易造成肠球菌耐药的传播。

3. ESBLs：ESBLs 主要是由质粒介导的普通 β-内酰胺酶基因（TEM-1、TEM-2 和 SHV-1）突变而来。CLSI 规定，肺炎克雷伯菌、产酸克雷伯菌、大肠埃希菌以及变形杆菌，都应进行超广谱 β-内酰胺酶 ESBLs 的检测。不同年份超广谱 β-内酰胺酶的检出率变化很大。我国很多医院在初期检测的时候，ESBLs 的检测率比较低，到 2006 年多家医院的统计数据表明，大肠埃希菌产 ESBLs 的发生率达到了 59%，而肺炎克雷伯菌也达到了 33%。产 ESBLs 的细菌对所有三代头孢类抗菌药物都是耐药的，对氨基糖苷类、喹诺酮类、磺胺类等往往也表现为多重耐药，对碳青霉烯类表现为一致性的敏感。

4. AmpC 酶：由 AmpC 基因编码，存在于多种细菌的染色体上，通常情况下被抑制表达。当抑制状态被去掉的时候就可能表达 AmpC 酶。产生染色体型 AmpC 基因的主要细菌有绿脓假单胞菌、阴沟肠杆菌、弗劳地枸橼酸杆菌等。质粒介导的 AmpC 酶也有多种，可以是来自染色体上的 AmpC 基因，通过基因的转移至质粒，到了质粒上的 AmpC 基因，还可以通过结合或转导等方式在细菌之间互相转移。可用三维实验和 APB 增强实验检测 AmpC 酶。所有的 AmpC 酶菌株对三代头孢和单胺类抗菌药物是耐药的，对抑制剂不敏感，对头霉素耐药。

在临床上，各种耐药菌，甚至是多重耐药菌已经越来越多，因此我们必须对耐药细菌进行监测，要发现耐药菌株的发展趋势，耐药细菌监测结果是临床医生用药的依据，也是抗生素用药指南制定的依据。

二、背景设计

假设你就是一位在当地卫生部门工作的科学家。最近，你的微生物学实验室收到一些革兰阴性细菌的培养物：鼠伤寒沙门菌（*Salmonella typhimurium*）、肠炎沙门菌（*Salmonella enteriditis*）、大肠杆菌（*Escherichia coli*）和志贺菌（*Shigella* spp.），它们对四种抗生素（磺胺、链霉素、氯霉素、四环素）都有抗性。

三、实验目的

1. 加深和巩固合理使用抗生素重要性的认识。

2. 通过学习掌握常见细菌的耐药机制、耐药性及各种细菌耐药性的检测方法，以便更好地指导临床医生的用药。

3. 培养学生实验设计能力和分析、解决问题能力及团结合作精神。

四、实验要求

以 3～4 人为一组，解释不同的细菌如何获得对四种相同抗生素的抗性？你需要什么来证实你的假设？设计细菌耐药性检测程序。

五、进度安排

第一周：布置任务，选题，查阅文献，撰写实验方案（题目/班级、小组成员/意义和内容/预期目标/实验操作（详细）/实验器材（详细）/参考文献）。

第二周：汇报实验设计方案（ppt 形式），递交实验报告。

六、实验报告

要求用研究性论文格式，包括题目、作者、单位、摘要、关键词、正文、参考文献等。

（林旭瑷）

附　录

附录 I　常用试剂的配制

一、常用平衡盐溶液的配制

单位:g/L

	PBS	Earle	Hank's	D-Hank's	Dulbecco
NaCl	8.00	6.80	8.00	8.00	8.00
KCl	0.20	0.40	0.40	0.40	0.20
$CaCl_2$		0.20	0.14		0.10
$MaCl_2 \cdot 6H_2O$					0.10
$MaSO_4 \cdot 7H_2O$		0.20	0.20		
$Na_2HPO_4 \cdot H_2O$	1.56		0.06	0.06	
$Na_2HPO_4 \cdot 2H_2O$		1.14			1.42
KH_2PO_4	0.20		0.06	0.06	0.20
$NaHCO_3$		2.20	0.35	0.35	
葡萄糖		1.00	1.00		
酚红		0.02	0.02	0.02	0.20

注:配制 PBS 缓冲液时,如将 $Na_2HPO_4 \cdot H_2O$ 改为 $Na_2HPO_4 \cdot 12H_2O$,则用量为 3.48g,改为 Na_2HPO_4,则用量为 1.38g。配制 D-Hank's 缓冲液时,如将 $Na_2HPO_4 \cdot H_2O$ 改为 $Na_2HPO_4 \cdot 12H_2O$,则用量为 0.13g,改为 Na_2HPO_4,则用量为 0.053g。

二、常用缓冲液的配制

缓冲液	配制方法	注释
TBS	将 8.00g NaCl、0.20g KCl、3.00g Tris 溶解于 800mL 蒸馏水中,用 1mol/L 盐酸调整至 pH8.0,补充蒸馏水至 1L,分装,高压蒸汽灭菌,室温保存。	
1mol/L Tris	将 121.00g Tris 溶解于 800mL 蒸馏水中,用浓盐酸调整至所需 pH 值,补充蒸馏水至 1L,分装,高压蒸汽灭菌,室温保存。	
1.5mol/L Tris(pH8.8)	将 181.5g Tris 溶解于 800mL 蒸馏水中,用浓盐酸调整至 pH8.8,补充蒸馏水至 1L,分装,高压蒸汽灭菌,室温保存。	
1mol/L Tris(pH6.8)	将 12.1g Tris 溶解于 80mL 蒸馏水中,用浓盐酸调整 pH 至 6.8,补充蒸馏水至 1L,分装,高压蒸汽灭菌,室温保存。	
500mmol/L EDTA	将 186g EDTA-$Na_2 \cdot 2H_2O$ 溶解于 400mL 蒸馏水中,用 NaOH 调整 pH 至 8.0,补充蒸馏水至 500mL,分装,高压蒸汽灭菌,室温保存。	

续表

缓冲液	配制方法	注释
10%十二烷基硫酸钠(SDS)	将 10g SDS 溶解于 100mL 蒸馏水中,室温保存。	
10%过硫酸铵(APS)	将 0.5g APS 溶解于 5mL 蒸馏水中,4℃保存。	此液保存时间为 1 周。
2×Laemmli 样品缓冲液	将 4mL 10% SDS、2mL 甘油、1.2mL 1mol/L Tris(pH6.8)加到 2.8mL 蒸馏水中,再加 0.01%溴酚兰作为指示剂,溶解后室温保存。	1×Laemmli 样品缓冲液的制备:取 5 份 2×Laemmli 样品缓冲液,4 份蒸馏水,1 份 1mol/L DTT,混合。
1mol/L 二硫苏糖醇(DTT)	将 5g DTT 溶解于 2mL 蒸馏水中,分装为 1mL,−20℃保存。	
10×Laemmli 电泳缓冲液	将 8L 蒸馏水加于大玻璃瓶中,然后依次加入 303g Tris、1442 甘氨酸、100g SDS,溶解后调整 pH 至 8.3,补充蒸馏水至 10L,室温保存。	1×Laemmli 电泳缓冲液的制备:取 1 份 10×Laemmli 电泳缓冲液,加 9 份蒸馏水。
Destain	在 10L 大玻璃瓶中,加入 2.5L 甲醇、700mL 冰醋酸,补充蒸馏水至 10L,室温保存。	
4%多聚甲醛	在磁力搅拌下,将 4g 多聚甲醛(EM 级)溶解于 100mL PBS 中,加入数滴 NaOH,在通风柜中加热至 60℃,使其溶解,冷却至室温,调整 pH 值至 7.4。	使用前新鲜配制。
Tris-NH₄Cl 溶液	1. 1mol/L NH₄Cl 溶液的配制:将 53.49g NH₄Cl 溶解于 1000mL 蒸馏水中。 2. 0.17mol/L Tris 溶液的配制:称取 20.57g Tris 溶解于 1000mL 中。 3. 取 9 份 1mol/L NH₄Cl 溶液与 1 份 0.17mol/L Tris 溶液混合,调整 pH 至 7.2,过滤消毒,4℃存放。	此液体常用于破红细胞。
0.05mol/L pH9.0~9.50 碳酸盐	将 0.60g Na₂CO₃、3.70g NaHCO₃ 溶解于 1000mL 蒸馏水中,测 pH 值,塞紧瓶口,4℃保存。	
1%NP-40 裂解缓冲液	将 30mL 5mol/L NaCl、100mL 10% NP-40、50mL 1mol/L Tris(pH8.0)加于烧杯中,补充蒸馏水至 1000mL,混匀,4℃保存。	
10%叠氮钠(NaN₃)	将 10g 叠氮钠溶解于 100mL 蒸馏水中,室温保存。	活体实验或在辣根过氧化物酶反应中不可使用叠氮钠。
3% BSA/PBS 缓冲液	100mL PBS 溶液中加入 3g BSA(牛血清白蛋白组分 V),溶解后,再加入 0.2mL 10%叠氮钠,4℃保存。	
0.05mol/L pH8.6 巴比妥缓冲液	将 10.30g 巴比妥钠溶解于 800mL 蒸馏水中,加 120mL 0.05mol/L HCl 溶液调整 pH 值至 8.6,补充蒸馏水至 1L,室温保存。	此缓冲液常用于对流免疫电泳试验。

三、酶联免疫吸附试验(ELISA)试剂的配制

试剂	配制方法	注释
包被缓冲液（pH9.6 0.05mol/L　Na$_2$CO$_3$-NaHCO$_3$缓冲液）	将 1.59g Na$_2$CO$_3$、2.93g NaHCO$_3$、0.2g NaN$_3$ 用少量蒸馏水溶解，然后补充蒸馏水至 1L，4℃保存，2 周内使用。	可配成 10×储存液，临用时再稀释。
稀释缓冲液（0.05mol/L pH7.4 PBS-Tween-20）	将 8g NaCl、0.2g KH$_2$PO$_4$、0.2g KCl、2.0g Na$_2$HPO$_4$·2H$_2$O、0.2g NaN$_3$ 用少量蒸馏水溶解，然后补充蒸馏水至 1L，最后加 0.5mL Tween-20，4℃保存，临用前加小牛血清至 10%浓度或牛血清白蛋白(BSA)至 1%浓度。	
洗涤液（0.05mol/L pH7.4 PBS-Tween-20）	将 8g NaCl、0.2g KH$_2$PO$_4$、0.2g KCl、2.0g Na$_2$HPO$_4$·2H$_2$O 用少量蒸馏水溶解，然后补充蒸馏水至 1L，最后加 0.5mL Tween-20，4℃保存。	
底物缓冲液（pH5.0 磷酸盐-柠檬酸缓冲液）	将 0.52g 柠檬酸、1.8g Na$_2$HPO$_4$ 用少量蒸馏水溶解，然后补充蒸馏水至 100mL，临用前加入 40mg 邻苯二胺、0.15mL 30% H$_2$O$_2$，避光保存。	
终止液（2mol/L H$_2$SO$_4$）	将 109mL 浓硫酸缓慢地加入到 891mL 蒸馏水中，待其冷却后，室温保存。	配制时应注意，只能将浓硫酸缓慢地加入到水中，并注意安全。

四、抗凝剂和保存液的配制

试剂	配制方法	注释
3.8%枸橼酸钠抗凝剂	将 3.8g 枸橼酸钠溶解于 100mL 蒸馏水中，定量分装，高压灭菌，备用。	
1%肝素(Heparin)	将 1g 肝素（钠）溶解于 100mL 蒸馏水中，定量分装（0.2mL），经 100℃烘干，抗凝量为 10～15mL。	市售肝素多为钠盐溶液，每毫升含肝素 12500 国际单位，相当于 125mg。工作终浓度（抗凝）为 20U/mL。
爱(Alsever)氏血球保存液	将 2.05g 葡萄糖、0.8g 枸橼酸钠、0.42g NaCl 溶解于 100mL 蒸馏水中，滤纸过滤，分装小瓶，置 8 磅/吋^2 高压灭菌 10min 后备用。	

五、常用细胞培养用液的配制

试剂	配制方法	注释
0.25%胰蛋白酶	1. 称取所需的胰蛋白酶。 2. 加入无 Ca^{2+}、Mg^{2+}的 D-Hank's。 3. 磁力搅拌下使其完全溶解。 4. 过滤除菌后，分装于清洁无菌的玻璃容器中。 5. 置 4℃（现用）或−20℃以下保存。	1. 所用蒸馏水必须是 2 次以上蒸馏，或采用经超纯水仪处理的无热原纯水。 2. 需无酚红的则改用 PBS(pH7.4)。
0.02% EDTA（二乙烯四乙酸二钠）	1. 称取所需的 EDTA。 2. 加入所需量的 PBS (pH7.4)或无 Ca^{2+}、Mg^{2+} D-Hank's，磁力搅拌下使其完全溶解。 3. 高压蒸汽消毒，室温保存。	水的要求同上。

续表

试剂	配制方法	注释
0.25% 胰蛋白酶和 0.02% EDTA 消化液	1. 称取所需的胰蛋白酶和 EDTA。 2. 加入所需量的无 Ca^{2+}、Mg^{2+} D-Hank's,磁力搅拌下使其完全溶解。 3. 过滤除菌后,分装于清洁无菌的玻璃容器中。 4. 置 4℃(现用)或 −20℃ 以下保存。	1. 水的要求同上。 2. 胰蛋白酶和 EDTA 联合使用可提高消化效率,但需注意的是 EDTA 不能被血清中和,消化后要彻底清洗,否则细胞易产生脱壁。
1640 培养液	1. 取所需配制量的 1640 干粉。 2. 加入一定量的蒸馏水,磁力搅拌溶解。 3. 称取所需的 $NaHCO_3$(2g/L),加少量蒸馏水溶解。 4. 将 $NaHCO_3$ 溶液缓慢加于上述 1640 液体中。 5. 调整 pH 至 7.0~7.2。 6. 过滤除菌后,无菌分装于玻璃容器中。 7. 置 4℃ 保存。	1. 水的要求同上。 2. 玻璃容器应无菌、无热原。
10% 小牛血清 1640 培养液(完全培养液)	无菌取 90mL 1640 培养液,加入 10mL 小牛血清,置 4℃ 保存。	无菌操作。
DMEM 高糖培养液	1. 取所需配制量的 DMEM 干粉。 2. 加入一定量的蒸馏水,磁力搅拌溶解。 3. 称取所需的 $NaHCO_3$(3.8g/L),加少量蒸馏水溶解。 4. 将 $NaHCO_3$ 溶液缓慢加于上述 DMEM 液体中。 5. 调整 pH 至 7.0~7.2。 6. 过滤除菌后,无菌分装于玻璃容器中。 7. 置 4℃ 保存。	1. 水的要求同上。 2. 玻璃容器应无菌、无热原。
100× 青链霉素溶液	将青霉素 100 万 U、链霉素 100 万 μg,溶于 100mL 无菌生理盐水或 PBS 中,分装成 1mL,−20℃ 贮存。	

六、清洁液的配制

试剂	配制方法	注释
弱液	将 100g 重铬酸钾用 1000mL 蒸馏水完全溶解(必要时可加热帮助溶解),然后缓慢加入浓硫酸 100mL。	1. 清洁液具有强腐蚀性(除玻璃外),因此在配制及使用时需小心,注意安全。 2. 配制时注意保护身体裸露部分及面部,要戴耐酸手套、围以耐酸围裙,防止损伤皮肤和烧坏衣服。 3. 配制的容器宜用陶器或塑料,加浓硫酸时要缓慢,不能过急,以免产生意外。 4. 浸泡器皿时同样要注意安全,器皿应完全充满清洁液,不留气泡,一般最好浸泡过夜,至少为 6h 以上。
次强液	将 120g 重铬酸钾用 1000mL 蒸馏水完全溶解(必要时可加热帮助溶解),然后缓慢加入浓硫酸 200mL。	
强液	将 63g 重铬酸钾用 200mL 蒸馏水完全溶解(必要时可加热帮助溶解),然后缓慢加入浓硫酸 1000mL。	

七、常用染色液的配制

试剂	配制方法	注释
白细胞稀释液	取 1mL 盐酸或冰醋酸加蒸溜水 99mL，再加几滴 1% 美蓝。	
1%美蓝	称取 1g 美蓝，先溶解于 10mL 酒精中，再加生理盐水 90mL。	
瑞氏染色液	称取 0.1g 瑞氏染料置乳钵内，用乳棒轻轻敲碎染料成细粉末，加少许甘油或甲醇溶解，研磨至彻底溶解，补充甲醇至 60mL，置容器内摇匀，密封瓶口，存于室温暗处。	瑞氏染色液储存愈久，则染料溶解、分解就越好，一般储存 3 个月以上为佳。
瑞氏染色缓冲液（pH6.4～6.8）	30mL 1% KH_2PO_4 溶液，加 20mL 1% Na_2HPO_4 溶液，再加蒸馏水至 1000mL。	
姬姆萨染色液	称取姬姆萨染料粉末 0.5g，置于乳钵中研细，然后加入 33mL 甘油，边加边继续研磨，置于 56℃ 水温箱 1.5～2h，然后加入 33mL 甲醇，摇匀后放置数天即成储存液。临用前 1mL 姬姆萨储存液中加入 pH7.2 磷酸缓冲液 20mL，配成使用液，过滤或不过滤均可使用。	此染液放置室温阴暗处，时间越长越好。
考马斯亮兰 G-250 染色液	称 100mg 考马斯亮兰 G-250，溶于 50mL 95% 乙醇后，再加入 120mL 85% 磷酸溶液，用蒸馏水稀释至 1000mL。	

附录Ⅱ　动物实验技术

　　动物实验是医学免疫学不可缺少的实验技术部分。常利用实验动物来制备免疫血清，用以诊断和(或)防治疾病，进行各种皮肤试验，以及进行免疫机制方面的研究等。最常用的实验动物有小鼠、大鼠、豚鼠、家兔、绵羊、山羊和鸡等，须根据实验目的而选用。

一、实验动物的选择

　　(1)体质健康、发育正常的动物：多为行动活泼、毛色光亮、眼口鼻无过多分泌物者。最好实验室自行繁殖。外购动物须先检疫，确认无病后方可使用。

　　(2)用于毒力试验的动物品种必须对所试病原微生物易感。

　　(3)制备免疫血清一般使用雄性动物，尤其不要用正在怀孕的动物。所用动物必须达到一定的体重，因动物的年龄与体重有一定的关系。如当年繁殖的家兔体重约 2kg，3 月龄小鼠重约 20g，2 月龄豚鼠重约 250g 等。应根据实际需要合理选择。

二、实验动物的接种或注射途径

　　将实验材料从适当的途径接种或注射入动物体内时，所使用的注射器及针头的规格应视注射的剂量、部位及动物个体大小而定。注射前进行灭菌；吸取材料后应尽量排掉注射器内的空气；注射时正确捏拿动物，并以适当的方法将其固定。必要时须剪去或剃去局部的毛，用碘酊酒精消毒皮肤后，进行注射。

1. 皮内注射（以家兔为例）

选用 5mL 注射器及 5 号或 7 号针头。绷紧皮肤，避开血管，针孔朝上，平刺入真皮层内。当针孔全部刺入，即可推注材料 0.1～0.2mL，局部隆起呈小皮丘。拔针后，用消毒棉球轻压进针处片刻即可。此法常用于注射含有福氏完全佐剂的抗原。

2. 皮下注射（以家兔为例）

选用 6 号或 7 号针头，一般注射腹外侧或腹股沟部位的皮下。注射时提起皮肤，使其有一紧张度，随即进针，穿透皮肤，推注时有轻松的感觉。一般推注 0.5～2mL，推注毕局部微隆起。用消毒棉球压迫进针处，拔出针头。

3. 腹腔内注射（以小鼠为例）

选用 6 号针头。实验者右手抓住鼠，使鼠爬行于粗糙面上。左手拇指和食指捏住鼠的两耳和颈部，翻转使腹部向上，再用左小指和无名指压住鼠尾和后腿于大鱼际处。使鼠头部略向下垂、内脏倒向横隔，先进针皮下，平行向前刺入（此时有阻力感），再穿破腹壁，阻力感消失，即可推注，一般注射 0.5～1mL。用消毒棉球压迫进针处，拔出针头。

4. 肌肉注射法（以小鼠为例）

捉拿小鼠的方法同上。选用 5 号针头，向后肢大腿肌肉部深刺进针，略拔针芯，无回血时，缓缓推注材料，一般注射 0.2～1.0mL。

5. 淋巴结注射法（以家兔为例）

此法常用于含佐剂抗原的再次免疫注射。常于后足掌足垫内做初次注射完全福氏佐剂 0.5mL，7d 后淋巴结有所增大。注射时，使兔侧卧固定，将其后肢拉直。注射者左手拇指和食指沿着兔股骨内侧皮肤向腘窝滑行，直感到有豌豆大小的淋巴结滑动时，左手指捏住固定淋巴结，右手持注射器，针头直刺入淋巴结；推注比较费力。当抗原确实注入淋巴结后，左手感觉捏住的淋巴结逐渐增大。每侧可注射 0.5mL。常选用 6 号针头。

6. 静脉内注射法

（1）家兔耳缘静脉注射法：选用 5 号针头。助手将家兔固定，右手捏住待注射侧耳缘静脉根部，让静脉怒张。注射者左手食指垫住耳缘，右手持注射器，进针须浅而平，刺入后略抽针芯，见有回血，表明进入静脉内。助手放松耳根部，即可徐徐注射。

（2）小鼠尾静脉注射法：选用 4 号针头。将小鼠放进固定器内，尾露在外面。先用二甲苯或 60℃ 热水刺激使尾静脉充血，可见 4 条尾静脉。用左手捏住尾尖部，食指垫在欲注射的部位，将尾拉直勿使晃动，并尽可能使尾部与鼠体拉平。将针尖刺入皮下（很浅）后再平伸入静脉，若感觉针头很松，推针芯时没有阻力，则表明针头确已进入静脉，此时即可推注；如推针芯时有阻力，或注入时皮下有凸起或发白，说明针头未进入静脉，必须立即拔出，向尾基部换一部位，重新进针。如果顺利，可在 10～60s 内完成注射。

7. 心脏注射（以豚鼠为例）

助手将豚鼠腹部向上，四肢固定。在胸骨左侧距剑突 1～1.5cm 扪及心脏搏动最强处，从肋间进针。经皮肤、胸壁进入胸腔，再刺向搏动最明显处，略微抽动针芯见有回血即可注射。注射完毕，用消毒棉球压迫进针处，拔出针头，至不出血为止。

三、实验动物的采血法

采血用的注射器、针头及盛血的器皿必须清洁、干燥和无菌。若需分离血清，应避免溶血。采血用过的玻璃注射器必须及时将针芯拔出，与针头一起用水冲洗。

1. 家兔采血

(1)耳静脉采血：少量采血可用此法。选用 5 号针头。进针手法同前，但须用二甲苯擦耳背部，使毛细血管扩张充血。进针后稍旋转针管，勿使针孔顶住血管壁，略抽针芯，见有回血后，边抽边转动针芯，速度不要太快，助手应一直捏住耳缘静脉根部不放，直至采够所需的量为止。可采血 2～5mL。用消毒棉球压迫止血，拔出针头。用酒精将耳背部的二甲苯痕迹擦去，以免刺激过大损伤皮肤。

(2)耳静脉放血：如需较大量的血，又使兔不死，亦可从耳缘静脉放血。先将放血部位的毛拔光。用无菌棉球将皮肤擦干净，不用酒精消毒皮肤以免溶血。用电灯泡照射或轻揉局部使血管扩张，然后用快刀片沿耳缘静脉切开 0.5cm 大小之切口，用无菌平皿收集血液。如切口有凝血时，用无菌棉签轻轻将切口处凝血块擦掉，血液可继续流出。注意勿使切口损伤太重，否则更易凝血。取到所需要的量后，用无菌棉球压迫止血。

(3)心脏采血：兔仰卧位，由助手一手抓住两前肢及双耳，右手固定两后肢不动。由胸骨柄到剑突划一个"十"字，在"十"字左横线上用拇指和食指探摸心脏搏动最强部位，用带 9 号针头的注射器 45℃垂直快刺入心脏，抽针芯，有回血时，固定针头位置抽血，一次可抽 50mL。若动物不死亡，则隔 2 周后可再采血。

(4)颈动脉放血：将家兔仰卧固定于台上，使头部后仰垂于台下，颈部伸直。用消毒液擦湿皮毛，暴露颈部，其余部位用纱布覆盖起来。将颈部皮肤作纵向切开，剥离皮下组织，分离肌肉与气管，在颈静脉下可见与迷走神经平行、强烈搏动的动脉。将血管周围的结缔组织分离后，用止血钳夹紧上下两端，在远心端从止血钳内外处分别结扎，止血钳近心端的结扎线留10mm 以上的线头，以便牵拉，随即在两止血钳之间插导管或纵切一小口。一切准备妥当后，卸去远端止血钳，即在钳印处剪断动脉，将导管或血管近心端引入瓶中，去近心端止血钳，血即顺利流入瓶内。

2. 小鼠采血

(1)小鼠眼眶内静脉丛取血：左手拇指及食指将小鼠颈部固定头部不动，拇指食指中段轻轻加压小鼠颈部的两侧，使头部静脉血液回流困难，眼眶后静脉充血；右手执塑料斜头管，在眼内眦沿眼球 45°插入静脉丛 2～3mm 深，穿透时有轻微阻力感，取血时将眼球轻轻拨动，血即溢出，用试管收集。去掉塑料管，眼球即回复原位。左手放松小鼠，即自动止血。1 只 20～25g 小鼠每天可取 0.5mL 血，连续 3d 不死亡，不失明。如消毒不太好，可有轻度结膜炎。

(2)摘除眼球采血：右手抓鼠尾。左手捏住两耳及颈部，将小鼠头部按在实验台上，稍加压使眼球突出。用眼科镊夹住眼球，将其连同视网膜一齐摘出。迅速使鼠头部朝下，用小平皿或试管收血，每只鼠可获 1～1.5mL。

(3)腋动(静)脉采血：将鼠仰卧，四肢拉直固定。纵向剪开一侧腋部皮肤，分离皮下组织，用镊提起外侧皮肤，局部则形成袋状。从该部将肌肉骨骼一齐剪断，血液立即涌入"袋"内，用毛细吸管收集于试管中，可获 2mL 左右。

3. 绵羊采血

一般从绵羊颈静脉采血。先使绵羊侧卧,用绷带将其四肢从脚踝处前后交叉捆紧,用软垫托起颈部,剪毛。于其近心端扎橡胶止血带,即可见到静脉怒张。消毒后即可朝近心端进针抽血。一般选用兽用针头。每次可抽 30～50mL 血。拔出针头后必须用消毒棉球压迫止血。

4. 豚鼠心脏采血

豚鼠心脏采血方法与家兔心脏采血类似,采用 7 号针头。

5. 鸡的采血

(1)鸡翅静脉采血:使鸡向左或右侧卧,翻开右或左侧翅膀,翅静脉明显可见。向心方向进针抽血。因翅静脉比较易滑动,不易固定,进针时要特别注意紧绷皮肤。一般选用 6 号或 7 号针头,一次可抽血 2～5mL。必须用消毒棉球压迫至确实止血为止。

(2)鸡心脏采血:使鸡仰卧固定,细心拔去其左侧胸部的毛,在胸骨突起下约 5cm 处,避开血管和肋骨,垂直进针。一次可抽血约 30mL。

附录Ⅲ　常用免疫学检查正常值

项　　　目	正　常　值
花环形成试验	Et 花环值 60%～80% Ea 花环值 20%～40%
淋巴细胞转化试验	50%～80%
巨噬细胞移动抑制试验	移动指数>0.8 为阴性,说明机体对该抗原无特异性细胞免疫反应
白细胞黏附抑制试验	黏附细胞>80% 白细胞黏附抑制百分率>10% 为阳性
EAC 花环形成试验	花环值 20%～30%
抗体依赖性细胞介导细胞毒试验	48.22%±12.58%
自然杀伤细胞活性测定	男性 50.12%±8.94% 女性 42.59%±15.98%
硝基蓝四氮唑还原试验	阳性率 3%～10%,平均 8.5%
巨噬细胞吞噬功能测定	吞噬率 60%,吞噬指数 1
植物血凝素皮肤试验	正常人为阳性(红晕>10mm)
混合淋巴细胞培养试验	淋巴细胞转化率<50% 者为组织相容
组织交叉配型试验	死细胞数<20 为阴性,可以移植
血清IgG 　　IgA 　　IgM 　　IgD 　　IgE	8.0～16.0g/L 1.0～4.0g/L 0.5～1.9g/L 0.001～0.04g/L 0.0001～0.0009g/L

续表

项　　目	正　常　值
单克隆免疫球蛋白血症检测	正常人群约 2% 可查到异型蛋白
冷球蛋白试验	阴性
总补体(CH_{50}) 补体 3(C_3) 补体 4(C_4)	$50 \sim 100 CH_{50} U/mL$ $1200 \sim 1600 \mu g/mL$ $430 \sim 640 \mu g/mL$
循环免疫复合物(CIC)	直接聚乙二醇沉淀法:血清 0.015～0.051(OD),尿 0(OD) PEG 沉淀免疫扩散法: 　IgG 2.51%±0.75% 　IgA 2.03%±1.59% 　IgM 38.51%±10.13% 胶固素法:0.346±10.147
抗核抗体	<1:10(间接免疫荧光法) <1:40(间接血凝法) 阴性(酶标记法)
抗双链 DNA 抗体(ds-DNA)	<20%放射免疫法结合率 <1:40 间接血凝试管法 <1:20 反应板法
红斑狼疮细胞检查(LE)	阴性
类风湿因子测定	阴性(胶乳凝集试验<1:20,致敏羊红细胞凝集试验<1:16)
抗平滑肌抗体	阴性(<1:10)
抗线粒体抗体	阴性(<1:10)
抗胃壁细胞抗体	阴性(<1:10)
抗心肌抗体	阴性(<1:10)
抗甲状腺抗体	阴性

附录Ⅳ　工作中应常注意的要点

1. 无警示标志的实验材料并不意味着安全,因为有时提供的信息并不总是完整或有效。

2. 所有化学性、生物性和放射性废料必须用适当的方法处置。

3. 使用和搬运强酸、强碱时应特别小心,防止受到伤害。

4. 切忌用嘴代替吸球吸液体,一方面不能做到无菌,另外也存在危险。一定要使用吸管辅助设备或吸球。

5. 卤化溶剂应与非卤化溶剂分开放置(例如在有碱存在时将氯仿和丙酮混合会发生意想不到的反应)。

6. 定影剂和显影剂含有可能有害的化学物质,取用时需小心,并遵从厂家说明。

7. 电源和电泳装置使用不当有潜在的严重火灾或短路的危险。

8. 在实验中使用微波炉或高压锅也应小心,防止意外事故的发生。

附录 V 危险品的防护

试剂名称	使用时应注意的事项
浓乙酸	使用时须倍加小心，吸入、吞入或皮肤吸收均有害，应戴手套和防护镜，在化学通风橱中操作。
丙酮	对眼、皮肤、黏膜及上呼吸道有刺激作用，勿吸入其蒸汽，极易燃，操作时应戴手套和防护镜。
丙烯酰胺（非聚合体）	有强烈的神经毒作用，可通过皮肤吸收（毒性可累加）。应避免吸入其粉尘。称量该粉状试剂和亚甲基双丙烯酰胺（N,N'-甲叉双丙烯酰胺）时应戴手套和面罩，并在化学通风橱中进行。一般认为，聚丙烯酰胺无毒性，但由于其中可能含有少量未聚合的分子，所以使用时也需小心。
氨基乙基咔巴唑（AEC）	吸入、吞入和皮肤吸收均有害，应戴手套和防护镜。
3-amino-1,2,4-triazole（ATA）	为致癌物质，应戴手套和防护镜，穿防护服。避免吸入其蒸汽，只能在化学通风橱中进行操作。
浓氨	具有腐蚀性、有毒并可引起爆炸，吸入、吞入和皮肤吸收均有害，只能在通风装置下戴手套和防护镜时操作。
浓氯化铵	吸入、吞入或皮肤吸收可能受到伤害，应戴手套和防护镜，在化学通风橱中进行操作。
氨水	是氨的水溶液，有腐蚀性，需小心使用。从中挥发出的氨具有腐蚀性和毒性，也可能引起爆炸。因此要戴手套和防护镜，在化学通风橱中操作使用。
过硫酸铵	对黏膜组织、上呼吸道、眼、皮肤有极强的破坏性，吸入可致死。使用时要戴手套和防护镜，穿防护服，在通风橱中进行。取用后要彻底洗手。
抑蛋白酶肽	吸入、吞入或皮肤吸收可能有害，也可能引起过敏反应。接触后可导致胃肠反应，肌肉疼痛，血压改变，或者支气管痉挛。操作时要戴手套和防护镜，勿吸入其粉尘，只能在化学通风橱中进行。
生物素	吸入、吞入或皮肤吸收可能受到伤害操作时应戴手套和防护镜，在化学通风橱中进行操作。
亚甲基双丙烯酰胺	有强烈的神经毒性，可通过皮肤吸收而且有累加效应，称量粉状试剂时应戴手套和面罩，避免吸入其粉尘。
漂白剂	有毒，可发生爆炸，并可与有机溶剂发生反应。吸入有害，皮肤接触可致损害。操作时应戴手套和防护镜。
5-溴-4-氯-3-吲哚-磷酸盐（BCIP）	危险品，取用时要小心。
5-溴-2'-脱氧尿嘧啶（BrdU）	致突变剂，吸入、吞入或皮肤吸收可能受到伤害，也可引起刺激，避免吸入其粉尘，应戴手套和防护镜，在化学通风橱中操作。
4-氯-1-萘酚	对皮肤、眼睛、黏膜和呼吸道有刺激作用，取用时要小心，应戴手套和防护镜。

试剂名称	使用时应注意的事项
氯仿	对皮肤、眼睛、黏膜和呼吸道有刺激作用,是致癌物质,可引起肝肾的损害。应戴手套和防护镜,在化学通风橱中操作。
氯化铜	有毒并具有刺激性,吸入、吞入或皮肤吸收可能受到伤害,避免吸入其粉尘,应戴手套和防护镜,在化学通风橱中操作。
溴化氰	剧毒,易挥发,吸入、吞入或皮肤吸收可致死。勿吸入其蒸汽,操作时应戴手套,在化学通风橱中进行。避免与酸类接触。
脱氧胆酸盐(DOC)	吸入、吞入或皮肤吸收可能有害,避免吸入其粉尘,应戴手套和防护镜。
4',6-diamidine-2'-phenylindole dihydrochloride(DAPl)	可能是致癌物质。吸入、吞入或皮肤吸收可能受到伤害,也可引起刺激。避免吸入其粉尘和蒸汽,操作时应戴手套和防护镜,在化学通风橱中进行。
3,3'-二氨基联苯胺四盐酸盐(DAB)	致癌物质,取用时应特别小心,勿吸入其蒸汽,操作时应戴手套和防护镜,在化学通风橱中进行。
邻苯二甲酸二丁酯(dibutyl phthalate)	吸入、吞入或皮肤吸收有害,操作时应戴手套和防护镜,勿吸入其蒸汽。
毛地黄皂甙	吸入、吞入或皮肤吸收可能致死,操作时应戴手套和防护镜,在化学通风橱中进行。
二甲基苄基氯化铵	吸入、吞入或皮肤吸收可能受到伤害,操作时应戴手套和防护镜,在化学通风橱中进行。
二甲基甲酰胺(DMF)	对眼睛、皮肤、黏膜和上呼吸道有刺激作用,吸入、吞入或皮肤吸收可呈现毒性,慢性吸入可导致肝和肾损害。操作时应戴手套和防护镜,在化学通风橱中进行。
dimethyl pimelimidate(DMP)	对眼睛、皮肤、黏膜和上呼吸道有刺激作用,吸入、吞入或皮肤吸收可呈现毒性。勿吸入其蒸汽,操作时应戴手套、面罩和防护镜。
二甲亚砜(DMSO)	吸入、经皮肤吸收有害,操作时应戴手套和防护镜,在化学通风橱中进行。应储存于密封容器中,避热、火花和火焰。
diphenyloxazole(PPO)	可能是致癌物质,操作时应戴手套。
二硫苏糖醇(DTT)	是强还原剂,有臭味,使用固体试剂或者高浓度的储存溶液时应穿实验服、戴防护镜,并在化学通风橱中进行。
乙醇	吸入、吞入或皮肤吸收可能受到伤害,易燃,操作时应小心。
乙醇胺	吸入、吞入或皮肤吸收有毒害,取用时要小心,避免与皮肤的任何部位接触。操作时应戴手套和防护镜,在化学通风橱中进行。本品具强腐蚀性,而且与酸能发生强烈反应。
乙二醇	吸入、吞入或皮肤吸收可能受到伤害,操作时应小心。
荧光素	吸入、吞入或皮肤吸收有害,操作时应戴手套和防护镜,在化学通风橱中进行操作。
异硫氰酸荧光素(FITC)	吸入、吞入或皮肤吸收有害,操作时应戴手套和防护镜。

续表

试剂名称	使用时应注意的事项
甲醛	毒性较高,易挥发,也是致癌物质。容易通过皮肤吸收,对眼、皮肤、黏膜以及上呼吸道有刺激和破坏作用。避免吸入其蒸汽,操作时应戴手套和防护镜,在化学通风橱中进行。
福尔马林	同上
甲酰胺	有致畸作用,其蒸汽对眼、皮肤、黏膜和上呼吸道有刺激作用。吸入、吞入或皮肤吸收可能受到伤害,使用高浓度溶液时应戴手套和防护镜。使用高浓度溶液时应在化学通风橱中进行。其工作液应尽可能盖严密。
戊二醛	有毒,易通过皮肤吸收,对眼、皮肤、黏膜和上呼吸道有刺激或损伤作用。操作时应戴手套和防护镜,在化学通风橱中进行。
盐酸胍	对眼、皮肤、黏膜和上呼吸道有刺激作用。操作时应戴手套和防护镜,避免吸入其粉尘。
庚烷	吸入、吞入或皮肤吸收有害。很容易燃烧,避热、火花和火焰。
盐酸	具有挥发性,吸入、吞入或皮肤吸收可能致死,对眼、皮肤、黏膜和上呼吸道极具破坏作用,使用时应戴手套和防护镜,需加倍小心,在化学通风橱中进行。处理大量盐酸时应戴防酸手套。
过氧化氢	具有毒性、腐蚀性,对皮肤极具损害作用。吸入、吞入或皮肤吸收有害,操作时应戴手套和防护镜。
异丙醇	很容易燃烧,吸入、吞入可能受到伤害。操作时应戴手套和防护镜。
异戊醇	很容易燃烧,吸入、吞入可能受到伤害。操作时应戴手套和防护镜。
^{125}I同位素	严格按放射性材料使用和处理指导进行操作。
氯化锂	对眼、皮肤、黏膜和上呼吸道有刺激作用,吸入、吞入或皮肤吸收可能受到伤害。操作时应戴手套和防护镜,在化学通风橱中进行。
2-巯基乙醇	吸入或经皮肤吸收可能致死,吞入可致损害,高浓度时对眼、皮肤、黏膜和上呼吸道有极强的破坏作用。操作时应戴手套和防护镜,在化学通风橱中进行。
甲醇	有毒,可致盲。吸入、吞入或皮肤吸收有害,避免吸入其蒸汽。应适当通风以减少与其蒸汽的接触。操作时应戴手套和防护镜,只能在化学通风橱中进行。
甲基水杨酸盐	易挥发,吸入、吞入或皮肤吸收可能受到伤害,避免吸入其粉尘。操作时应戴手套和防护镜,在化学通风橱中进行。
氯化镍	有毒,吸入、吞入或皮肤吸收可能受到伤害,避免吸入其粉尘。操作时应戴手套和防护镜。
硝基四唑氮蓝(NBT)	危险品,取用时应小心。
多聚甲醛	是甲醛的未溶解形式,毒性很强,极易通过皮肤吸收,对眼、皮肤、黏膜和上呼吸道极具破坏作用。操作时应戴手套和防护镜,在化学通风橱中进行。
酚	强毒,高腐蚀性,可致严重灼伤,操作时应戴手套、防护镜和穿防护服,必须在化学通风橱中进行操作。接触酚的皮肤要用大量的水冲洗,再用肥皂和水洗净,切记不要用酒精。

续表

试剂名称	使用时应注意的事项
对苯二胺	吸入、吞入或皮肤吸收有害。操作时应戴手套和防护镜。
苯肼	强毒并有致癌作用,吸入、吞入或皮肤吸收有害。操作时应戴手套和防护镜,在化学通风橱中进行。
浓磷酸	有腐蚀性和刺激性,吸入、吞入或皮肤吸收有害。操作时应戴手套和防护镜。
苦味酸粉剂	溶解后再使其干燥则有腐蚀性并有爆炸的危险,因此应小心勿使储存液干燥。本品毒性较强,吸入、吞入或皮肤吸收有害。
亚铁氰化钾	吸入、吞入或通过皮肤吸收可致死。操作时应戴手套和防护镜,在化学通风橱中进行,并应特别小心。
硫氰酸钾	对眼和皮肤有刺激作用,吸入、吞入或通过皮肤吸收可能受到伤害。操作时应戴手套和防护镜,在化学通风橱中进行。
叠氮钠	有较强的毒性,能阻断细胞色素电子转运系统。含有叠氮钠的液体应标记清楚,操作时应戴手套,并要细心。
十二烷基硫酸钠(SDS)	吸入有害,操作时应防止吸入。
浓氢氧化钠	有较强的毒性和腐蚀性,使用时应特别小心,操作时应戴手套。
磺基水杨酸	对黏膜和呼吸系统有很强的破坏作用。勿吸入其粉尘,操作时应戴手套和防护镜,只能在化学通风橱中进行。
硫酸	对眼、皮肤、黏膜和上呼吸系统有很强毒性和破坏作用,可导致灼伤。操作时应戴手套和防护镜、穿防护服,在化学通风橱中进行。
四甲基乙二胺	对眼睛、皮肤、黏膜和上呼吸系统有极强的破坏作用,吸入可致死。操作时应戴手套和防护镜、穿防护服,在化学通风橱中进行。
硫柳汞	毒性很大,吸入、吞入或皮肤吸收有害。操作时应戴手套和防护镜。
甲苯	对眼睛、皮肤、黏膜和上呼吸系统有刺激作用。吸入、吞入或皮肤吸收有害。操作时应戴手套和防护镜,在化学通风橱中进行。易燃。
三氯醋酸	强腐蚀性,操作时应戴手套和防护镜,在化学通风橱中进行。
二甲苯	有毒,对眼睛、皮肤、黏膜和上呼吸系统有刺激作用。易燃。操作时应戴手套和防护镜,在化学通风橱中进行。
紫外线	有危害,可损伤视网膜,不要用裸眼直视紫外灯。紫外线可致突变和癌变。为减少暴露,应将紫外灯光源加以适当遮挡,在紫外线下操作时必须戴手套和防护镜。

(鲍建芳)

参考文献

1. 白功懋. 寄生虫学及寄生虫学检验. 北京:人民卫生出版社,1997.
2. 刘伯阳. 医学免疫学与病原生物学实验. 北京:科学出版社,2011.
3. 鲍建芳,沈建根. 免疫学实验技术. 杭州:浙江大学出版社,2006.
4. 吴观陵. 人体寄生虫学. 北京:人民卫生出版社,2004.
5. 闻礼勇. 儿童寄生虫病学. 北京:人民卫生出版社,2010.
6. 严杰. 医学微生物学. 北京:高等教育出版社,2012.
7. 林巧爱,董海艳. 医学免疫学与微生物学实验指导. 杭州:浙江大学出版社,2006.
8. 江滟,王和. 微生物学实验教程. 北京:科学出版社,2011.

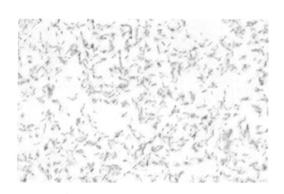

图 1-3-1　金黄色葡萄球菌革兰染色

图 1-3-2　大肠杆菌革兰染色

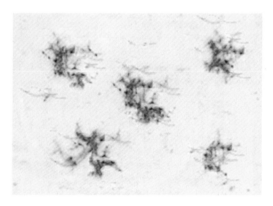

图 1-3-3　结核分枝杆菌抗酸染色

图 1-3-4　白喉棒状杆菌阿培脱染色

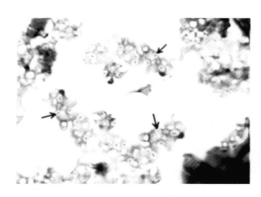
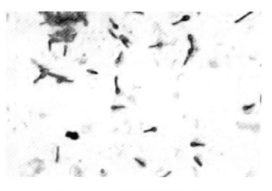

图 1-3-5　肺炎链球菌荚膜染色

图 1-3-6　破伤风梭菌芽胞染色

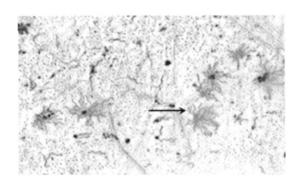

图 1-3-7　变形杆菌鞭毛染色

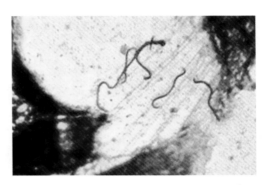

图 1-3-8　钩端螺旋体 Fontana 镀银染色

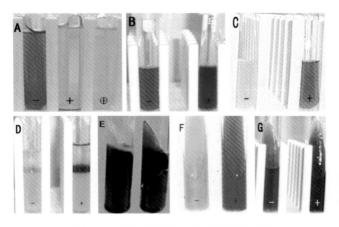

图 1-4-6　不同细菌生化反应结果示意图

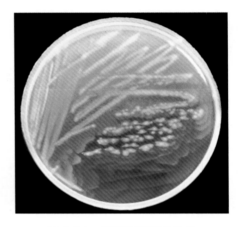

图 1-6-2　变形杆菌迁徙生长

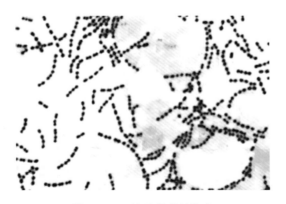

图 1-10-1　链球菌革兰染色

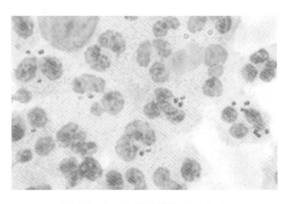

图 1-10-2　脑膜炎球菌革兰染色

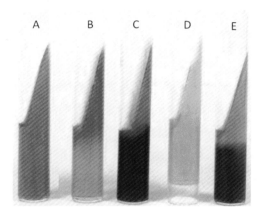

图 1-11-1　常见肠道杆菌在克氏双糖铁
培养基上的生长情况示意图

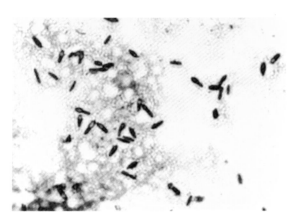

图 1-12-1　产气荚膜梭菌芽胞染色

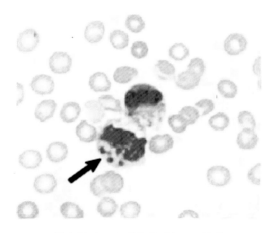

图 1-13-1　立克次体 Giemsa 染色

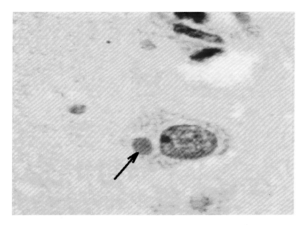

图 1-17-1　狂犬病病毒的包涵体形态

图 1-19-1　恶性疟原虫姬氏染色

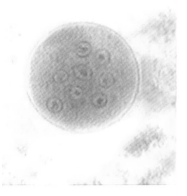

图 1-19-2　结肠内阿米巴包囊铁-苏木素染色

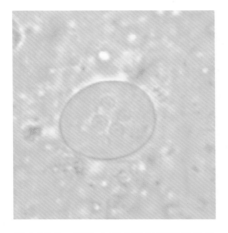

图 1-19-3　结肠内阿米巴包囊碘液染色

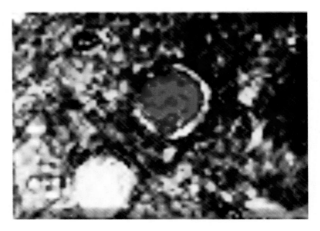

图 1-19-4　微小隐孢子虫卵囊金胺-酚-改良抗酸染色

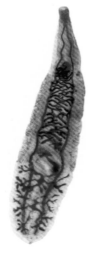

图 1-19-5　华支睾吸虫卡红染色

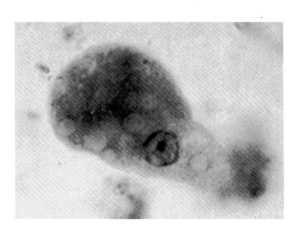

图 1-20-1　溶组织内阿米巴滋养体(铁-苏木素染色)

图 1-20-4　杜氏利什曼原虫无鞭毛体

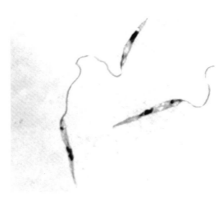

图 1-20-5　杜氏利什曼原虫前鞭毛体

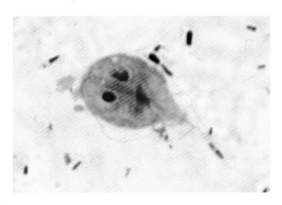

图 1-20-6　蓝氏贾第鞭毛虫滋养体

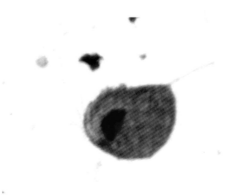

图 1-20-7　阴道毛滴虫滋养体

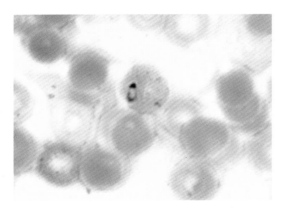

图 1-20-8　间日疟原虫环状体

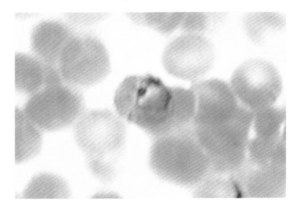

图 1-20-9　间日疟原虫大滋养体

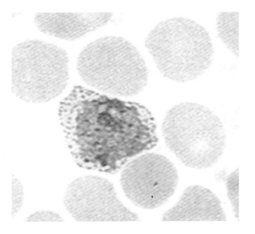

图 1-20-10　间日疟原虫未成熟裂殖体

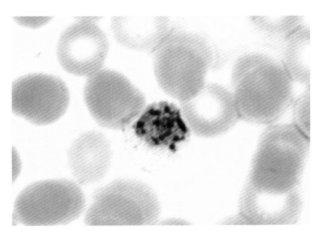

图 1-20-11　间日疟原虫成熟裂殖体

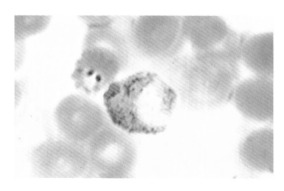

图 1-20-12　间日疟原虫雌配子体

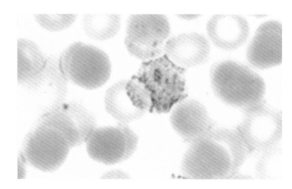

图 1-20-13　间日疟原虫雄配子体

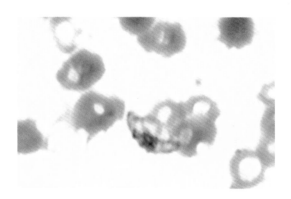

图 1-20-14　恶性疟原虫雌配子体

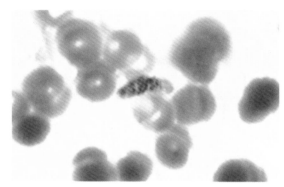

图 1-20-15　恶性疟原虫雄配子体

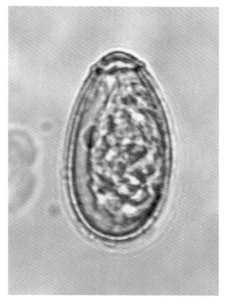

图 1-21-1　华支睾吸虫卵

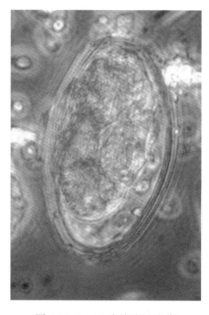

图 1-21-2　卫氏并殖吸虫卵

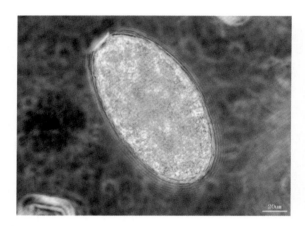

图 1-21-3　布氏姜片吸虫卵

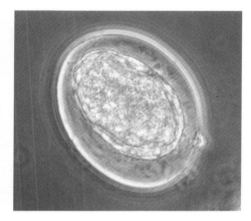

图 1-21-4　日本血吸虫虫卵

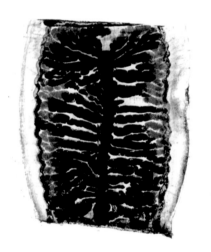

图 1-22-1　牛带绦虫孕节墨汁染色

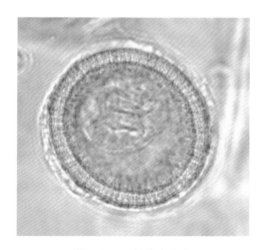

图 1-22-2　带绦虫虫卵

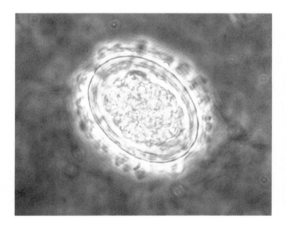

图 1-23-1A　蛔虫卵（受精卵）

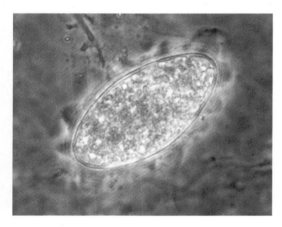

图 1-23-1B　蛔虫卵（未受精卵）

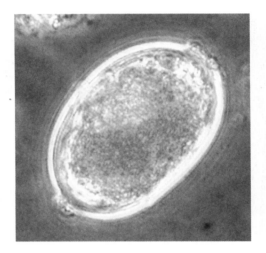

图 1-23-1C　蛔虫卵(脱蛋白膜虫卵)

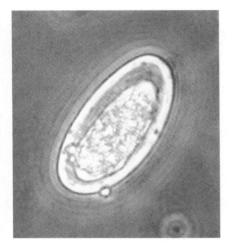

图 1-23-3　蛲虫卵

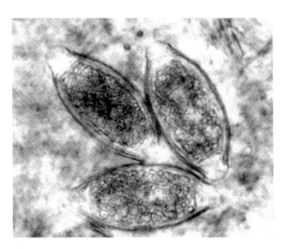

图 1-23-4　鞭虫卵

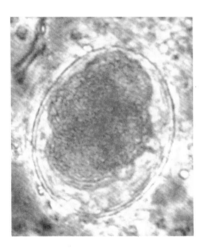

图 1-23-5　钩虫卵

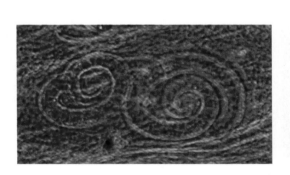

图 1-23-7　旋毛虫囊包

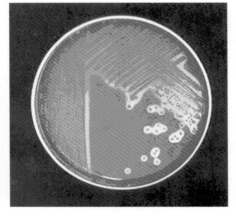

图 3-1-1　有β溶血的细菌菌落